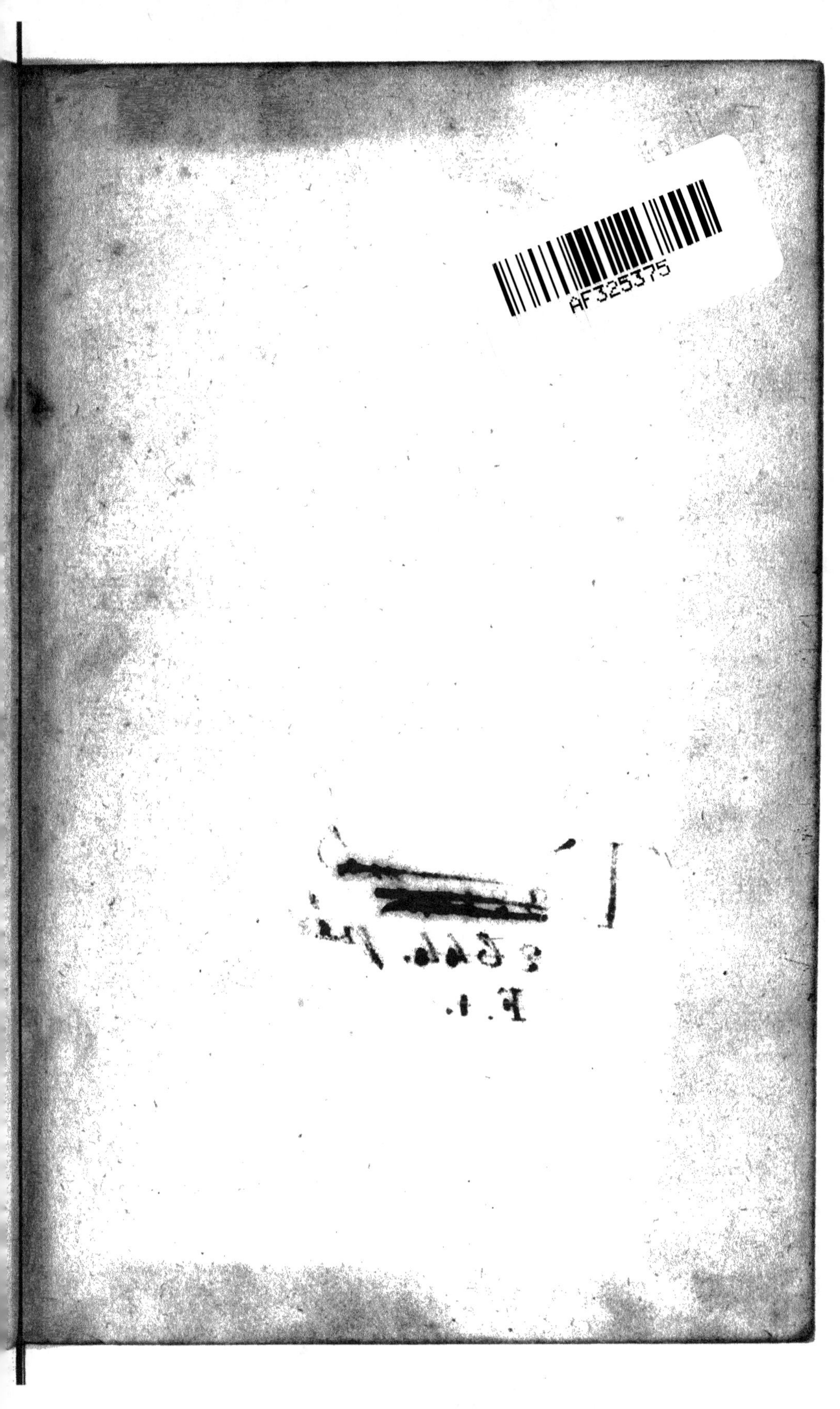

L'ART

DE

PROLONGER LA VIE

ET

DE CONSERVER LA SANTÉ.

L'ART

DE

PROLONGER LA VIE

ET

DE CONSERVER LA SANTÉ

L'ART

DE
PROLONGER LA VIE

ET

DE CONSERVER LA SANTÉ;

OU

TRAITÉ D'HYGIENE.

PAR M. PRESSAVIN, *gradué de l'université de Paris, membre du college royal de chirurgie de Lyon, et ancien démonstrateur en matiere médico - chirurgicale.*

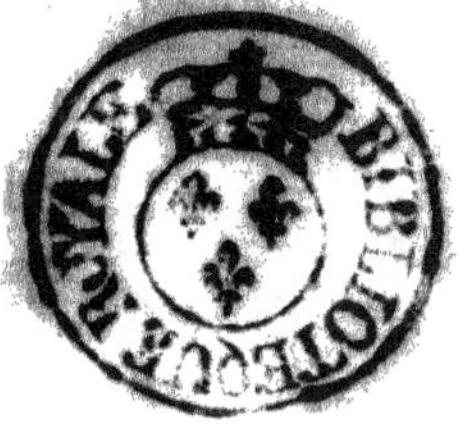

A LYON,

Chez J. S. GRABIT, Libraire, rue Merciere:

Et se trouve à PARIS,

Chez CUCHET, Libraire, rue et hôtel Serpente.

M. DCC. LXXXVI.

Avec approbation et privilege du Roi.

L'ART

DE PROLONGER LA VIE

ET DE CONSERVER LA SANTÉ,

ou TRAITÉ D'HYGIENE.

PAR M. PRESSAVIN, gradué de l'université de Paris, membre du collège royal de chirurgie de Lyon, et ancien démonstrateur en matière médico-chirurgicale.

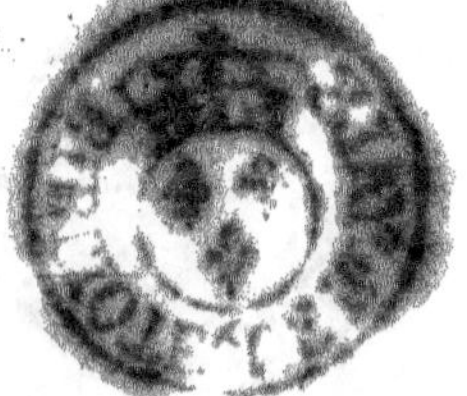

A LYON,

Chez J. S. GRABIT, Libraire, rue Mercière.

Et se trouve à PARIS,

Chez CUCHET, Libraire, rue et hôtel Serpente.

M. DCC. LXXXVI.

Avec approbation et privilège du Roi.

DISCOURS PRÉLIMINAIRE.

Si l'on peut reprocher à la médecine d'être une science conjecturale, parce que ses principes, quoique certains, présentent dans leur application des difficultés si grandes, que la sagacité du médecin le plus habile, ne sauroit le garantir de commettre dans sa pratique beaucoup d'erreurs ; il n'en est pas de même de la partie de la médecine qui a pour objet la conservation de la santé. Cette science que les Grecs ont nommée *Hygiene*, n'ayant pour objet que l'état naturel de l'être animé, état qui ne reconnoît de variété que celle qui naît de la différence des tempéraments, marche d'un pas bien plus sûr au but qu'elle se propose ; elle mérite par conséquent toute la confiance qu'on a souvent droit de refuser à la médecine curative.

a

Il n'est qu'une maniere d'être en parfaite santé ; il en est mille d'être malade.
Quelques précautions, quelques soins,
le plus souvent indiqués par la Nature,
suffisent pour l'entretien de la santé.
Dans la cure des maladies, que de connoissances il faut réunir, tant sur le choix
des remedes, que sur les caracteres propres à chacune d'elles ! caracteres qu'il
faut saisir parmi une foule de symptômes, qui se ressemblent souvent assez
pour en imposer aux plus habiles, et les
induire dans des erreurs les plus dangereuses. L'état de santé en peut supporter
plusieurs sans courir autant de risques :
d'un côté, tout est à craindre ; de l'autre, tout à espérer : que de motifs pour
l'homme sage de s'instruire des regles
simples que lui présente l'Hygiene pour
la conservation de la santé, qui est le
premier bien de l'être sensible, celui par
lequel tous les autres se réalisent, celui
avec lequel tous les autres s'anéantissent !

Cette vérité, que personne ne sauroit

méconnoître, frappe cependant foiblement le plus grand nombre des hommes.
De tous les biens qu'ils recherchent dans
ce monde, la santé est celui pour lequel
ils semblent conserver le plus d'indifférence ; on la leur voit souvent sacrifier au
plaisir du moment, à de petits intérêts ;
ils n'en sentent le prix que lorsqu'ils sont
dans le cas d'en regretter la perte.

Nous accusons la Nature de nous avoir
donné une existence fragile, et nous
agissons comme si nous la croyons inaltérable ; d'avoir assigné à notre vie des
bornes trop courtes, et nous ne cessons,
par notre conduite, d'en accélérer le
terme.

La machine animale est, en effet, très-
fragile ; c'est un composé de vaisseaux
d'une texture si délicate, qu'ils ne sauroient résister à des efforts bien violents
fans se rompre, à des frottements multipliés sans s'altérer, à l'action pénétrante
de certaines humeurs sans se dissoudre :
c'eſt un corps frêle diftingué des autres

corps par le mouvement, qui devient cependant en lui la cause de sa destruction. Les éléments qui l'environnent, l'air qu'il respire, l'aliment qui le nourrit, l'eau qui le désaltere, le feu qui le réchauffe, le plaisir qui le reproduit, les passions qui l'avertissent de son existence, concourent tous en même temps, et à son entretien, et à sa ruine.

Cependant cette machine si délicate, est combinée avec tant de sagesse, tous ses ressorts sont si artistement arrangés, que fortifiés les uns par les autres, ils deviennent capables des plus grands efforts sans se détruire : c'est le faisceau du pere de famille, qui ne sauroit être rompu sans être divisé. De la réunion de ces ressorts et de l'équilibre qu'ils conservent entre eux, dépendent la vigueur et la durée de l'animal, et cette durée est telle dans l'homme, que lorsqu'elle n'est point abrégée par des accidents ou par un mauvais régime, il peut pousser le terme de sa vie bien au-delà d'un siecle. Cependant nous

voyons aujourd'hui si peu de sujets atteindre cet âge, que nous regardons comme
des phénomenes et comme des êtres privilégiés, ceux qui fournissent une aussi
longue carriere. Ces exemples seroient
pour nous, et moins rares, et moins merveilleux, si généralement les hommes,
plus jaloux de leur santé, employoient à
la conserver les mêmes soins qu'on leur
voit prodiguer dans des affaires mille fois
moins importantes.

Tous les hommes n'apportent pas en
naissant la même constitution dans le
tempérament. Les uns nés de parents foibles ou mal constitués, héritent de leur
foiblesse ou de leurs infirmités ; ceux-ci,
condamnés à une vie languissante, succombent bientôt aux maux qui les acca-
blent ; les autres qui ne peuvent supporter
le moindre excès sans que leur santé n'en
soit altérée, ne sauroient prolonger long-
temps une vie qui tient à un fil si délicat
et si aisé à rompre. Quant à ceux qui
ont le bonheur de naître avec un tempé-

rament robuste, et qui sont constitués
de maniere à parvenir à l'âge le plus re-
culé, et à donner à l'humanité l'exemple
consolant d'une vie longue et exempte
des infirmités qui accompagnent une
vieillesse prématurée ; la plupart abusant
de la force de leur tempérament, se livrent
à des excès qui en ont bientôt énervé
toute la vigueur ; de maniere qu'on les
voit communément terminer leur carriere plutôt que les personnes d'une constitution foible : ceux-ci qui ne peuvent
supporter les moindres excès sans en être
incommodés, apprennent de bonne heure
à les éviter, et par-là prolongent une vie
que les autres abregent ; aussi n'est-il
pas rare de les voir parvenir jusqu'à l'âge
de quatre-vingts ans, tandis que les autres qui auroient pu vivre au-delà d'un
siecle, périssent à la fleur de l'âge.

Si à ces considérations nous joignons
celles que nous présentent une multitude
de causes extérieures, qui creusent autour
de nous mille écueils dangereux, doit-on

s'étonner de voir le plus grand nombre des hommes finir par une mort prématurée, et d'en voir si peu parvenir à l'âge séculaire, qui est le véritable terme que la Nature a fixé à la vie de l'homme ?

La vie est un bien sans doute important à conserver, et sa durée ne sauroit être indifférente à l'individu qui en jouit. L'art qui la prolonge mérite donc, de sa part, le plus favorable accueil ; il ne peut, sans se montrer insensé, en rejeter les secours. Celui qui seroit assez malheureux pour mépriser un présent aussi précieux que la vie, et pour dédaigner de s'assujettir aux soins qu'exige sa conservation ; qu'il sache que c'est par la santé que la vie se conserve, que c'est par la maladie qu'elle s'abrege, et qu'il choisisse entre l'état de souffrance, d'angoisse et de langueur, annexé à celui-ci, et celui de bien-être, de gaieté et d'alégresse qui fait l'apanage de l'autre.

On aime la santé, on chérit la vie ; mais on croit n'avoir rien à faire pour elle. Le jeune homme qui en jouit doute qu'il puisse la perdre ; la mort de ses semblables le frappe sans l'intimider, parce qu'il se croit au-dessus de tous les événements qui peuvent le conduire au tombeau : qu'il sache cependant que son agilité, sa fraîcheur, sa gaieté, qui, en effet, sont en lui les signes d'une santé brillante, dépendent de la souplesse élastique, mais délicate de ses vaisseaux, qui, agissants sur des humeurs douces et balsamiques, les fait circuler librement dans toutes les voies qu'elles doivent parcourir ; mais que cette délicatesse dans la fibre de son corps le rend moins propre à résister aux excès en tout genre, que l'homme d'un âge mûr, en qui la fibre a acquise plus de force et de solidité.

En effet, le jeune homme ne sauroit soutenir des exercices bien violents, se livrer aux excès du vin, des femmes, s'appliquer long-temps à l'étude des sciences abstraites, sans que sa santé n'en soit plutôt altérée que celle d'un homme fait. Celui-ci, dominé par l'ambition, la cupidité ou l'avarice, semble oublier que les honneurs qu'il recherche, les biens qu'il désire, les richesses qu'il accumule, n'ont plus rien de flatteur pour celui qui est privé de la santé, et que la mort le sépare à jamais des objets qui l'ont tant intéressé. Il passe sa vie dans les travaux, les peines et les soucis, sans songer à conserver le seul bien par lequel on jouit de tous les autres, la santé. A-t-il une affaire d'intérêt à discuter? rien ne lui coûte, soins, vigilance, sollicitude, démarche, tout est employé pour la terminer à son avantage; lui faut-il des conseils? il court aux plus instruits; des protecteurs? il recherche les plus puissants; des agents? il choisit les plus actifs et les plus intelligents; mais s'il s'agit de recouvrer la santé, à peine il daigne s'en occuper, ses affaires ne lui en laissent ni le temps, ni le pouvoir; le régime lui paroît, ou trop ennuyeux, ou trop sévere, les remedes répugnants: sur cet objet, il s'en rapporte souvent

aux conseils indiscrets du premier venu ;
on lui voit donner sa confiance au hasard ; sans examen, sans réflexion, il se
remet entre les mains du premier charlatan.

Comment dans un être raisonnable
trouve-t-on tant de folie ! Vient enfin,
mais prématurément, cet âge où les passions éteintes laissent à notre raison un
plus libre exercice. Courbé alors sous le
poids des infirmités qui nous accable,
nous gémissons de nos sottises et de nos
erreurs ; chaque pas que nous faisons en
chancelant, rappelle les regrets de notre
légéreté passée ; le poids de notre corps,
qui se soutient avec peine, nous retrace
l'abus que nous avons fait autrefois de ses
forces. Tout alors échappe à nos désirs,
jouissances, plaisirs, tout fuit devant
nous ; les angoisses, les douleurs et la
tristesse nous restent : fidelles compagnes
des derniers moments de notre vie, elles
creusent lentement le tombeau dans lequel toutes les miseres humaines vont
enfin s'ensevelir.

Pour opposer à ce tableau un contraste frappant, peignons l'homme sage dans les différentes époques de sa vie. Nous le verrons dans sa jeunesse obéir à la Nature, sans en prévenir les impulsions. L'aurore des beaux jours de sa vie le prépare déjà, par les plaisirs d'une vive et riante imagination, à des jouissances plus réelles ; mais elles l'attendent au moment où ses organes, entiérement développés, auront acquis toute la force qui doit les rendre propres à en soutenir, sans altération, les ébranlements et les commotions. Les plaisirs du coeur suffisent à sa vive sensibilité ; ceux des sens feroient sur lui de trop fortes impressions ; les douces illusions du fentiment font encore tout son bonheur ; c'eft l'âge où les amours naissent et croissent dans le sein des désirs.

Malheur au jeune homme qui, avant vingt ans, a connu des jouissances plus réelles ; son ardeur le portera bientôt à des excès que son tempérament, à demi-formé, ne sauroit supporter ; il énervera les forces que la Nature employoit au développement de ses organes ; et s'il ne succombe à son libertinage, ce ne sera plus qu'un avorton languissant, privé, pendant le reste de sa vie, des facultés de l'âge viril ; tandis que notre sage modele, qui n'a mis aucun obstacle aux heureuses influences de la Nature sur son tempérament, est devenu à cet âge un homme robuste, capable de soutenir sans fatigue les plus violents exercices. Guidé alors par une raison mûre, qui sait le garantir des illusions de l'imagination, par laquelle la jeunesse séduite est souvent entraînée dans l'erreur, il jouit sans excès des plaisirs réels qui lui sont destinés. Son corps agile et vigoureux, obéit sans peine aux impulsions de son ame ; il en sert les passions que sa raison a su régler, avec cette alégresse que l'on sait être le vrai signe d'une constitution vigoureuse et d'une santé parfaite. Les enfants robustes qui naissent de ses chastes amours, en augmentant sa félicité présente, préparent à sa vieillesse les plus douces consolations dont cet âge soit susceptible. Sa brillante santé jette sur tous les objets qui l'environnent, le vernis du plaisir et de la gaieté, en même temps qu'elle écarte de son esprit tous les tristes fantômes de la sombre mélancolie. Si quelquefois des nuages viennent obscurcir les beaux jours de sa vie, en versant dans son coeur le poison lent du chagrin, son ame, dont l'énergie ne peut manquer de participer à la vigueur du corps, est en état d'en supporter l'amertume, sans en être accablée; son courage qui la met au-dessus des événemens, a bientôt dissipé l'orage; et le calme qui lui succede, semble alors prêter de nouveaux charmes aux plaisirs qui renaissent pour elle.

Telle est l'heureuse destinée de l'homme bien constitué, et qui a été assez prudent pour éviter les excès nuisibles à sa santé; s'il a mis des bornes à ses plaisirs, il en a prolongé les jouissances; s'il s'est imposé des privations ; il n'a sacrifié qu'un bonheur passager à une félicité solide et permanente.

Le temps qui imprime sur tous les êtres les caracteres ineffaçables de ses traces, semble avoir respecté les traits de notre sage. On est étonné de le voir à soixante ans avec la fraîcheur que la plupart des hommes ont perdue à quarante ; les années s'accumulent sur sa tête sans paroître l'accabler ; leur poids se fait sentir par des degrés si insensibles, que, parvenu à la décrépitude, à peine il s'est apperçu des changements qui se sont opérés sur lui ; ses goûts qui ont toujours prévenu les changements de ses plaisirs, ne réduisirent jamais ses désirs à aucune privation, et ne laisserent jamais dans son coeur ni remords, ni regrets sur le passé. Exempt des infirmités dont on accuse l'âge, et qu'on devroit bien plutôt rapporter à l'inconduite des hommes qui se les sont attirés par mille abus et mille excès, il parcourt les derniers termes de la vie avec cette indifférence qui détache sagement le vieillard des objets qui lui échappent, et ôte à la mort l'aspect hideux qui fait frémir le jeune homme devant qui elle se présente. Il meurt enfin ; mais ce n'est point la maladie qui a tranché le fil de ses jours ; sa mort est le dernier sommeil de sa vie : sans douleur, sans angoisse, son corps est passé dans le dernier repos, où la Nature attend tous les êtres vivants.

Ainsi finit à l'âge de cent et tant d'années, le sage que je viens de dépeindre. Son sort est sans doute digne d'envie ; cependant les soins qu'il a donnés à l'entretien de sa santé, n'ont pas surpassé ceux que la plupart des hommes ne craignent pas d'employer pour des objets bien moins intéressants : qui voudroit n'avoir pas imité un pareil modele ?

Pour mieux faire sentir le prix inestimable de la santé, à ce tableau j'opposerai encore celui de l'homme languissant et valétudinaire ; et sans craindre d'en affoiblir les sombres nuances, je le choisirai dans l'opulence, afin de lui laisser tous les soulagements et tous les secours que peuvent lui procurer ses richesses : mais quel avantage en peut tirer celui qui vit dans l'angoisse et la douleur d'une maladie qui mine sourdement ses organes ? En vain il appelle à grands frais, auprès de lui, les miniſtres les plus accrédités de la médecine ; leur art ne sauroit rendre à la fibre de son corps le ressort qu'elle a perdue, à son sang vicié les qualités qu'il ne peut recevoir que de l'élaboration des vaisseaux, quand ils jouissent du ton et de l'énergie dont ils sont alors destitués. Victime des vaines espérances que le charlatanisme sait entretenir, à l'amertume de ses maux, il ajoute celui des remedes, qui, le plus souvent, aggravent et irritent son état, au lieu de le soulager.

Sa

Sa sensibilité en proie à la douleur, se refuse à toute sensation agréable; il n'est plus pour lui ni jouissance, ni plaisir. A ses maux physiques se joignent ceux de l'ame, qui ne peut manquer de participer à la mauvaise disposition du corps. Constamment livré à une triste mélancolie, en vain il cherche dans tout ce qui l'avoit jadis flatté, quelque treve au chagrin qui le dévore : tout est changé pour lui ; ces tableaux riants de la nature, ces jours purs et sereins, par lesquels tout autrefois s'embellissoit à ses yeux, ne se présentent plus que sous des couleurs tristes et sombres ; tout enfin répugne à ses sens affoiblis ; il ne lui reste qu'un seul désir, celui de recouvrer la santé, dont il sent alors tout le prix, et pour laquelle il sacrifieroit tous les autres biens de la vie, pour laquelle le riche prodigueroit ses richesses, l'ambitieux renonceroit aux grandeurs, l'avare ouvriroit ses trésors, le souverain même descendroit de son trône pour aller jouir, dans la chaumiere du dernier de ses sujets, de ce bien précieux, dont, comme je l'ai dit, on ne sent tout le prix que lorsqu'on est dans le cas d'en regretter la perte.

Pour ne rien taire des motifs qui doivent rehausser à nos yeux le prix de la santé, je dois encore dévoiler une vérité peu flatteuse pour les médecins, et bien malheureuse pour les malades ; c'est que les secours que ceux-ci implorent de ceux-là, sont souvent aussi dangereux que la maladie : cette assertion qui n'est pas sans fondement, même à l'égard des médecins instruits, combien n'aquiert-elle pas de force auprès de ceux qui ne le sont pas ! et si, comme on n'en peut douter, le nombre de ces derniers surpasse infiniment celui des premiers, à quel fléau plus dangereux et plus destructeur, l'humanité souffrante peut-elle être en proie !

Sans doute la médecine est une science fondée sur des principes certains, d'après lesquels ceux qui les connoissent, et qui

ont la sagacité d'en faire une heureuse
application, deviennent des êtres très-
intéressants et très-recommandables dans
la société, puisqu'ils sont en état de lui
rendre les services les plus précieux que
l'homme puisse recevoir de son semblable, la vie et la santé : mais, je le demande, à quel signe, à quel caractere
reconnoître ces hommes qui professent
une science si étrangere aux connoissances vulgaires de la société ? sera-ce à leur
réputation, à la vogue qui fait courir
tout le monde auprès d'eux ? Mais tous
les charlatans adroits n'ont-ils pas cette
vogue? cette réputation n'est-elle pas le plus
souvent due à un heureux hasard ? Quelques malades titrés, quelques femmes répandues dans le monde, embouchent la
trompette de la renommée, et portent sur
le pinacle un Médecin, qui n'a d'autre
mérite que celui d'avoir su flatter leur
goût, adhérer à leur caprice, et séduire
par des petits riens leur esprit frivole. Un
nouveau système adroitement présenté à

nos beaux esprits, donne à un autre tout
le crédit qu'il n'eût jamais obtenu, si,
fidele aux vrais principes de l'art, il eût
eu la probité de ne pas s'en écarter. C'est
par de petites menées, des airs affectés,
un langage mielleux, que celui-ci capte
la confiance; celui-là par de vains titres
mendiés; un autre par des alentours étrangers à sa personne: un équipage, un
train d'opulence en imposent au public,
qui a la sottise de mesurer sa science à
l'éclat de sa livrée. Si telle est, comme
on n'en peut douter, l'origine de la réputation et de la vogue du plus grand
nombre des médecins, comment se garantir des dangers auxquels nous expose
un choix aussi difficile à faire? Tout ce
que la prudence humaine peut suggérer
de plus sage, ne sauroit à cet égard nous
garantir de la séduction. On tombe malade, on désire le médecin le plus habile;
celui qui, dans ce moment, fait le plus
de bruit, doit nécessairement être réputé
pour tel: on le choisit; la raison, d'accord

avec la voie publique, semble diriger et dirige en effet notre choix; cependant ce n'est le plus souvent qu'un charlatan hardi dont on devient la victime; mais, je le répete, qui eût pu s'en garantir ? On est forcé de convenir que c'est un malheur qui devient presque inévitable.

Tels sont les motifs qui doivent nous déterminer à ménager la santé, et à ne pas mépriser les soins que sa conservation exige. Si elle nous oblige à quelques privations, au sacrifice de quelques plaisirs passagers; l'avantage de les multiplier par de plus longues jouissances, nous dédommage amplement des peines qu'elle a pu nous coûter.

Né d'un tempérament très-délicat, élevé par une nourrice poitrinaire, j'ai passé les premieres années de ma vie dans un état de langueur, qui fit, jusqu'à l'âge de quinze ans, désespérer mes parents de me voir atteindre l'âge viril. Il ne se passoit point d'année que je n'essuyasse quelque maladie, point d'année qu'on

ne fût obligé de m'administrer des remedes pour suppléer aux évacuations excrémentitielles, que de foibles organes ne pouvoient opérer qu'imparfaitement : j'avois
particuliérement la poitrine très-mauvai-
se ; j'étois sujet à des crachements de
sang et à des rhumes opiniâtres ; les moindres excès devenoient le principe d'une
maladie plus ou moins dangereuse ; tout
en moi étoit le présage d'une mort prochaine, ou d'une vie habituellement languissante. Cependant les soins d'une mere
tendre, attentive, dans ma premiere jeunesse, à me faire observer un régime
convenable à la délicatesse de mon tempérament, à me sevrer des choses qu'elle
avoit observées contraires à ma santé, ga-
rantirent mon adolescence des dangers
que ma mauvaise constitution creusoit
sans cesse autour d'elle.

Parvenu ensuite à l'âge viril, je suivis,
sans beaucoup me contraindre, un régime auquel on m'avoit accoutumé de
bonne heure, et que ma mauvaise santé

me rendoit nécessaire. Sobre dans le manger, plus encore sur la quantité que sur la qualité, à l'aide des principes de l'Hygiene, que les connoissances de l'art que je professe m'apprirent à mettre à propos en usage, je suis enfin parvenu à changer la constitution foible de mon tempérament, en une constitution vigoureuse et robuste, qui, aujourd'hui, à l'âge de cinquante ans, me met en état de supporter, sans altération, les plus violents exercices. Depuis vingt-six ans je n'ai essuyé aucune maladie, je n'ai fait usage d'aucun remede, pas même sous le titre d'un bouillon ou d'une infusion quelconque. J'étois de six freres le plus foible; actuellement de ceux qui me restent, je suis le plus robuste, et celui qui jouit de la santé la plus solide.

C'est aux principes de l'Hygiene que je dois l'heureuse constitution que j'ai acquise; c'est de l'art que je professe, la seule partie dont j'aie encore fait usage à mon égard. Si pendant vingt-six ans elle m'a garanti d'une infinité de maladies qui assaillent l'humanité ; si elle m'a sauvé le déboire des remedes , qui n'est pas moins désagréable que la maladie même ; que d'obligations n'ai-je pas à cette science , et combien ne mérite-t-elle pas ma confiance !

Elle présente les mêmes avantages à tous ceux qui , comme moi , dociles à ses leçons , prendront la peine d'en étudier les principes pour les mettre sagement en usage. On ne trouve point cette science hérissée des difficultés qui rendent les autres parties de la médecine aussi pénibles que fastidieuses , et qui demandent dans celui qui s'y applique, une infinité d'autres connoissances préliminaires, pour parvenir à en pénétrer les mysteres. Les principes de l'Hygiene sont simples et lumineux ; lorsqu'ils sont présentés avec ordre et clarté, l'oeil du bon sens suffit pour les saisir.

C'est à quoi je me suis principalement attaché dans cet ouvrage : si j'ai réussi, j'aurai rendu à l'humanité un service d'au-

tant plus important, que peu de médecins ont traité cette science d'une manière bien étendue, et qu'elle a été né-
gligée par tous les plus habiles médecins
de nos jours. Cependant, je ne craindrai
pas de le dire, l'Hygiene est de la médecine la partie la plus sûre et la moins conjecturale. Un régime bien ordonné entretient plus surement la santé, que les meilleurs remedes ne la rétablissent. Sthal
nous apprend dans sa dissertation sur les
cures équivoques, ce que l'on a droit
d'attendre de la médecine curative, en
nous démontrant que dans les maladies
aiguës, la nature a souvent plus de part
que l'art dans leur guérison ; et que dans
les maladies chroniques , l'art devient
presque toujours inutile. On peut ajouter
à l'avantage de l'Hygiene, que la cure
des maladies en général, s'opere plus souvent par le régime qui est de son ressort,
que par les remedes que la médecine curative prescrit.

Que de connoissances, la plupart fu-

tiles, on fait entrer dans l'éducation de la
jeunesse ! que de sciences vaines et inutiles au bonheur de l'homme on leur fait
apprendre, sans songer à les prémunir
contre les dangers que l'inexpérience va
leur faire courir, lorsque maître d'eux-
mêmes, et jouets de leurs passions, ils s'y
livreront sans réserve, et ruineront dans
les excès l'heureuse constitution de leur
tempérament !

Un cours d'Hygiene dans lequel on
leur feroit sentir tout le prix de la santé,
comment elle s'altere, comment elle se
conserve, qui leur donneroit la connoissance de l'homme physique, qui les
mettroit à même de juger plus sainement
des talents du médecin en qui ils doivent
placer leur confiance, seroit sans doute
pour eux aussi utile que la plupart des
sciences dont on fatigue prématurément
leur cerveau ; ce seroit le vrai moyen
de rendre à la race future cette force et cette
vigueur de corps, que nous voyons tous
les jours dégénérer dans la classe d'hommes

que le gouvernement destine à la défense de l'état. C'est un voeu que je forme depuis long-temps pour le bien de l'humanité ; il se réalisera peut-être un jour ; et j'avoue que la gloire d'y avoir contribué par cet ouvrage, seroit pour moi la seule récompense qui pût pleinement satisfaire mon coeur !

AVERTISSEMENT.

CET ouvrage que j'ai tâché de mettre à la portée de tout le monde, ne sera pas sans utilité aux jeunes médecins, et à ceux même qu'une pratique peu éclairée auroit déjà entraînés dans l'erreur ; parce que de la connoissance des principes qui concourent à l'entretien de la santé , résulte naturellement celle des causes qui la détruisent ; et rien n'est plus intéressant dans le traitement des maladies, que de bien saisir les causes premieres qui les ont fait naître ; car le médecin qui se contente d'observer les symptômes d'une maladie pour en décider le traitement d'après ces symptômes, est exposé dans sa pratique à commettre beaucoup d'erreurs, puisque plusieurs maladies présentent les mêmes symptômes, quoique les causes qui les ont produites soient très-différentes ; elles demandent donc dans leur traitement une conduite plus analogue à leurs causes premieres, qu'aux symptômes qu'elles présentent.

On trouvera encore dans cet ouvrage de puissants motifs de circonspection dans l'administration des remedes, dont malheureusement pour l'humanité l'usage est souvent trop abusif. En faisant sentir tous les dangers de la médecine curative, en montrant combien la pratique en est difficile pour les médecins même les plus instruits, j'ai eu en vue de corriger cette manie, aujourd'hui si commune dans la société, d'administrer ou de conseiller au hasard des remedes à quiconque se plaint de quelques indispositions. Il en est qui poussent l'indiscrétion jusqu'à les hasarder dans les maladies sérieuses, et avec plus de sécurité encore que ne le feroit le médecin le plus instruit.

Nous devons la multiplication de cet abus à certains ouvrages de médecine, que des auteurs mal-avisés ont répandu dans le public, sous des titres aussi séduisants que trompeurs, dans lesquels ils osent promettre ce qu'eux-mêmes ne sauroient tenir, le traitement facile et la cure radicale de presque toutes les maladies. Plusieurs personnes, séduites par les connoissances qu'ils croient acquérir dans ces ouvrages, imaginent exercer un acte de charité, en distribuant aux pauvres malades des remedes qui deviennent souvent pour eux de vrais poisons. J'invite ces personnes charitables de borner leur zele envers l'humanité souffrante et indigente, à lui tendre les secours diététiques dont la misere la prive, laissant aux vrais médecins le soin de son traitement, à leur défaut, à la simple nature, dont les ressources ne sont pas moins fécondes que celles de l'art.

INTRODUCTION.

TOUT être animé, quelque avantageuse que puisse être sa constitution, ne sauroit exister bien long-temps par lui-même, parce que la cause efficiente de son entretien et de sa conservation ne se trouve point en lui, mais dans les éléments qui l'environnent, et dans les choses qui, quoique réellement étrangeres à son corps, contribuent cependant à prolonger et à entretenir son existence : telles sont, 1°. l'air qu'il respire ; 2°. l'aliment qui le nourrit ; 3°. le mouvement qui facilite la circulation de son sang et de ses humeurs, le repos qui laisse reprendre à la fibre de son corps les forces qu'elle a perdues ; 4°. le sommeil qui favorise la secrétion du fluide nerveux, la veille qui en facilite la distribution ; 5°. les passions de l'ame qui moderent ou animent le mouvement des esprits animaux ; 6°. enfin, les excrétions qui débarrassent le superflu des humeurs, et les transmettent au-dehors avec celles qui sont devenues hétérogenes.

C'est ce que les anciens nous ont désigné sous le nom des six choses non naturelles qui concourent à l'entretien de la vie, et à la conservation de la santé. Mais pour rendre leur effet constamment salutaire à la machine animale, il faut que leur usage en soit réglé; il faut que quelques-unes d'elles, comme l'air et les alimements, jouissent de certaines propriétés qui les rendent analogues aux organes et au tempérament du sujet; les connnoissances requises sur toutes ces choses, forment l'objet de la science que je me propose de traiter dans cet ouvrage, qui sera divisé en sept chapitres : le premier traitera des propriétés et des qualités de l'air; le second des aliments; le troisieme de l'exercice et du repos, du sommeil et de la veille; le quatrieme des passions; le cinquieme des secrétions et des excrétions, et le sixieme des différents tempéraments.

Le dernier chapitre est consacré à désigner les dangers que courent les personnes qui naissent avec quelques parties foibles : j'indique les signes par lesquels on peut les reconnoître, et je donne les moyens de fortifier ces parties, de prévenir du moins l'accroissement de leur foiblesse, et d'obvier aux accidents qui en résultent. Je prescris dans le cours de cet ouvrage des remedes qui pourront prévenir bien des maladies dangereuses ; mais je n'en prescris point pour leur traitement, parce qu'une maladie qui met en danger la vie d'un sujet, doit alors être confiée aux soins d'un médecin instruit, et à son défaut, à la nature, dont les erreurs ne sauroient jamais être aussi dangereuses que celles d'un ignorant, qui, au lieu de secourir le malade, peut lui porter encore le poignard perfide d'un remede contraire.

CHAPITRE

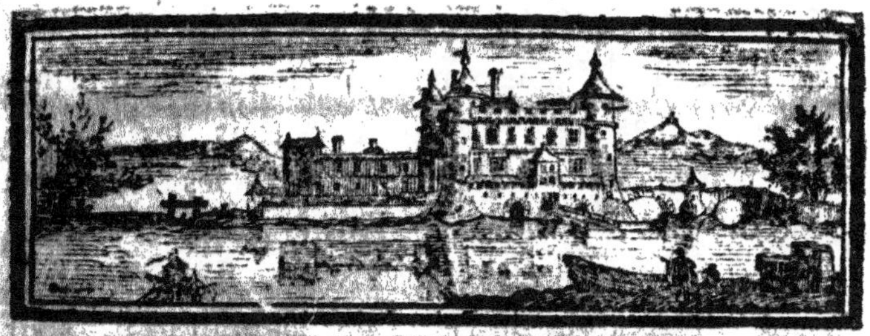

L'ART
DE PROLONGER LA VIE
EN CONSERVANT LA SANTÉ,
OU
TRAITÉ D'HYGIENE.

CHAPITRE PREMIER.

De l'Air.

L'AIR est un fluide qui nous environne et dans lequel nous sommes plongés comme le poisson l'est dans l'eau ; nous ne pouvons vivre qu'un instant sans son concours : il doit donc être regardé comme un des principaux agents de la vie.

Le principal et le plus sensible effet de cet élément sur l'animal est celui de la respiration

A

par laquelle le poumon reçoit en se dilatant une colonne d'air qui va remplir tous les vuides que cette dilatation produit dans les vésicules bronchiques, pour en être l'instant d'après chassée par la contraction de ce viscere. L'entrée et la sortie alternative de l'air dans le poumon, sont si nécessaires pour entretenir la circulation du sang, qu'elle se trouve interceptée au bout de quelques minutes, dès que le poumon en est privé.

Mais avant d'entrer dans les détails qu'exige une fonction aussi importante que celle de la respiration, et avant d'expliquer les différentes influences de l'air sur l'économie animale, qui, comme on le verra dans la suite, ne se bornent pas au seul mécanisme de la respiration, il est à propos de faire l'analyse des différentes propriétés de cet élément, et d'en examiner scrupuleusement la nature.

L'air, quoique insensible à la vue, parce que ses parties sont trop ténues et trop déliées pour affecter ce sens, n'existe pas moins sous une forme matérielle. Il est pesant, étendu et divisible à l'infini ; il est susceptible de dilatation et de condensation, c'est-à-dire, qu'il peut occuper tantôt un plus grand, tantôt un plus petit espace ; il pénetre les autres corps et en est pénétré ; il cede, il résiste, il est soumis aux loix de l'attraction. Comme élément,

il entre dans la composition des corps composés , et leur communique des propriétés qu'ils
perdent lorsqu'ils en sont privés. Il devient alternativement dans certaines circonstances préci-
pitant ou précipité , absorbant ou absorbé , dissolvant ou soluble. Toutes ces propriétés dont
l'analyse va nous montrer l'existence , lui font
jouer un grand rôle dans la nature.

Les anciens ont peu connu la nature de l'air ;
la plupart l'ayant regardé comme immatériel
l'ont désigné sous le nom de *souffle* ou d'*esprit*.
Privés des connoissances ultérieures que nous
devons à la physique expérimentale , toute leur
science sur la nature des êtres n'avoit pour
base que de vagues conjectures qu'ils tiroient
de quelques propriétés isolées qui se manifes-
toient à leurs sens , sans instruments , sans
moyens pour analyser les corps qui s'y déroboient.
Devons-nous être surpris de leur ignorance sur
la nature de l'air , qui a si long-temps échappé
aux recherches des plus habiles physiciens ? Ce
n'est que dans le commencement du dix-septieme
siecle que Gallilée , Toricelli , Ottoguerika ,
Boyle , etc. , ont commencé à déchirer le voile
sous lequel cet élément s'étoit tenu jusqu'alors
enveloppé ; ce n'est même que de nos jours que
nous devons aux savantes recherches du docteur
Priestley , les moyens d'analyser l'air avec autant

de facilité qu'un corps dont toutes les propriétés deviendroient palpables à nos sens.

Avant Gallilée et Toricelli, les effets du poids
de l'air étoient attribués à l'horreur du vuide
dont on soupçonnoit la nature affectée ; mais
Toricelli s'étant apperçu que cette horreur pré-
tendue du vuide ne subsistoit plus dans une
pompe aspirante dès que l'eau y avoit été élevée
jusqu'à trente-deux ou trente-trois pieds, et qu'on
avoit beau faire du vuide en élevant le piston
de la pompe au-delà de cette hauteur, la colonne d'eau restoit toujours à ce même degré
de trente-deux à trente-trois pieds ; il soup-
çonna, non sans raison, que l'ascention de l'eau
dans la pompe aspirante ne pouvoit être l'effet
de l'horreur du vuide, mais bien plutôt celui
du poids d'un fluide qui tendoit à se mettre
en équilibre avec l'eau, et que la pesanteur
d'une colonne d'eau de trente-deux à trente-
trois pieds équilibroit par conséquent avec le
poids du fluide qui tenoit l'eau à cette hauteur. Cette découverte faite, il ne lui fut pas
difficile de deviner que ce fluide devoit être l'air
dont tout le globe terrestre est environné.
Pour s'assurer de plus en plus de cette vérité,
il chercha dans la pesanteur spécifique de différents fluides, des objets de comparaison, qui à
raison de leurs différents rapports avec le poids

de l'air, fussent plus ou moins élevés par ce dernier. Le mercure fut le fluide qui dut lui paroître plus propre à cet objet, parce que son poids,
dont le rapport est à celui de l'eau comme
quatorze à un, devoit donner à ses expériences
une différence plus sensible ; aussi éprouva-t-il
qu'une colonne de mercure de vingt-huit à vingt-
neuf pouces de hauteur, se tenoit en équilibre
avec le poids de l'air ; ce qui démontre que la
hauteur du mercure est dans un parfait rapport
avec celle de l'eau, puisque vingt-huit à vingt-
neuf pouces forment réellement le quatorzieme de
trente-deux à trente-trois pieds, qui est aussi
la différence du poids spécifique de ces deux fluides. On ne tarda pas à s'appercevoir que le mercure ne se tenoit pas constamment dans le tube
où il étoit élevé, à la même hauteur, d'où il
fut aisé de conclure que le poids de l'air va-
rioit. Ayant ensuite remarqué que ces variations
donnoient lieu à des changements sensibles dans
l'athmosphere, on se servit ingénieusement de
cette découverte pour fabriquer des instruments
connus aujourd'hui sous le nom de *barometre*,
au moyen desquels les changements de temps sont
indiqués quelquefois vingt-quatre heures d'avance.
On peut encore reconnoître le poids de l'air
par les mêmes moyens dont on s'assure de celui
des autres corps. On le soumet à la balance en
pesant un ballon qu'on a privé d'air par la

moyen de la machine pneumatique , et en le repesant lorsqu'on y a laissé rentrer l'air : on s'apperçoit alors qu'il faut plus de poids pour tenir en équilibre le ballon rempli d'air , que lorsqu'il en est privé.

L'air qui enveloppe notre globe et qui forme ce que nous appellons l'athmosphere , est donc soumis comme les autres corps aux loix de l'atraction , puisqu'il pese sur la surface du globe en raison de sa densité , qui varie selon certaines circonstances qui seront expliquées ci-après. Sa pression sur la surface de la terre et par conséquent sur tous les corps répandus sur cette surface , est égale à la pression qu'exerceroit une nappe d'eau de trente-deux à trente-trois pieds d'épaisseur qui envelopperoit le globe. Le poids spécifique de l'air est en rapport avec celui de l'eau à-peu-près comme un à huit cents ; d'après ce calcul la colonne d'air qui tient celle de l'eau à trente-trois pieds de hauteur , devroit être de huit cents fois trente-trois pieds ; mais si l'on fait réflexion que l'air est un élément compressible , que par conséquent la partie qui avoisine la surface de la terre se trouve beaucoup plus dense par la pression qu'elle éprouve de la masse d'air qui est au-dessus d'elle , on reconnoîtra qu'il est impossible d'assigner une hauteur précise à l'athmosphere aérienne , parce que l'air se resserre et se dilate en raison du plus ou moins de pression qu'il éprouve ; les couches supérieures de l'air athmosphérique , moins comprimées que les inférieures , doivent occuper beaucoup plus de place que ces dernieres.

Si nos connoissances à cet égard restent imparfaites , nous avons du moins l'avantage de savoir d'une maniere assez précise le degré d'intensité que la pression de l'air exerce sur nous : nous savons, par exemple , que sur un homme d'une stature moyenne , la pression de l'air peut être évaluée à 20000 livres. Sans doute l'on seroit écrasé sous le poids d'un tel fardeau , si cette pression ne s'exerçoit pas comme tous les fluides en tous les sens , et si l'air renfermé dans le sang et les humeurs qui remplissent nos vaisseaux ne se trouvoit en équilibre avec celui de l'athmosphere. C'est par cet équilibre qui regne entre l'air contenu dans notre corps et celui qui nous environne , que nous supportons ce dernier sans nous appercevoir de son poids.

Mais dès que cet équilibre commence à être détruit , le poids de l'athmosphere se fait bientôt sentir , on le voit agir de toutes ses forces pour occuper les vuides qui se forment en poussant devant lui tous les corps qui lui font obstacle. La ventouse nous en donne un exemple bien sensible : cet instrument qu'on applique sur la peau , et dans lequel on raréfie l'air au moyen du feu qu'on allume dessous , paroît attirer dans

sa capacité la peau et les chairs qui forment
une tumeur plus ou moins considérable , suivant
la grandeur de la ventouse et le degré de raréfaction que l'air y éprouve. Cette tumeur
n'est formée que par la pression de l'air de
l'athmosphere , qui tend à rétablir l'équilibre que
la raréfaction de l'air dans la ventouse a fait
perdre à la partie sur laquelle elle est placée ;
le sang et les humeurs comprimés par le poids
de l'air s'y portent alors avec plus grande abondance , parce qu'ils y trouvent moins de résistance. La succion présente encore le même
phénomene. L'enfant qui tette forme un vuide
entre le mamelon de sa mere et sa bouche au
moyen d'une inspiration ; alors le sein pressé de
tous les côtés par le poids de l'athmosphere exprime le lait qu'il contient, et le fait passer dans
la bouche de l'enfant : c'est encore par le poids
de l'athmosphere que s'opere la respiration , cette
fonction si utile de l'économie animale. La poitrine en se dilatant augmente le volume de sa
capacité qui presse l'air de l'athmosphere en
même temps qu'elle forme un vuide dans le
poumon ; l'air ainsi comprimé , se porte par
la trachée-artere dans tous les vaisseaux bronchiques qu'il alonge et distend de toute la force
de son poids. L'instant d'après la poitrine en se
resserrant diminue son volume , presse l'air contenu dans le poumon , qui en sort avec d'au-

tant plus de facilité que l'air extérieur ne se trouvant plus comprimé par la dilatation de la poitrine, n'oppose aucun obstacle à sa sortie.

Mais quelle est la cause de ce mouvement alternatif de dilatation et de dépression de la poitrine, par lequel nous venons de voir que s'opere la respiration ? quel est encore l'effet et l'utilité de cette importante fonction sur l'économie animale ? Ce sont deux questions aussi intéressantes que difficiles à résoudre ; cependant quelque difficulté que cette matiere ait présenté jusqu'à présent aux plus habiles physiologistes, j'ose me persuader que les nouvelles connoissances acquises sur la nature et les propriétés de l'air, nous mettent aujourd'hui à même de diriger plus surement nos recherches vers la vérité.

Comme tout le sang de l'animal qui respire est obligé de passer dans les vaisseaux du poumon avant d'être distribué dans les autres parties du corps, outre l'agent général de la circulation qui gîte dans l'action des ventricules du coeur, le poumon avoit besoin d'un agent particulier qui accélérât la circulation du sang dans ses vaisseaux ; c'est dans la respiration que ce viscere trouve cet agent.

Nous avons observé que l'air qui se plonge au moment de l'inspiration dans les vaisseaux bronchiques et dans les petites cellules où ils aboutissent, en alonge et en dilate les parois ; il produit le même effet sur les vaisseaux sanguins qui les accompagnent en rampant autour deux ; leur direction devenant alors moins tortueuse , le sang y passe plus librement.

Si l'air reçu dans le poumon par l'inspiration y séjournoit long-temps , il y perdroit bientôt son ressort par la chaleur qu'il éprouve dans ce viscere , et les vaisseaux bronchiques ne tarde-roient pas à revenir dans leur premier état , si par le moyen de l'expiration , cet air n'étoit chassé pour en recevoir de nouveau.

C'est par cette raison que l'animal que l'on tient sous un récipient dans lequel l'air ne peut point se renouveller, y périt au bout d'un cer-tain temps , parce que cet air qui perd peu-à-peu son ressort par la chaleur qu'il éprouve dans la poitrine de l'animal , devient incapable de produire dans les vaisseaux bronchiques la dilatation nécessaire pour faciliter dans le pou-mon la circulation du sang. On pourroit ob-jecter que la chaleur que l'air reçoit sous le récipient par la respiration de l'animal , n'est pas supérieure à celle qu'il acquiert dans une étuve , où l'on respire cependant sans beaucoup de peine et sans être exposé à perdre la vie : mais l'air de l'étuve communique avec celui de l'athmosphere qui le comprime et le pousse dans le poumon à chaque inspiration , au lieu que celui qui est sous le récipient sans aucune communication avec l'air extérieur , lorsqu'il a perdu son ressort , ne peut plus que foible-ment se porter dans les vaisseaux bronchiques , et dès-lors la circulation devient gênée , l'animal tombe en défaillance et meurt bientôt si on ne le remet à l'air libre. Qu'on ne croie donc pas, comme quelques physiciens l'ont avancé , que l'air que l'animal respire sous un récipient, se charge dans sa poitrine d'une vapeur méphitique qui l'étouffe comme s'il étoit plongé dans le gaz d'une liqueur en fermentation , ou dans ce qu'on appelle l'air fixe , parce que certainement la cause de sa mort n'est due qu'à la perte que fait l'air de son ressort en passant et repassant dans sa poi-trine , ce qui le rend inepte à la respiration. Ce n'est pas que l'air qu'on respire ne se charge en sortant du poumon d'une vapeur acqueuse que lui fournit la transpiration pulmonaire , et dans laquelle se trouvent les sels volatilisés et excrémentitiels du sang , qui sont bien capables d'en altérer la pureté et de le rendre nuisible ; mais une preuve que cette vapeur, quoique mal-saine , n'est pas méphitique , c'est qu'on respire assez facilement dans un appartement rempli de monde , pour peu que l'air de cet appartement ait quelque communication avec celui de l'ex-térieur ; cependant si cet air devenoit méphitique comme quelques physiciens l'ont cru , on ne manqueroit pas d'y étouffer bientôt, puisque la simple vapeur du charbon allumé en petite quantité dans un appartement même assez vaste, cause, en assez peu de temps, la mort à ceux qui s'y trouvent renfermés.

Nous voyons par toutes ces observations que la respiration est d'une nécessité absolue à la circulation du sang, et que plus l'air conserve de son ressort, plus il est propre à cette fonction. Cependant l'enfant dans le ventre de sa mere ne respire point, et la circulation de son sang n'est pas pour cela interceptée ; mais c'est que dans cet état, le sang au lieu d'enfiler les vaisseaux du poumon pour se rendre dans le ventricule gauche du coeur, s'y porte immédiatement par un canal assez court qui lui est alors ouvert, et que les anatomistes ont nommé *canal artériel*. Dès le moment que l'enfant a commencé à respirer, le sang trouvant alors une voie plus facile dans les vaisseaux du poumon, abandonne ce canal pour suivre constamment sa nouvelle route, le canal s'oblitere, et dès-lors l'enfant ne peut plus vivre sans respirer.

La respiration paroît donc absolument nécessaire à la circulation du sang, et par conséquent à la vie ; cependant on rapporte quelques observations de sujets qui ayant conservé le canal artériel toujours ouvert, ont eu la faculté de passer sous l'eau un certain temps sans y étouffer, c'est-à-dire, sans que la circulation du sang en fût interceptée. Les animaux amphibie qui vivent alternativement sous l'eau et hors de l'eau, ont aussi le canal artériel toujours ouvert, et par cette organisation, peuvent à leur volonté se passer de la respiration ou s'en servir; ce qui sembleroit prouver que la respiration n'est pas une fonction d'une nécessité aussi absolue qu'elle le paroît d'abord, et que sans son moyen la nature simple dans tous ses ouvrages auroit pu conserver la vie à tous les animaux : mais comme on ne peut pas la soupçonner d'avoir rien fait d'inutile, il est à présumer qu'elle tire de la respiration des avantages, soit pour la conservation de la vie, soit pour d'autres fonctions importantes, dont sans elle l'animal seroit privé.

En effet, si nous observons les différents phénomènes que nous présente l'économie animale, nous reconnoîtrons que la respiration devient la cause principale de plusieurs fonctions importantes, parmi lesquelles il en est une qui, quoique contestée par quelques physiologistes, me paroît être d'une utilité évidente et d'une nécessité absolue. C'est celle de rafraîchir le sang, qui, sans la respiration d'un air frais, acquerroit par le frottement qu'il éprouve dans ces différents vaisseaux où il circule, une chaleur trop considérable, qui le raréfieroit au point de ne pouvoir plus être contenu dans ses vaisseaux.

Nous observons que les animaux qui ne respirent point, ou vivent dans l'eau, ou ont naturellement le sang froid, parce que la circulation se fait chez eux trop lentement pour que le sang puisse être échauffé par son frottement dans les vaisseaux ; et comme la chaleur du sang est toujours proportionnée à la vîtesse avec laquelle il parcourt les vaisseaux dans lesquels il circule, celui des animaux qui respirent ayant beaucoup plus de vîtesse que celui de ceux dont nous venons de parler, acquiert nécessairement une plus grande chaleur, qui a besoin d'être modérée par le contact d'un air frais. Cependant l'air qui est parvenu à un degré de chaleur égal, ou même supérieur à celui du sang, ne fait pas périr l'animal qui le respire : non sans doute, pourvu qu'il ne le respire pas bien long - temps ; on sait qu'il est des moments dans certains jours de l'été où l'air acquiert un degré de chaleur égal, et quelquefois supérieur à celui du sang ; mais il est ordinairement rafraîchi au coucher du soleil, dans la nuit et dans la matinée ; alors on sent par la respiration de cet air plus frais, un soulagement bien sensible au mal-être qu'on avoit éprouvé en respirant l'air chaud du milieu du jour ; ce qui prouve bien évidemment que la fraîcheur de l'air qu'on respire est nécessaire pour calmer la chaleur du sang.

On ne peut pas mettre en doute qu'un sujet périroit en moins de huit jours , si on le tenoit dans une athmosphere qui conservât constamment un degré de chaleur égal à celui de son sang. La Zone torride ne seroit certainement pas habitable si l'air y conservoit toujours le degré de chaleur qu'il y acquiert dans le milieu du jour ; mais sous cette région les nuits qui y sont de dix heures , rafraîchissent l'air et le rendent par conséquent propre à calmer la chaleur du sang qui a été fort échauffé pendant le gros du jour.

La pesanteur , le mal-être et les angoisses qu'on éprouve dans les vives chaleurs , étant l'effet de la raréfaction du sang et des humeurs qui distendent les parois de nos vaisseaux et gênent l'action de nos organes , se dissipent en peu de temps lorsqu'on passe dans un lieu frais ou qu'un vent du nord vient à rafraîchir l'athmosphere.

Il résulte de toutes ces observations que le principal avantage que l'animal tire de la respiration , est celui de modérer la chaleur de son sang , d'en diminuer la raréfaction , et de faciliter par-là sa circulation dans les vaisseaux qu'il doit parcourir. Il en est un autre qui n'est pas moins important , c'est celui de seconder la transpiration pulmonaire. Dans un temps froid

nous voyons sortir l'air qu'on respire sous une
forme de vapeur qui nous annonce que cet
air s'est chargé dans le poumon d'une humeur
acqueuse, que le froid condence et rend sensible
à sa sortie du poumon. Cette humeur n'est
autre chose que la transpiration qui se fait dans
le poumon; semblable à celle qui s'exhale des
pores de la peau, elle est d'autant plus intéressante que souvent elle est obligée de suppléer
à celle de la peau, en qui cette évacuation n'est
pas toujours aussi réguliere et aussi abondante
qu'elle devroit l'être. Nous voyons les vieillards
presque toujours chargés de catarre sur la poitrine; c'est parce que leur peau qui est devenue d'un tissu plus serré, ne laisse plus à la transpiration cutanée une issue aussi facile: elle est
donc obligée de se porter sur le poumon qu'elle
surcharge, sur-tout lorsqu'il survient quelques
obstacles à la transpiration pulmonaire, qui chez
eux doit habituellement suppléer à celle de la
peau. Plus l'air est sec, plus il est propre à se
charger de l'humeur de la transpiration pulmonaire; c'est pourquoi les rhumes et les catarres
sont plus fréquents en hiver, dans les temps
froids et humides, que dans les chaleurs et les
temps secs.

Si tous les physiologistes eussent envisagé sous
ce point de vue l'utilité de la respiration, on
n'auroit pas vu naître de vains systèmes démentis

par

par l'observation, on n'auroit pas vu attribuer à l'air qu'on respire, la faculté de communiquer au sang la rougeur qui le distingue des autres humeurs, au moyen des particules nitreuses dont ils prétendent l'air chargé, parce qu'on remarque que le nitre a la propriété de relever la couleur rouge des chairs qui en sont imprégnées. Le sang des animaux qui vivent dans l'eau, celui de ceux qui vivent sans respirer, devroit, selon ce système, être privé de cette couleur; cependant il en est parmi eux qui ont le sang d'un rouge aussi et même plus foncé que celui de certains animaux qui respirent.

Il est difficile, sans doute, de reconnoître tous les avantages que l'animal tire de l'air qu'il respire; il en est qu'on peut soupçonner, sans acquérir à leur égard aucune certitude. L'air qui est un élément toujours prêt à se combiner avec différents corps, et spécialement avec la matiere magnétique et la matiere électrique, si toutefois ces deux substances ne sont pas de même nature comme on a lieu de le soupçonner, peut porter dans le sang par la voie de la respiration le feu électrique, qui est peut-être nécessaire au mouvement vital et à la sensibilité qui distingue l'être animé des autres corps; mais laissons les conjectures pour nous attacher aux seuls effets sensibles de la respiration. D'ailleurs, si l'influence de l'air est avantageuse au sang par quelques - unes des qualités dont il jouit ou qu'il acquiert par sa combinaison avec certaines substances , nous aurons occasion de démontrer que souvent il devient le véhicule de plusieurs miasmes pernicieux , qui portent dans l'économie animale le germe de plusieurs maladies.

La nature simple dans ses moyens , mais féconde dans ses effets , a su rendre la respiration non-seulement utile et nécessaire à la vie , mais elle a su encore en tirer d'autres avantages , par lesquels elle augmente singuliérement les facultés de l'animal qui en jouit.

Sans la respiration nous serions nécessairement privés de la voix , qui sans doute est une faculté bien précieuse , principalement à l'homme qui a su en tirer tant d'avantages , puisque c'est par elle qu'il transmet sa pensée à ses semblables , qu'il leur communique ses désirs et ses besoins , qu'il les intéresse à son bien-être , en établissant avec eux un commerce réciproque de services , qui devient la base de la société dont nos besoins mutuels nous font si bien sentir l'utilité.

Sans la respiration , nous ignorerions les séduisants accords de la musique , dont les premiers sons ont été modifiés dans l'organe de la voix humaine , et sont devenus le modele de ceux qui ont ensuite été tirés des instruments. Il seroit inutile d'expliquer le méchanisme de la voix, pour prouver que c'est à la respiration que nous devons ces avantages. Personne n'ignore que tous les sons que nous formons sont produits par la modification que l'air reçoit en passant du poumon dans le larynx, qui est l'organe de la voix. Les animaux qui vivent sans respirer sont incapables de produire aucuns sons.

L'action de la respiration doit encore produire sur l'animal différents effets qu'on ne sauroit regarder comme inutiles ou même indifférents. Dans le moment de l'expiration, la poitrine, comme nous l'avons déjà observé, augmente de volume, et c'est en grande partie au dépens de la capacité du bas-ventre, qui est alors pressé par le diaphragme qui s'abaisse sur elle. L'estomac, les intestins et tous les viscères de cette capacité sont donc alternativement pressés et relâchés par le mouvement de la respiration, ce qui doit nécessairement favoriser leur action, soit sur les aliments dont ils opèrent la digestion, soit sur le sang et les humeurs qui circulent dans leurs vaisseaux plus lentement que dans ceux des autres parties du corps, par rapport au peu de ressort dont ils jouissent. Le mouvement de la respiration doit singuliérement favoriser cette circulation, parce que dans le temps de l'inspiration tous les viscères qui sont alors comprimés par le diaphragme, poussent le sang veineux dans la veine-porte, et aident cette derniere à se décharger dans la veine-cave , tandis que, pendant l'expiration, ces visceres qui ne sont plus comprimés présentent au sang artériel un accès libre dans leurs vaisseaux.

Si , comme quelques anatomistes l'ont remarqué , il existe dans le cerveau un mouvement qui paroît répondre à celui de la respiration , on ne sauroit douter que ce dernier ne contribue aussi à faciliter la circulation du sang dans le cerveau ; en effet le diaphragme qui s'abaisse et s'arqueboute contre le bas-ventre dans le moment de l'inspiration , doit rétrecir le passage qu'il donne à la veine-cave ascendante , et diminuer dans ce moment l'affluence du sang que porte cette veine dans l'oreillette droite du coeur , ce qui facilite alors le retour de celui qui vient du cerveau par la veine-cave descendante : cette conjecture paroît autorisée par l'engorgement assez subit qui se forme dans le cerveau de l'animal que l'on étouffe ou que l'on noie.

C'est encore dans la respiration que l'animal trouve l'avantage d'augmenter considérablement ses forces et d'en bander , si je puis m'exprimer ainsi , tous les ressorts au moyen d'une forte inspiration ; c'est pourquoi tous les violents efforts ne s'operent que dans le moment de l'inspiration. Le centre des forces animales ayant son siege dans l'endroit où le diaphragme s'arqueboute contre le bas-ventre , le temps de l'ins-

piration est celui où son ressort a le plus d'énergie , parce qu'il est alors plus tendu.

On peut ajouter que les déjections des matieres fécales , ainsi que celles des urines , ne sauroient s'opérer que par le moyen d'une inspiration soutenue un certain temps , pendant lequel
les visceres du bas-ventre comprimés , comme
nous l'avons dit , sollicitent par leur pression sur
les intestins et sur la vessie , la sortie des excréments et de l'urine.

Tels sont les avantages sensibles et incontes-
tables que l'animal tire de la respiration. Ainsi
lorsque la Nature a rendu cette fonction nécessaire à la vie de plusieurs especes d'animaux ,
tandis qu'elle a su conserver celle de plusieurs
autres sans son moyen , on peut en conclure
qu'elle a favorisé ces premiers de plusieurs facultés dont elle a privé les autres. Quant à
ceux qu'elle a conformés de maniere à pouvoir
se passer ou se servir de la respiration , je ne
saurois les regarder que comme des êtres heureu-
sement privilégiés , puisque , jouissant de tous les
avantages de la respiration , sans que cette fonction soit en eux d'une nécessité absolue à la vie ,
ils ont l'avantage d'habiter dans deux éléments ,
et d'avoir moins de dangers à courir pour leur
vie , puisqu'ils ne sont pas exposés à périr faute de
respiration.

Quant à la nature du mouvement de la respiration, comme on distingue dans l'animal deux especes de mouvements, l'un volontaire, que les physiologistes ont nommé *mouvement animal*, qui réside dans l'action musculaire des membres et de toutes les parties qu'on remue à sa volonté, et l'autre involontaire, qu'ils ont nommé *vital*, tel que celui du coeur et du systême artériel, celui des intestins et de plusieurs autres visceres, dont le mouvement est indépendant de la volonté; on est incertain dans laquelle de ces deux classes le mouvement de la respiration doit être placé. Quelques physiologistes l'ont regardé comme un mouvement mixte, c'est-à-dire, qui tient de l'un et de l'autre; cependant puisqu'on ne peut douter que ce mouvement dans l'animal amphibie, qui est conformé de maniere à pouvoir se passer de la respiration sans que la circulation de son sang en puisse être interceptée, ne soit en lui très-volontaire, on a lieu de présumer qu'il l'est également dans tout animal qui respire : mais comme dans ceux qui ne sont point amphibie la circulation du sang ne peut avoir lieu sans la respiration, l'animal qui s'abstient un certain temps de respirer, éprouve un mal-être qui le force malgré lui à mettre en jeu les muscles qui operent le mouvement de la respiration; en sorte qu'il ne lui est pas possible de s'abstenir de respirer jusqu'au point d'en périr.

Après avoir donné une idée du méchanisme de la respiration et de ses effets sur l'économie animale, il nous reste à faire l'analyse de l'élément par lequel elle s'opere. Avant les expériences du docteur Priestley, à qui nous avons l'obligation d'avoir rendu l'air pour ainsi dire palpable à nos yeux, nos connoissances sur la nature de ce fluide étoient encore si vagues et si incertaines, qu'on croyoit pouvoir mettre en doute si l'air étoit réellement un être particulier, si au contraire on ne pouvoit pas le regarder comme un composé du débris de tous les corps et de toutes les substances qui existent sur la surface du globe terrestre, réduit à un degré de ténuité si considérable qu'il devenoit insensible à la vue. Cependant on reconnoissoit dans ce fluide athmosphérique des propriétés qui sembloient lui être particulieres, telles que sa compressibilité et son expensibilité ; mais on croyoit trouver dans l'expension des vapeurs aqueuses et dans leur condensation, la raison suffisante de ce phénomene : elle ne suffisoit pas cependant à tous les physiciens, dont plusieurs persistoient à regarder l'air comme un élément particulier et très-distinct des autres, sans néanmoins pouvoir donner une raison plus probante de leur sentiment.

Venhelmont, de Halles, Boyle, et après eux plusieurs autres savants, se sont exercés à faire l'analyse de l'air ; c'est d'eux, et principalement de Venhelmont, que nous avons appris à retrouver l'air dans une infinité de corps, où, avant lui, on ne le soupçonnoit point. Il est aujourd'hui démontré qu'il entre dans la composition des corps composés, et qu'il en forme dans le plus grand nombre la partie la plus considérable. Trois-quarts de pouce cubique d'une pierre tirée de la vessie ont produit, d'après les expériences de M. Halles , cent seize pouces cubiques d'air ; selon Venhelmont, soixante-deux livres de charbon donnent dans la conbustion soixante et une livres de ce qu'il appelle *gaz incoercible* , que nous reconnoissons aujourd'hui n'être que de l'air fixe.

Ce n'est donc point aux débris des corps que nous devons le fluide athmosphérique , puisque nous le voyons entrer dans leur composition, s'en dégager et reprendre alors toutes les propriétés de l'air libre. Il étoit réservé au docteur Priestley , d'imaginer un moyen de recueillir ce gaz prétendu incoercible, produit par la fermentation ou la décomposition des corps , et de le soumettre à l'analyse ; alors il a été facile de reconnoître que ce gaz n'étoit autre chose que de l'air qui avoit été précédemment fixé dans le corps d'où il s'est dégagé, et dans la composition duquel il étoit entré comme élément ; mais comme en se dégageant il emporte avec lui les substances avec lesquelles il se trouve avoir plus d'affinité et s'unit à elles plus ou moins intimément, on ne doit point le regarder comme un air pur, mais comme un nouveau composé qui présente dans l'analyse des phénomenes aussi différents et aussi variés, qu'il se trouve dans les corps, dont il se dégage, de différentes substances propres à s'unir avec lui. Il seroit sans doute difficile, ou plutôt impossible, de fixer des bornes aux différentes combinaisons qui peuvent avoir lieu entre l'air et une infinité de substances avec lesquelles il a de l'affinité ; mais il nous suffit de savoir que l'air, par cette union, acquiert différentes propriétés qui le rendent plus ou moins pernicieux, ou plus ou moins salutaire à l'économie animale.

Par exemple, l'air qui se dégage de la fermentation vineuse, se trouve chargé ou plutôt combiné avec un acide volatil et sulfureux, qui le rend méphitique au point d'étouffer très-promptement l'animal que l'on plonge dans son athmosphere. Personne n'ignore les accidents auxquels ont trop souvent donné lieu les vapeurs qui s'exhalent des cuves pleines de vendanges en fermentation, ainsi que des celliers remplis de vin nouveau, dans lesquels l'air ne se renouvelle pas assez ; quantités de personnes y sont péries d'une mort la plus subite. Cependant cet air recueilli à la maniere du docteur Priestley, a la propriété de conserver ou du moins de retarder la putréfaction des substances animales ; il devient par cette propriété un des meilleurs antiseptiques que la médecine puisse employer, soit intérieurement pour s'opposer à la putréfaction des humeurs, soit extérieurement pour arrêter les progrès de la gangrene, pour déterger et modifier les ulceres sordides et putrides. La facilité avec laquelle cet air que nous nommons aujourd'hui *air fixe*, se mêle avec l'eau, nous met à même de le prendre en boisson, de l'employer en lotion, en lavement, et d'imiter plusieurs eaux minérales dont les principales propriétés sont dues à cet air fixe qu'elles contiennent naturellement.

On retire encore de la craie par le moyen de l'acide vitriolique un air fixe, qui semble être le même que celui qu'on obtient de la fermentation vineuse, puisqu'il en a toutes les propriétés apparentes. Cependant il est à présumer que l'acide sulfureux dont ils sont tous les deux chargés, est dans l'un tiré de l'acide végétal, et dans l'autre de l'acide minéral ; au reste, l'un et l'autre sont un composé d'air pur combiné avec l'acide volatilisé par le phlogistique, au moyen duquel il est devenu sulfureux.

L'union de l'air avec cet acide n'est pas si intime qu'ils ne puissent jamais se séparer l'un de l'autre : on remarque qu'au bout d'un certain temps l'air s'en dépouille et redevient propre à la respiration, sur-tout lorsqu'on l'expose à l'air libre, ou qu'on l'agite avec l'eau. La fermentation putride donne un air fixe aussi méphitique, c'est-à-dire, aussi dangereux à la respiration que la fermentation vineuse ; mais ses principes n'en paroissent pas les mêmes, le phlogistique s'y trouve plus abondant et plus développé. Le phénomene qui distingue singuliérement cet air, est son inflammabilité, qui est telle qu'une étincelle électrique suffit pour le faire détoner par une vive explosion, lorsqu'on a eu la précaution de le mêler avec deux parties d'air athmosphérique, condition absolument nécessaire à son inflammation ; car lorsqu'il est pur, loin de s'enflammer, il éteint le feu d'une bougie comme l'air fixe ordinaire.

Cet air inflammable est très-pernicieux lors même qu'il n'est pas répandu dans l'athmosphere en assez grande quantité pour nuire sensiblement à la respiration ; c'est son influence qui rend très-mal-sain tous les lieux où se pourrit beaucoup de substance animale et végétale.

L'air inflammable est de toutes les exhalaisons qui peuvent altérer la salubrité de l'athmosphere, la plus dangereuse et en même-temps celle qui s'y trouve toujours en plus grande abondance : la plus dangereuse, parce que sa qualité méphitique et délétere surpasse celle de toutes les vapeurs connues, puisqu'elle frappe subitement de mort l'animal qui la respire ; la plus abondante , parce qu'une très-grande quantité de substance végétale et animale répandue sur la surface de la terre et qui s'y décompose journellement , en doit nécessairement engendrer une grande quantité; et encore parce que mêlée une fois avec l'air de l'athmosphere , elle y conserve long - temps sa qualité méphitique , sans se décomposer comme la plupart des autres gaz, ainsi que nous l'avons remarqué dans l'air fixe produit par la fermentation vineuse, qui perd assez promptement par son mélange avec l'eau sa qualité méphitique. Ce n'est que dans l'action du feu que l'air inflammable trouve l'instrument de sa décomposition; c'est par son moyen que le phlogistique avec lequel il se trouvoit intimément combiné , l'abandonne pour s'unir , sans doute, avec le phlogistique qui se dégage des corps en combustion , selon la loi générale des affinités , qui fait que lorsque deux corps homogenes se trouvent en contact l'un avec l'autre , celui qui est engagé avec des substances étrangeres, les abandonne pour s'unir à lui.

La décomposition de l'air inflammable par l'action du feu , est dans certaines circonstances si subite , qu'il se fait dans cet instant une vive détonation , accompagnée d'un bruit semblable à celui d'un coup de pistolet ; et dans le moment l'air pert toute sa qualité méphitique , et devient propre à la respiration.

Si l'air des grandes villes n'est point aussi mal-sain qu'il paroîtroit devoir l'être, vu la quantité d'exhalaisons putrides, et par conséquent d'air inflammable, qu'une grande population réunie dans un espace très-concentré doit nécessairement engendrer, c'est parce que les feux qu'on allume journellement dans chaque maison, purifient l'athmosphere en décomposant l'air inflammable qui en altere la pureté ; c'est pourquoi les grandes villes ne sont point si sujettes aux épidémies malignes que les campagnes et les villages, qui, dans certaines saisons de l'année et principalement au printemps, sont environnés d'un athmosphere très – dangereux par les exhalaisons que fournissent les terres que l'on fouille alors de toutes parts pour leur culture, et dans le sein desquelles ces exhalaisons ont été concentrées pendant l'hiver, sur-tout lorsque cette saison a été plus humide que froide et seche.

La chaleur du printemps développe ces miasmes et les éleve dans l'athmosphere, où ils ne trouvent presque aucun agent de leur décomposition, vu le peu de feu qui s'allume dans les campagnes. Il est donc prudent à ceux que leur état n'appelle point aux travaux de la campagne, d'éviter son séjour dans ces premiers temps, où les cultivateurs ouvrent après l'hiver des sillons de toutes parts, et sur-tout dans les terreins bas et fangeux. C'est à ces vapeurs méphitiques qui s'exhalent des terres défrichées, qu'on doit attribuer une infinité de maladies épidémiques dont nous voyons souvent les campagnes infectées, qui sembleroient cependant devoir jouir et jouissent en effet en d'autres temps, d'un athmosphere plus pur que les villes.

Ce sont ces mêmes vapeurs qui ont fait périr tant de colonies établies dans le Nouveau-Monde : elles sont développées par les défrichemens d'une terre neuve, qui, n'ayant encore jamais été fouillée, en fournit une très-grande quantité, qui infecte l'athmosphere de tous les lieux voisins de ces défrichemens.

L'expérience qui précede presque toujours les connoissances théoriques de la physique, apprit à détruire l'insalubrité de cet air par le moyen des feux qu'on s'avisa d'allumer au milieu des terres défrichées, et cela long-temps avant qu'on eût reconnu la nature de ce miasme, que nous savons être aujourd'hui un air inflammable, très-susceptible d'être décomposé par l'action du feu.

Nous voyons d'après les découvertes intéressantes du docteur Priestley, combien l'air de l'athmosphere dans lequel nous sommes plongés, peut varier dans ses qualités nuisibles ou bienfaisantes, puisque ses expériences sur cet élément tendent à prouver qu'il n'est aucune substance dans la nature avec laquelle il ne puisse se combiner.

Mais de ce qu'il est impossible que l'air de l'athmosphere puisse jamais se trouver sans être combiné avec différentes substances qui lui sont étrangeres, seroit-on autorisé d'en conclure qu'il n'a jamais les qualités les plus favorables, soit à la respiration, soit aux autres fonctions de la vie, sur lesquelles on sait qu'il a différentes influences? On hasarderoit sans doute son opinion en adoptant l'affirmative de cette proposition. L'auteur de la nature qui a fait de cet élément un agent essentiel à l'entretien de la vie des animaux, a dû lui donner les propriétés convenables au but de son ouvrage. L'air parfaitement pur que l'on peut croire avec fondement le plus propre à la respiration de l'animal, ne conviendroit peut-être pas aussi-bien à ses autres fonctions : nous avons déjà vu dans l'air fixe qui se dégage de la fermentation vineuse, des propriétés qui le rendent salutaire en plusieurs circonstances, quoique dans d'autres il soit très-nuisible.

L'air que l'on retire des substances métalliques réduites en chaux, et que nous connoissons aujourd'hui sous la dénomination d'*air déphlogistiqué*, est bien reconnu pour être le plus propre à la respiration, puisque l'animal que l'on plonge dans cet air sans lui laisser aucune communication avec l'athmosphere, y vit beaucoup plus long-temps qu'il ne vivroit dans l'air le plus pur de l'athmosphere renfermé comme le premier, et dans les mêmes circonstances: on re-marque encore que le feu d'une bougie acquiert de la vivacité dans cet air, ce qui annonce combien il est propre à faciliter et à entretenir la combustion. Mais si toute l'atmosphere étoit composée d'un air de cette nature, n'en résul-teroit - il aucun inconvénient nuisible aux êtres animés? Celui de faciliter et d'étendre les em-brasements seroit peut-être un des moindres, il hâteroit sans doute la décomposition des corps composés, en leur enlevant le principe phlogis-tique, dont dans l'état où nous le supposons il est très-avide. Mais quelque probables que puis-sent paroître de semblables conjectures, le cas supposé ne pouvant point exister, la seule chose qu'il nous soit intéressant d'examiner, c'est le degré de salubrité ou d'insalubrité qu'on rencon-tre dans l'athmosphere.

L'air déphlogistiqué conviendroit parfairement aux personnes qui respirent avec difficulté; il soulageroit singuliérement dans les violents accès de l'asthme: il seroit donc à souhaiter qu'on trouvât un moyen de ramasser une grande quantité de cet air pour l'employer au besoin: le procédé qu'emploient les physiciens pour se le procurer est trop dispendieux pour pouvoir l'employer fructueu-sement auprès de ceux à qui il seroit nécessaire: ce-

pendant

pendant depuis quelques temps on vient de trouver un nouveau moyen de se procurer, par un procédé simple et peu dispendieux, une assez grande quantité d'air déphlogistiqué ; c'est en faisant passer, par le moyen d'un soufflet, de l'air athmosphérique dans du nitre en fusion. Le nitre s'empare de tout le phlogistique contenu dans l'air qui en doit alors sortir tout déphlogistiqué.

Avant les expériences du docteur Priestley, nous n'avions d'autres moyens pour reconnoître la bonne ou mauvaise qualité de l'air athmosphérique, que celui d'observer ses effets sur les êtres animés. Aujourd'hui les propriétés de l'air nitreux nous mettent à même d'en mesurer les degrés de salubrité, comme nous mesurons son poids par le moyen du baromètre, et sa chaleur par celui du thermomètre.

L'air que l'on nomme *nitreux*, se tire, par l'intermede de l'acide nitreux, des substances qui contiennent une grande quantité de phlogistique, telles que les substances métalliques, les substances muceuses et spécialement le sucre. L'air fixe que l'on retire de ce mélange, selon les procédés indiqués dans les ouvrages du docteur Priestley, a la singulière propriété de se combiner avec l'air athmosphérique qu'on lui présente. Il produit dans le moment de la combinaison, une vapeur abondante et rutilante, telle que celle qu'on remarque dans l'acide nitreux fumant.

Cette vapeur est d'autant plus forte et plus apparente, que l'air athmosphérique qu'on met en contact avec l'air nitreux, se trouve plus pur et plus salubre; car elle n'a point lieu lorsqu'on le met en contact avec un autre air fixe ou méphitique. L'air nitreux en se combinant avec l'air athmosphérique, occupe moins de place après sa combinaison qu'avant; et plus l'air atmosphérique est pur, plus la combinaison devient complete, en conséquence plus le volume des deux airs diminue : ce qui a donné lieu d'imaginer différents instruments connus aujourd'hui sous le nom d'*eudiometre*, au moyen desquels on est à même de mesurer, d'une maniere assez précise, les différents dégrés de salubrité de l'air qui se trouve indiqué par la diminution plus ou moins grande du volume des deux airs combinés.

Ces procédés déjà annoncés dans différents auteurs, nous ont appris combien les lieux enfermés où beaucoup de monde se rassemble, tels que les spectacles, les églises, les hôpitaux, les prisons, et généralement tous les endroits où l'air a peu de circulation, sont mal-sains, par rapport à l'air qui s'y trouve chargé d'une infinité de miasmes qui en alterent la salubrité; tandis qu'au contraire l'air de l'ath.

mosphere des montagnes , de tous les lieux
élevés , celui qui avoisine les rivieres d'un cours
rapide , et aux bords desquelles il ne reste point
d'eau stagnante , présente à l'épreuve dont nous
venons de parler , tous les phénomenes qui en
indiquent la salubrité.

On ne sauroit trop se persuader combien l'air
de l'athmosphere a d'influence sur notre constitution , et combien il est important à notre
santé d'en éviter les insalubrités.

On distingue aisément les habitants des pays
situés sous un horizon découvert , que les vents
du nord et du midi parcourent sans obstacles ,
qui sont arrosés par des rivieres ou des ruisseaux
d'eau vive , dont le cours ne laisse point
sur leurs bords des marécages ou des eaux stagnantes , d'avec les habitants des lieux bas où
les eaux s'accumulent faute d'écoulement , et
forment de toutes parts des marais d'où s'exhalent , principalement dans les chaleurs, une quantité d'air inflammable , que la pourriture des
substances , tant végétales qu'animales, engendre
à chaque instant , sur-tout si ces endroits sont
couverts du côté du nord et du midi par des
montagnes qui interceptent le cours des vents qui
soufflent de ces régions.

Vous remarquez dans les premiers un teint
découvert et animé , un corps robuste et agile ,
un caractere gai et un esprit vif. Dans les

autres, vous voyez un teint décoloré et livide, un corps hommasse, lourd et paresseux dans ses mouvements, un caractere sombre, triste, et un esprit lent.

Combien de maladies pour lesquelles on a vainement épuisé toutes les ressources de la médecine curative, ont été guéries par le simple changement d'air. C'est peut-être le remede le plus efficace dont on puisse faire usage dans les maladies chroniques, sur-tout lorsqu'elles sont survenues aux personnes qui habitent des lieux malsains, à celles qui menent une vie sédentaire et qui sont presque toujours renfermées dans des appartements où l'air ne se renouvelle que difficilement ; mais malheureusement ce n'est qu'après avoir épuisé vainement toutes les ressources de leur art, que les médecins s'avisent de donner à leur malade ce salutaire conseil ; le plus souvent le mal a fait des progrès qui rendent alors la maladie incurable.

On a vu dans ces derniers temps un médecin Suisse habitant les montagnes de ce pays, et qui pour cela avoit été nommé *le Médecin de la montagne* : cet homme avoit acquis une si grande réputation, qu'on alloit le consulter de tous les pays de l'Europe. Il guérissoit, disoit-on, ses malades avec des remedes très-simples, qu'il tiroit des végétaux, dont on lui supposoit une profonde connoissance. J'ai vu quelques malades

qui croyoient avoir lieu de s'en louer , parce
qu'en effet ils avoient éprouvé auprès de lui un
soulagement sensible à leurs maux : ce soulagement , ils le devoient au changement d'air , à
l'exercice du voyage , à la gaieté et à la bonne humeur que donnent la confiance et la consolante
espérance. Le meilleur des remedes qu'on trouvoit auprès de ce fameux médecin , étoit l'athmosphere salubre dans lequel il vivoit, qui étoit
bien fait pour corriger les mauvaises influences
que l'air infecté de nos grandes villes jette sur
ses habitants.

On voit languir une plante qui croît dans un
lieu renfermé , ou simplement dans un endroit
qui , quoique ouvert à l'air libre , est abrité par
des murs qui en gênent la circulation ; rarement
elle parvient à sa parfaite maturité avant de périr.
Si, comme on ne peut en douter, l'animal reçoit
de l'air les mêmes influences que la plante , doit-
on s'étonner de l'état valétudinaire de presque
toutes nos femmes oisives , qui évitent avec tant
de soin ce qu'elles appellent le grand air , dans
la crainte d'altérer la délicatesse de leur teint ,
qu'elles croient blanc, parce qu'il est pâle , et qui
prennent pour de la beauté ce qui n'est en elles
que le signe de la foiblesse de leur tempérament , et ce qui les fait paroître malades aux
yeux de ceux qui les voient avant qu'un incar-
nat emprunté en soit venu corriger la fadeur ?

Nous avons déjà vu que l'air contribuoit beaucoup à faciliter la transpiration pulmonaire ; il n'est pas moins favorable à celle qui s'exhale de tous les pores de la superficie du corps. Plus l'air est sec , c'est-à-dire, moins il est chargé de vapeurs aqueuses , plus il est propre à favoriser cette excrétion dont nous ferons sentir toute l'importance , lorsque nous traiterons de cette évacuation. Il nous suffit dans ce moment d'observer que la plupart des fievres intermittentes qui regnent dans les pays marécageux et humides , sont produites par la diminution de la transpiration insensible , qu'il faut bien distinguer de celle qui est apparente qu'on nomme *sueur* , par laquelle le sang se desseche plutôt qu'il ne se dépure ; tandis que la transpiration insensible est toute composée des matieres excrémentitielles de nos humeurs , qui ne peuvent long-temps séjourner dans notre sang , sans l'altérer et le corrompre.

Nous avons fait voir que l'air se chargeoit aisément des différentes substances qui s'exhalent en vapeurs de dessus la surface de la terre , qu'il se combinoit avec elles , et formoit de nouveaux composés dans lesquels cet élément paroissoit perdre une partie de ses propriétés pour en acquérir de nouvelles , dont quelques-unes , quoique défavorables à la respiration , pouvoient être salutaires à d'autres fonctions de l'économie animale.

Mais de toutes les substances qui se trouvent dans l'athmosphere, mêlées ou combinées avec l'air, il n'en est point dont l'influence sur tous les êtres vivants soit plus sensible que la matiere électrique.

De tout temps cette matiere s'étoit manifestée par des effets aussi terribles que majestueux ; de tout temps les hommes humiliés devant elle la regarderent comme un signe sensible de la colere des dieux ; et quoique aujourd'hui elle soit reconnue comme un des premiers agents de la nature, cependant de l'époque où l'on apperçut dans l'ambre de légeres traces de son existence, à celle où l'on osa la soutirer des sources même du tonnerre, et désarmer ce phénomene dangereux, qui du haut de l'athmosphere lance sur nos têtes ses traits meurtriers, des siecles se sont écoulés, la vie d'une infinité de savants s'est consommée à la suivre pas-à-pas avec le flambeau de l'expérience.

Plus active que le feu, plus mobile que la lumiere, plus fluide que l'air, on voit la matiere électrique dans différentes circonstances fondre en un instant les substances les moins fusibles, parcourir des espaces immenses avec une vîtesse qui ne permet pas d'en mesurer la durée, tendre à son équilibre avec une force infiniment supérieure à celle de tous les autres fluides.

On lui voit en même temps opérer les effets

du feu par l'embrasement des corps inflamma-
bles, ceux de la lumiere par le brillant éclat de
ses aigrettes et de ses étincelles, et enfin imiter
l'air dans la sensation qu'elle fait éprouver sur la
peau lorsqu'on l'approche d'un tube électrisé ;
différente en cela de la matiere magnétique qui
est absolument insensible à tous nos sens, quoique l'athmosphere magnétique soit assez forte pour
entraîner et retenir une masse de fer d'un poids
considérable.

Cependant, malgré l'analogie que la matiere
électrique paroît avoir, soit avec le feu, soit
avec la lumiere, elle differe néanmoins de l'un
et de l'autre par des phénomenes particuliers :
le feu, par exemple, fond les métaux par l'activité de la chaleur qu'il produit, tandis que la
matiere électrique paroît être exempte de chaleur ;
en sorte qu'on peut dire qu'elle dissoud les métaux plutôt qu'elle ne les fond, la fusion ne
s'opérant que par la chaleur. La matiere électrique differe de la lumiere en ce qu'elle pénetre
facilement certains corps opaques, tandis qu'elle
est arrêtée dans les corps diaphanes, tels que
le verre, le cristal, le diamant, l'air même, sur-
tout lorsqu'il est exempt d'humidité.

Il paroît que la matiere électrique ne pouvant
pénétrer ces corps, s'accumule sur leur surface,
en sorte que lorsqu'on vient à les frotter on
éparpille cette matiere qui forme autour d'eux

une athmosphere électrique : si l'on plonge dans cette athmosphere un corps perméable à cette matiere, elle s'y jette avec la plus grande vivacité pour rentrer dans le réservoir commun, et par ce moyen reprendre son équilibre avec toute la masse du fluide électrique qui réside dans le globe terrestre ; mais si l'on isole ce corps en sorte qu'elle ne puisse passer outre, alors elle s'y accumule ; et quand on vient à lui présenter un autre corps, la matiere électrique surabondante s'y porte avec une telle vivacité, qu'avant le contact elle s'annonce par un éclat lumineux qu'on nomme *étinçelle*, qui est toujours d'autant plus forte que le corps isolé est plus surchargé de matiere électrique.

Toutes les substances huileuses, grasses, et spécialement les résineuses, sont aussi peu perméables à la matiere électrique, mais elles ont cette différence d'avec les substances vitrées, que la matiere électrique qui s'accumule, comme nous l'ayons dit, dans ces derniers, ne s'auroit s'introduire dans les corps résineux qu'au moyen du frottement, ce qui fait qu'en frottant un corps résineux, on produit un effet tout contraire à celui qui résulte du frottement d'un corps vitré. Nous avons dit qu'en plongeant un corps isolé dans l'athmosphere d'une substance vitrée électrisée, on accumule dans ce corps une quantité de matiere électrique, plus grande que celle qu'elle contient naturellement. L'effet devient tout contraire si on approche ce corps d'une substance résineuse électrisée : lorsque la matiere électrique s'y accumule , celle qu'il contenoit naturellement passe dans la subtsance résineuse , en sorte qu'il s'en trouve alors en partie privé ; ce qui a donné aux physiciens électrisants la faculté d'électriser en plus ou en moins , c'est-à-dire , d'accumuler à leur gré dans un corps isolé la matiere électrique , ou de soutirer une partie de celle qu'il contenoit naturellement.

Dans l'une et l'autre de ces manieres d'électriser , ce n'est toujours qu'en détruisant l'équilibre auquel tend avec la plus grande force la matiere électrique , qu'on en rend sensible les effets : la subtilité de cette matiere est si prodigieuse , qu'elle ne sauroit affecter aucun de nos sens que lorsqu'elle est mise en action par le frottement.

Le hasard fit découvrir à Leyde une maniere de détruire si efficacement l'équilibre de la matiere électrique , qu'il en résulta lors de son rétablissement une commotion si considérable qu'elle devint le sujet de l'observation et de l'admiration de tous les savants , et ne contribua pas peu a jeter du jour sur les effets de cette matiere , dont sans doute on ignorera toujours la nature.

Cette expérience aujourd'hui si connue , nous

démontre qu'on ne peut accumuler sur un corps quelconque une plus grande quantité de matiere électrique, qu'au préjudice de celle qui réside dans le réservoir commun ; ce qui fait que lorsqu'on présente à ce corps surchargé de matiere électrique un conducteur par lequel elle puisse repasser dans la masse commune, elle s'y jette avec vivacité ; mais si ce conducteur la transmet sur un corps totalement privé de matiere électrique, elle s'y porte alors avec une vivacité beaucoup plus grande, et le choc qui naît de son mouvement est beaucoup plus fort ; c'est précisement ce qui arrive dans la bouteille de Leyde : on charge son intérieur au préjudice de l'extérieur ; c'est-à-dire, que la matiere électrique qui se trouve à l'extérieur de la bouteille, passe dans l'intérieur, de maniere que l'extérieur s'en trouve d'autant privé. Dès qu'on présente un conducteur, par le moyen duquel la matiere électrique accumulée dans l'intérieur de la bouteille peut se porter à ses parois extérieurs, elle s'y jette avec d'autant plus de vîtesse, qu'elle y trouve un plus grand vuide, tout ainsi qu'on voit l'air comprimé se porter sur le vuide qu'on lui présente.

Il résulte des observations que nous venons de faire sur la matiere électrique, que tous les corps sublunaires sont pénétrés par cette matiere, comme une éponge l'est par l'eau dans laquelle elle est plongée , à l'exception de ceux que nous avons reconnu être de nature à ne lui pas permettre un passage libre. Telles sont le verre , les substances vitrées , l'air , les résines , les graisses , les huiles , la cire , etc.

Les physiciens ont cru devoir distinguer ces substances de celles qui sont facilement pénétrées par la matiere électrique ; et comme c'est par les premieres qu'on excite les effets connus de l'électricité au moyen du frottement , ils les ont nommées *idiaélectriques* , c'est-à-dire , électriques par elles-mêmes ; ils ont donné aux autres le nom d'*anélectriques* , c'est-à-dire , non-électriques , ou plutôt électrisable par communication.

D'après l'explication que nous venons de donner des effets de la matiere électrique , on voit que ces dénominations ne sont justes que quant à la maniere dont nous envisageons les phénomenes électriques ; car dans le vrai , ce sont les corps qu'on a nommés *anélectriques* qui contiennent véritablement plus de matiere électrique ; puisque , comme nous venons de le dire , ils en sont pénétrés comme l'éponge l'est par l'eau dans laquelle elle se trouve plongée , tandis que les autres qui ne présentent pas à la matiere électrique des pores propres à en être pénétrés aussi facilement, en contiennent réellement moins que les autres.

J'ai cru devoir rendre raison de ces phénomenes de la matiere électrique , quoiqu'ils ne paroissent pas avoir un rapport bien direct avec mon sujet. Mais pour l'intelligence des principes que je dois établir sur l'influence de la matiere électrique dans l'économie animale , il étoit nécessaire d'avoir une juste idée des effets de cette matiere.

Nous avons dit que l'air étoit idioélectrique , et qui , ainsi que le verre , opposoit un obstacle au passage libre de la matiere électrique , qui tend toujours à se dilater et à occuper le plus grand espace possible. L'air , ainsi que le verre , jouit donc de la propriété d'isoler les corps analectriques , c'est-à-dire , d'empêcher que la matiere électrique qu'ils contiennent en surabondance ne passe au réservoir commun : du moins si elle y passe ce n'est ni avec la même facilité , ni avec la même vîtesse qu'en communiquant à ce réservoir par une substance de leur nature , au moyen de laquelle la matiere électrique surabondante s'échapperoit avec la plus grande facilité.

L'air ne jouit de cette propriété isolante qu'à raison de sa pureté ; car s'il est chargé de vapeurs humides ou méphitiques , il est alors plus facilement pénétré par le fluide électrique , et d'isolant qu'il est naturellement il devient conducteur : c'est ce qui nous est clairement démontré par la difficulté qu'on éprouve à électriser un corps, lorsque l'athmosphere est humide ou chargée de vapeurs quelconques étrangeres à l'air. Cette difficulté ne vient que de ce qu'on ne peut isoler le corps qu'on veut électriser, parce que l'athmosphere devient, à son égard, un conducteur qui porte le fluide électrique dans le réservoir commun, à mesure qu'au moyen de la machine électrique, on l'accumule sur ce corps.

De cette propriété de l'air, il résulte que lorsque cet élément est sec et pur, tous les corps anélectriques contiennent alors plus de matiere électrique, que lorsqu'il est humide ou chargé de vapeurs étrangeres; parce que dans le premier cas, la matiere électrique ne pouvant pénétrer l'athmosphere, se trouve retenue dans leurs pores; dans le second, au contraire, cette même matiere qui, comme nous l'avons dit, tend toujours à l'expansion, trouvant dans l'air humide un libre accès, s'y répand et se raréfie, par conséquent, dans les corps anélectriques; en sorte qu'on peut dire que la matiere électrique se trouve condensée ou raréfiée selon les variations qu'éprouve l'air de l'athmosphere.

Ces changements ne se font pas sans que l'être animé n'en ressente quelque influence. On remarque que l'habitude du corps se trouve mieux disposée, que la fibre jouit d'une plus grande élasticité, que les forces vitales et animales ont plus de vigueur, lorsque la machine électrique donne des signes d'une forte électricité, que dans le cas contraire. La matiere électrique a donc dans les êtres animés, et sans doute dans tous les corps organisés, une influence qui contribue à leur accroissement et à leur entretien : c'est ce que l'expérience à déjà suffisamment prouvé. L'abbé Nollet, à qui nous devons une infinité de belles observations sur l'électricité, a démontré qu'on accéléroit la végétation d'une plante en l'électrisant. Plusieurs physiciens ont observé qu'on accéléroit le pouls et qu'on augmentoit la transpiration d'une personne qu'on soumettoit à l'électricité. Ces faits qui sont aussi constants qu'une infinité d'autres sur le même sujet sont hasardés, prouvent que la matiere électrique jouit d'une propriété qui semble contribuer beaucoup à augmenter l'élasticité de la fibre animale, et à ranimer le jeu de ses vaisseaux ; ce qui l'a fait regarder par quelques physiciens comme le premier élément du fluide nerveux. Quoi qu'il en soit de cette conjecture qu'il sera toujours impossible de convertir en démonstration, il n'en reste pas moins évident que la matiere électrique joue dans la nature, et principalement dans les corps organisés, un très-grand rôle : parmi ceux-ci, l'animal paroît éprouver plus sensiblement que les autres son influence, parce que le mouvement qui regne en lui, donne à la matiere électrique une action qui en augmente l'énergie.

Le corps de l'homme est composé de différentes matieres, dont les unes sont idioélectriques comme les os, les cartilages, les ligaments, les tendons, les membranes et les graisses ; les autres anélectriques, comme le sang et toutes les humeurs qui en émanent.

La circulation du sang ne peut donc avoir lieu sans que le frottement qui en résulte entre les fluides et les solides, n'excite l'action de la matiere électrique, en augmentant son expansion ; plus disposé alors à s'échapper que des autres corps dans lesquels elle se trouve en repos, il n'est pas étonnant que lorsque l'athmosphere est humide ou chargée de vapeurs étrangeres, l'économie animale se trouve dérangée, puisque alors la matiere électrique qui ranime les forces vitales, passe aisément dans l'air, qui dans cet état devient anélectrique, et se charge du fluide électrique au préjudice des corps animés.

Je ne citerai point les différentes observations connues de tous les physiciens qui confirment et prouvent la vérité du principe que je viens de développer sur le mouvement particulier, ou plutôt l'expansion de la matiere électrique dans les corps animés que j'ai dit être l'effet du frottement des fluides sur les solides.

Plusieurs animaux, et spécialement le chat, le tigre, le lion, l'ours et quantité d'autres,

donnent

donnent des marques sensibles de la matiere électrique mise chez eux en mouvement par le jeu de leurs vaisseaux ; on voit leurs yeux briller dans la nuit, d'une lumiere qui n'est autre chose que la matiere électrique qui s'écoule en grande quantité par ces organes. Quand on frotte leur poil dans l'obscurité, on excite facilement des étincelles qui pétillent et brillent comme celles qu'on tire d'un corps actuellement électrisé. On voit le linge de certaines personnes se couvrir, lorsqu'on le frotte, d'une matiere lumineuse, qui n'est aussi autre chose que la matiere électrique accumulée sur ce linge, par l'action organique des vaisseaux de la personne qui le porte.

Cette expansion de la matiere électrique autour des corps animés, est plus ou moins considérable suivant leur nature, et encore suivant leur tempérament ; de maniere qu'il en est en qui les phénomenes électriques sont aisés à appercevoir, tandis que dans d'autres ils sont insensibles.

Il est une maniere de s'assurer du plus ou moins d'expansion qu'acquiert la matiere électrique autour de différentes personnes, selon leur tempérament.

Il suffit d'adapter au conducteur d'une machine électrique, l'aigrette de soie dont on se sert pour rendre sensible la maniere dont la matiere électrique tend à s'échapper des corps dans lesquels on l'accumule ; et après avoir mis la

machine électrique en mouvement , on fera présenter à l'aigrette le doigt des personnes qu'on
veut éprouver , en observant qu'elles le tiennent
toutes à la même distance ; dans cet état on
voit l'aigrette se jeter sur le doigt de la personne en qui l'expansion électrique , dont nous
avons parlé , se trouve la plus foible ; elle s'y
attache et ne le quitte que pour se porter sur
le doigt d'une personne encore moins électrique
qu'elle : de maniere que la moins électrique
l'arrache toujours à celle qui l'est plus. De cette
expansion de la matiere électrique dans les corps
animés , il résulte que les sujets en qui elle est
plus forte , dissipent journellement plus de matieres électriques , que ceux en qui elle est plus foible. Cette dissipation augmentant ou diminuant
en raison du plus ou moins de sécheresse , ou
du plus ou moins d'humidité de l'air , ces mêmes
personnes éprouvent plus sensiblement les différentes variations de l'atmosphere ; et j'ai remarqué
que la fibre est chez eux plus sensible et plus
irritable que dans les autres ; qu'elles sont par
conséquent très - sujettes aux affections vapo-
reuses.

De tout ce que nous venons de dire sur l'influence de la matiere électrique dans l'économie
animale , il sembleroit qu'on a droit de conclure,
que la médecine peut tirer de cet agent des ressources bien efficaces pour la cure d'une infinité

de maladies ; il sembleroit que l'activité de cette matiere subtile , qui pénetre si intimement et si facilement les corps , devroit opérer sur l'économie animale des effets bien propres à en rétablir les dérangements ; comme , par exemple , de rendre à la fibre animale la force et l'énergie qu'elle a perdue , désosbtruer les vaisseaux engorgés , détruire dans les membres paralysés les obstacles qui gênent l'action des nerfs , et enfin faciliter la circulation du sang , aider les secrétions et les excrétions.

Cependant depuis bien long temps on n'a cessé d'en essayer les vertus sur les maladies , dont les causes sembloient plus disposées à céder à ses effets , sans qu'on ait jamais pu obtenir de ce moyen curatif , des avantages capables de mériter la confiance des personnes véritablement instruites , et surtout de bonne foi ; je dis de bonne foi , parce que plusieurs n'ont pas craint de la compromettre , en annonçant des guérisons aussi singulieres que peu avérées , obtenues par le moyen de l'électricité ; mais l'expérience, ennemie toujours victorieuse du mensonge , a bientôt dissipé le prestige de l'enthousiasme , qui montroit des miracles où il n'y avoit que de l'illusion ou de la supercherie.

J'ai entendu lire dans une assemblée publique , un mémoire , dans lequel l'auteur prétendoit faire passer dans le corps des malades les remedes qu'il introduisoit dans des tubes de verre, et avec lesquels il les électrisoit. Il citoit dans ce mémoire une infinité de cures qu'il affirmoit avoir opérées par l'électricité, entr'autres celle d'une religieuse qu'il assuroit avoir guérie d'une surdité complete, existante depuis vingt ans : cette cure étoit annoncée, par ce physicien, comme la plus importante et la plus complete de toutes celles qui faisoient le sujet de son mémoire. Je voulus m'assurer par moi-même de la vérité du fait ; je me procurai l'occasion de voir et de parler à cette religieuse, que je reconnus aussi sourde qu'elle l'avoit jamais été : ce qui ne me donna pas une idée bien avantageuse de la sincérité des autres observations qui avoient fait le sujet de son mémoire. Cependant sa publicité attira d'abord une foule de malades dans son laboratoire ; mais le peu de soulagement qu'ils obtinrent, dissipa l'illusion, et l'atelier électrique demeura bientôt désert.

Je croyois l'électricité oubliée pour la cure des maladies, lorsque tout-à-coup un autre physicien vint recevoir la couronne académique pour prix d'un très-long mémoire, dans lequel l'auteur renchérissoit sur tous ses compétiteurs, tant anciens que modernes, en présentant l'électricité comme une médecine universelle, aux effets de laquelle nulle maladie ne sauroit résister. Son mémoire est aussi rempli d'une infinité d'observations constatant la cure de différentes maladies, qui, si elles étoient aussi sinceres que je les crois hasardées, réduiroient la médecine à bannir tous les remedes pharmaceutiques, pour n'employer que l'électricité.

Ce seroit, sans doute, un moyen curatif bien commode pour les médecins, et bien agréable pour les malades, qui n'auroient plus à essuyer le déboire des remedes ; mais malheureusement ce sont de belles chimeres dont on berce un instant le public, et que l'expérience détruit plus vîte qu'elles n'ont été enfantées.

Je crois trouver la raison de l'inéficacité de la matiere électrique, contre les causes des maladies, dans la subtilité de cette matiere, qui pénetre les corps sans produire aucun changement, même momentané, dans leur structure : elle coule à travers nos solides et nos fluides sans accélérer ni retarder le mouvement des humeurs, sans alonger ni raccourcir la fibre animale. Une personne isolée qu'on électrise n'éprouve pendant ce temps aucun effet quelconque qui annonce en elle le moindre changement ; elle ne s'apperçoit de l'état électrique où elle se trouve, que lorsqu'on tire l'étincelle de quelques parties de son corps ; mais le pincement qu'elle ressent alors, n'agissant que sur la superficie de la peau, il est aisé de comprendre qu'il ne peut en résulter aucun effet intérieur. Le choc plus ou moins violent qu'on ex-

cite sur un sujet par le moyen de la bouteille
de Leyde , porte bien la commotion jusque dans
les parties osseuses du corps ; mais elle est si
instantanée, qu'elle n'a pas le temps d'opérer des
changements sensibles , et des effets capables de
détruire la cause d'une maladie , quelque peu opi-
niâtre quelle puisse être ; du moins c'est ce que des
expériences multipliées m'ont toujours démontré.

Cependant on ne peut disconvenir que la
commotion électrique ne soit un puissant stimulant pour rappeller dans une personne en défaillance, et même en aphixie , la sensibilité qu'elle
a perdue , en ranimant l'action du coeur et le
cours des esprits animaux. Nous en voyons
un exemple bien sensible dans l'oiseau qu'on
fait tomber en aphixie par la vapeur de l'air
fixe ; la commotion électrique qu'on lui fait
alors éprouver , le ranime de la maniere la plus
prompte : certainement aucun remede connu n'agit dans cet état , ni si efficacement ,
ni si promptement ; ce qui feroit désirer qu'on
pût employer ce moyen sur toutes les personnes
qui ont le malheur d'être suffoquées par les
vapeurs méphitiques , qui s'exhalent , soit du
charbon , soit des fermentations vineuses ou
de tout autre genre. Mais malheureusement
une machine électrique exige un attirail et des
préparations qui la rendent absolument impra-
ticable dans ces occasions , où le plus prompt

secours arrive encore souvent trop tard. Si l'électricité a produit quelques autres effets salutaires dans certaines maladies, ce n'a jamais été qu'à cette vertu stimulante, que nous venons de lui reconnoître, qu'on les a dus : tous les médecins de bonne foi ne lui en reconnoissent pas d'autres.

Au moment où j'écris, j'apprends qu'un physicien, qui a multiplié ses expériences électriques sur les êtres animés, annonce avoir reconnu que l'électricité n'accéléroit point le mouvement du pouls ; ce qui, en contredisant ce que j'ai dit plus haut à ce sujet, confirmeroit mon opinion sur la maniere dont la matiere électrique pénetre les corps sans produire aucun changement, même momentané, dans leur structure.

La matiere électrique, je le répete, joue sans doute un très-grand rôle dans la nature, et spécialement sur les êtres animés. Elle peut être l'agent d'une infinité de phénomenes dont noūs ignorons la cause ; mais c'est en agissant librement qu'elle les produit. Mise en action par nos machines, elle étincelle, fulmine et tonne, excite notre admiration, et nous laisse dans l'ignorance la plus parfaite de sa nature.

Premier Corollaire.

L'air dans la respiration dilate les vaisseaux bronchiques du poumon, et par - là facilite la circulation du sang dans ce viscere ; il est d'autant plus propre à cet objet, qu'il jouit plus énergiquement de son ressort.

Second Corollaire.

L'air en s'introduisant dans le poumon, rafraîchit et condense le sang qui circule dans ce viscere : sans ce rafraîchissement qu'il reçoit de l'air, le sang se raréfieroit au point de ne pouvoir plus être contenu dans ses vaisseaux.

Troisieme Corollaire.

L'air en sortant du poumon, se charge et entraîne avec lui une humeur aqueuse, que nous avons reconnue être la transpiration pulmonaire, laquelle supplée dans plusieurs occasions à celle de la peau, qui n'est pas toujours aussi réguliere et aussi abondante qu'elle devroit l'être. Plus l'air est sec, plus il est propre à favoriser la transpiration pulmonaire.

Quatrieme Corollaire.

Sans la respiration nous serions incapables de produire aucun son ; nous serions par conséquent privés de la voix, si utile à l'homme pour articuler les mots par lesquels il exprime sa pensée.

On sait que tous les animaux qui vivent sans respirer sont incapables de produire aucun son.

Cinquieme Corollaire.

Le mouvement alternatif de compression et de relâchement que reçoit le bas-ventre dans l'action de l'inspiration et de l'expiration, contribue beaucoup à faciliter la circulation du sang dans les vaisseaux des visceres du bas-ventre, et à favoriser la digestion.

Sixieme Corollaire.

La respiration sert encore à faciliter les déjections, soit des urines, soit des matieres stercorales. Dans une forte inspiration la poitrine se dilate, et augmente de volume au dépend de la capacité du bas-ventre, que le diaphragme comprime alors fortement : dans cet état les intestins et la vessie sont sollicités à se décharger des matieres qu'ils contiennent.

Septieme Corollaire.

Dans l'inspiration, le diaphragme qui s'abaisse et s'arqueboute contre le bas-ventre, rétrecit le passage qu'il donne à la veine-cave ascendente, ce qui diminue dans ce moment l'afluence du

sang porté par cette veine dans l'oreillette droite
du coeur, et facilite par-là le retour du sang
venant du cerveau par la veine-cave descendante ; c'est pourquoi il se forme toujours un
engorgement dans le cerveau des personnes qui
se noient ou qui sont étouffées.

Huitieme Corollaire.

L'air est un élément susceptible de se combiner avec une infinité d'autres substances, avec
lesquelles il forme de nouveaux composés, et
acquiert par cette union différentes propriétés
qui le rendent plus ou moins pernicieux, plus
ou moins salutaire à l'économie animale.

Neuvieme Corollaire.

L'air qui se dégage de la fermentation vineuse, se trouve chargé d'un acide volatil et
sulfureux, qui le rend méphitique et par conséquent très-dangereux : cependant, cet air recueilli à la maniere de Priestley, a la propriété
de retarder la putréfaction des substances animales ; ce qui le rend un des meilleurs antiseptiques que la médecine puisse employer, soit intérieurement, soit extérieurement.

Dixieme Corollaire.

L'air qui se dégage de la fermentation putride est aussi très-méphitique ; il se distingue du précédent par son inflammabilité ; c'est celui qui se trouve plus généralement répandu dans l'athmosphere, parce qu'une très - grande quantité de substances végétales et animales répandues sur la surface de la terre, qui s'y décomposent journellement, contribue à en engendrer une très - grande quantité ; et encore parce que cet air une fois formé, ne se décompose que difficilement : ce n'est que dans le feu qu'il trouve l'instrument de sa décomposition.

Onzieme Corollaire.

On retire des substances métalliques, réduites en chaux, un air qu'on a reconnu être le plus propre à la respiration ; on le regarde en conséquence comme l'air le plus pur et le plus salubre. La flamme d'une bougie plongée dans cet air, acquiert de la vivacité ; ce qui annonce combien il est propre à faciliter et à entretenir la combustion. C'est air, qu'on nomme *déphlogistiqué*, convient singuliérement aux personnes qui respirent difficilement : il seroit à souhaiter qu'on trouvât un moyen d'en ramasser une grande quantité à peu de frais , pour soulager et peut-être rétablir les malades qui sont affectés de l'asthme ou de toute autre affection , dont l'opression devient le plus violent accident.

Douzieme Corollaire.

On retire par l'intermede de l'acide nitreux , et des substances qui contiennent beaucoup de phlogistique , telles sont les métaux non-privés de leur phlogistique , les subtances muceuses et spécialement le sucre , un air qu'on a nommé *nitreux* , qui est très-méphitique. Combiné avec l'air de l'athmosphere , il exhale une vapeur rutilante d'autant plus forte que l'air athmosphérique est plus pur et plus salubre. Elle n'a point lieu lorsqu'on le met en contact avec un air fixe quelconque. Le volume des deux airs , nitreux et athmosphérique , en se combinant ensemble , diminue d'autant plus , que l'air athmosphérique est plus pur ; ce qui donne le moyen de faire des instruments avec lesquels on peut mesurer , d'une maniere assez précise , les différents degrés de salubrité de l'air pris dans différents climats et dans différents aspects.

Treizieme Corollaire.

Ces instruments , qu'on nomme *eudiometre* ,

nous ont appris combien les lieux renfermés où beaucoup de monde se rassemble, combien les lieux bas et humides, voisins des eaux stagnantes et marécageuses, sont mal-sains par le mauvais air qu'ils contiennent.

Quatorzieme Corollaire.

Outre les avantages de l'air pour la respiration, il a encore celui de faciliter la transpiration cutanée, si intéressante à la dépuration du sang et au maintien de l'équilibre entre les solides et les fluides : c'est aussi à raison de sa pureté, qu'il favorise plus ou moins cette importante fonction.

Quinzieme Corollaire.

La matiere électrique contribue à augmenter l'élasticité de la fibre animale, et à ranimer le jeu de ses vaisseaux. Cette matiere est mise en mouvement par l'action des vaisseaux, de maniere qu'elle est toujours dans un état d'expansion plus ou moins grande autour de l'être animé ; ce qui fait que lorsque l'air devient humide, ou qu'il se charge de quelques vapeurs étrangeres à sa nature, cette matiere électrique passe facilement dans l'air, qui devient alors conducteur au lieu d'isolant qu'il étoit dans son état de pureté ; de sorte que l'animal s'en trouve d'autant privé , et perd en proportion de son activité et de ses forces.

Seizieme Corollaire.

L'expansion de la matiere électrique autour des êtres animés, est plus ou moins grande à raison de leur tempérament. Les personnes en qui cette expansion est plus considérable, sont plus sensibles que les autres aux variations de l'athmosphere , parce que dans les temps où l'air devient plus perméable à la matiere électrique, elles en perdent davantage.

Dix-septieme Corollaire.

Nous n'avons encore jusqu'à présent aucune observation assez avérée pour nous prouver l'éfficacité de l'agent électrique dans la cure d'aucune maladie ; l'expérience , au contraire , a démontré à tous les médecins instruits et incapables de se faire illusion , que la matiere magnétique passoit dans nos corps sans y opérer aucun changement, soit sur les solides , soit sur les fluides. La commotion qu'on fait éprouver au moyen de la bouteille de Leyde , se fait bien vivement sentir jusque dans les parties osseuses du corps ; mais son effet instantané, est plus

capable de déranger l'économie animale que de
la rétablir ; de maniere qu'on peut en conclure,
que si dans quelques circonstances elle a pu produire quelques effets avantageux, elle est le plus
souvent dangereuse, puisque son effet peut aller
jusqu'à foudroyer l'animal sur lequel on l'applique.

CHAPITRE II.

*Quels sont les aliments les plus analogues à
l'espece humaine ?*

QUAND on réfléchit que la machine animale
ne se soutient que par une réparation continuelle
des pertes de substances que le mouvement lui fait
faire à chaque instant, et que cette réparation ne
s'opére que par l'usage des aliments, on sent
combien il est intéressant de choisir ceux qui
conservent plus d'analogie avec la matiere dont
notre machine est composée; puisque plus les
aliments s'éloignent de sa nature, moins ils fournissent à cette réparation, et plus ils fatiguent
les organes destinés à les élaborer et à les convertir en suc nourricier.

La force du tempérament et l'entretien de
cet état de vigueur dans tous les organes qui
constituent la parfaite santé, dépendent donc in-
dubitablement du bon choix qu'on peut faire des
aliments parmi cette multitude de substances que
la nature nous présente, dont les unes convenables à telle espece d'animaux, sont quelquefois nuisibles, jusqu'à devenir mortelles pour telle
autre.

Nous

Nous sommes à cet égard, il faut l'avouer, bien inférieurs à la brute : celle-ci, guidée par l'instinct qui ne sauroit la tromper, trouve dans les substances qui flattent son goût, l'aliment le plus avantageux ; ce sens seul est un guide pour elle mille fois plus sûr que celui que l'homme trouve dans sa raison, qui souvent l'égare dans le physique comme dans le moral ; j'entends parler de l'homme en société, dont le goût a été altéré par l'usage des différentes substances qui lui avoient d'abord répugnées, mais que l'habitude est parvenue à lui rendre agréables : tels sont tous les aliments et toutes les boissons d'une saveur forte et piquante, qui répugnent naturellement à ceux qui les goûtent pour la première fois.

Quand on fait réflexion à cette multitude d'animaux répandus sur notre globe, recherchant leur nourriture parmi une infinité de substances pernicieuses, sans jamais manquer de choisir celles qui conviennent le mieux à la nature et au tempérament de chaque individu, en sorte que leur vie est ordinairement exempte de toutes les infirmités qui affligent l'humanité ; on ne peut alors qu'admirer l'instinct qui les dirige, et le prendre pour guide dans le choix des aliments dont l'homme doit faire usage.

Ce choix, qui seroit simple et facile chez des hommes qu'on trouveroit encore dans le sein de la nature, devient parmi nous très-embarrassant, parce que, comme nous l'avons dit, une longue habitude ayant familiarisé notre goût et nos organes de la digestion, à une infinité de substances qui leur sont étrangeres, il est difficile aujourd'hui de reconnoître quelles sont celles qui sont naturelles à l'homme, et qui conviennent le mieux à son tempérament ; cependant sa constitution physique n'ayant rien qui le distingue de celle de la brute, la nature a certainement disposé ses organes de la digestion pour tel ou tel genre d'aliment, comme nous remarquons qu'elle l'a fait à l'égard des animaux ; et nous ne pouvons douter que si l'homme se fût toujours borné à l'usage d'une nourriture naturellement destinée à ses organes, on ne le verroit pas aujourd'hui devenir la victime de cette multitude de maladies, qui, par une mort prématurée, moissonne le plus grand nombre des individus, long-temps avant l'âge où la nature a borné la carriere de sa vie. Les animaux, au contraire, parviennent presque tous à ce terme, sans avoir éprouvé aucune infirmité : je veux parler de ceux qui vivent libres dans les champs ; car ceux que nous avons assujettis à nos besoins, et que nous nommons *domestiques*, participant à nos abus, éprouvent presque la même altération dans leur tempérament, et deviennent sujets à une infinité de maladies dont les animaux sauvages sont exempts.

Les naturalistes ont divisé les animaux, par rapport aux aliments dont ils se nourrissent, en herbivores, frugivores, granivores et carnivores. Si chaque espece étoit spécialement bornée à l'usage exclusif d'un de ces genres d'aliment, il seroit peut-être aisé, à l'aide de l'anatomie comparée, de décider d'une maniere non-équivoque dans laquelle de ces quatre classes l'homme doit être rangé. Mais nous remarquons que presque tous les animaux herbivores mangent aussi du grain, comme le cheval, le boeuf, le cerf, le chevreuil, ect.; que la plupart des granivores sont en même temps frugivores; que dans ces deux classes il s'en trouve même quelques-uns qui ne répugnent pas la chair, comme l'ours dans les quadrupedes, et le canard parmi les volatils, ect. Cependant, sans trop se fonder sur un principe que nous ne pouvons regarder comme invariable, je crois pouvoir en tirer quelque induction favorable à la question que je traite.

Tout animal herbivore, c'est-à-dire, dont l'herbe est la nourriture principale, répugne invinciblement la chair; et nous remarquons dans la conformation de ses organes de la digestion, une différence singuliere d'avec celle de l'animal carnacier; celui-ci a le canal intestinal beaucoup plus court que l'herbivore, et on remarque dans ce dernier un intestin particulier qu'on ne rencontre point dans aucun carnivore; cet intestin qu'on nomme *coecum*, est une espece de cul-de-sac à la suite du colon, qui paroît fait pour retenir plus long-temps les aliments dans le canal intestinal, dont il fait partie ; ce séjour des aliments dans les organes de la digestion, est nécessaire aux animaux herbivores, parce que la nourriture toute végétale dont ils font usage, pour être convertie en sucs nourriciers, a besoin d'une plus longue élaboration que la chair dont se nourrissent les carnivores, qui renferme des sucs nourriciers en plus grande abondance, et déjà presque tout préparés.

Cette conformation du canal intestinal, qui distingue essentiellement les animaux herbivores d'avec les carnivores, se trouve évidemment dans l'homme : il a l'intestin côlon très-long, au bout duquel se trouve cette espece de poche que les anatomistes ont nommée *coecum*. Si dans les adultes il paroît moins ample, proportion gardée, que dans les enfants, ne seroit-ce point parce qu'à mesure que nous nous éloignons du régime qui nous est naturel, en nous habituant à l'usage de la viande, cet intestin se rétrecit, parce que les aliments y séjournent moins long-temps ?

Outre les différences que l'anatomie nous montre dans la configuration des organes de la digestion, entre les animaux herbivores et les carnivores, il en est d'extérieures qui ne sont pas moins frappantes. On remarque que l'animal carnacier est pourvu de plus fortes ongles, pour saisir et déchirer sa proie, que sa gueule est plus grande, les muscles de sa machoire beaucoup plus forts, ses dents plus aiguës, que chez le frugivore, si l'on a égard à la grandeur des especes qu'on veut comparer.

Nous ne remarquons dans l'espece humaine aucun de ces caracteres distinctifs de l'espece des carnivores; la petitesse de la bouche de l'homme, la foiblesse de ses ongles, la forme de ses dents, semblent, au contraire, naturellement le ranger dans la classe des animaux frugivores.

Si des connoissances que l'anatomie peut nous fournir sur cet objet, nous passons à celles que nous présente la différence du caractere de l'animal carnacier, avec celui qui ne se nourrit que d'herbe ou de fruit, nous observerons que tous les carnivores sont d'un naturel féroce, colere et hardis; que les autres, au contraire, sont doux et timides. Tel est le caractere originel de l'homme; l'effusion du sang excite en lui une horreur qui va jusqu'à le jeter en syncope, et il ne voit pas sans frémir les angoisses de l'animal qui expire. L'animal carnassier tressaille au contraire sur les membres palpitants de sa proie; la voracité avec laquelle il la déchire, annonce combien le sang et la chair conviennent à son appétit.

D'après ces observations, on peut conclure que l'homme n'est point naturellement rangé dans la classe des animaux carnivores, que les fruits, les grains, les racines et même les herbes, sont pour lui les seuls aliments analogues, tant à ses organes de la digestion, qu'à son caractere.

Les hommes, sortant des mains de la Nature, vécurent donc long-temps sans songer à immoler des êtres vivants pour assouvir leur appétit. Ce sont sans doute ces temps heureux que nos anciens poëtes nous ont représentés sous l'agréable allégorie du siecle d'or. En effet, l'homme naturellement doux ne se nourrissant que de végétaux, devoit être alors d'une humeur pacifique, bien propre à entretenir parmi ses semblables cette heureuse paix qui fait les délices de la société.

La férocité, je le répete, est naturelle aux animaux carnaciers ; le sang dont ils s'abreuvent entretient en eux ce caractere ; aussi remarquons-nous que les Indiens, sectateurs de l'ancien culte de Zoroastre, qui leur défend l'usage de tout ce qui a eu vie, sont de tous les peuples connus, les plus doux et les plus pacifiques.

Mais comment les hommes que la nature ne forma pas pour se nourrir de chair, sont-ils aujourd'hui de tous les animaux carnaciers, ceux qui en consomment le plus ? C'est parce que l'homme doué de la faculté de réfléchir sur tout ce qui l'environne , est à même de profiter des avantages que lui fournit l'instinct particulier de chaque espece d'animaux , et de réunir en lui , par ce moyen, toute l'industrie que la Nature a partagé entr'eux.

Mais si cette faculté , qu'on nomme *raison* , a fourni à l'homme de si grandes ressources pour étendre ses jouissances et accroître son bien-être, combien de maux n'ont pas attiré sur lui les abus multipliés qu'il en a fait ! Celui dans les aliments n'est pas un de ceux qui a le moins contribué à sa dégradation , tant au physique qu'au moral. L'usage de la chair a détruit la douceur originelle de son caractere ; c'est une vérité qu'on ne sauroit contester. Mais comment a-t-il influé sur sa constitution physique ? C'est ce qu'il importe d'éclaircir : pour cela il est né-cessaire d'examiner le méchanisme de la nutri-tion , et d'analyser les phénomenes que nous présente cette importante fonction de l'économie animale.

Notre corps est un composé de vaisseaux multipliés et divisés à l'infini , qui contiennent un fluide que leur action tient sans cesse en mouvement. Les frottements continuels que ces vaisseaux éprouvent de la part de ce fluide, ne peuvent manquer de causer à la fibre qui les compose, des déperditions qui en auroient bientôt détruit la texture, si la nature n'avoit sagement pourvu à la réparation de ces déperditions. Les solides s'usent, les fluides s'altèrent et s'évaporent à chaque instant ; la machine animale auroit donc une existence bien courte, sans les secours habituels qu'elle reçoit des aliments que les organes de la digestion lui préparent, et que le merveilleux méchanisme de la nutrition assimile à sa propre substance.

Cette assimilation s'opere par l'action des vaisseaux qui élabore la matiere nutritive, en atténue les molécules, et vient enfin à les convertir en leur propre substance ; mais ce changement ne peut s'opérer que sur des matieres qui ont un commencement d'analogie avec la substance animale, sans quoi elles résisteroient à l'action des organes de la digestion, et à celle des vaisseaux, qui ne pourroient leur faire éprouver aucun changement.

Il n'est donc de matiere nutritive que celle qui, ayant déjà reçu de la nature un certain degré d'altération, se trouve disposée à recevoir, par une nouvelle élaboration, une atténuation plus grande que celle qu'elle avoit d'abord.

C'est une vérité reconnue par l'expérience, que moins un corps est composé, moins il est altérable, *et vice versâ :* tous les corps élémentaires ne sauroient donc être nutritifs ; l'eau, l'air, la terre et le feu, n'ont point cette qualité ; ces éléments combinés ensemble forment

des corps composés , altérables , mais qui le sont
cependant plus ou moins , en raison de ce qu'ils
sont plus ou moins composés. Toutes les substances minérales, quoique déjà corps composés ,
sont néanmoins encore trop simples pour être
alimenteuses , parce que leurs principes ont
entr'eux une trop forte union , pour être susceptibles d'éprouver dans les organes de l'animal
aucune altération.

Il n'en est pas de même de ceux qui se rencontrent dans les végétaux : leur principes étant
plus composés se trouvent réunis par des liens
plus foibles , et par conséquent plus susceptibles
d'altération ; aussi peut-on assurer que toute substance végétale est alimenteuse , ou plutôt contient de la matiere nutritive ; mais cette matiere
n'est pas dans toutes les plantes , ni en même
quantité , ni de la même qualité.

Nous examinerons en son temps les principes
constitutifs de la matiere nutritive ; il suffit pour
le présent d'avoir tracé une exquisse du méchanisme de la nutrition , et d'avoir indiqué les
propriétés générales de la matiere nutritive , pour
être à même de résoudre le problême proposé ,
comment l'usage de la chair a influé sur la
constitution physique de l'homme.

L'aliment doit éprouver dans l'animal un changement ; ce changement ne peut s'opérer que
sur des substances susceptibles d'altération : cette
propriété ne se trouve que dans les corps com-

posés jusqu'à un certain degré, ce qui exclut de la classe des nutritifs tout corps simple où élémentaire, tout corps peu composé comme les minéraux, pour n'admettre que ceux du regne végétal, et du regne animal, en qui l'altération des principes devient d'autant plus prompte et plus facile, qu'ils sont plus composés et réunis par des liens plus foibles.

Cependant la matiere nutritive contenue dans les substances végétales et animales, ne peut être salutaire, qu'autant que ses principes ne sont point encore parvenus à un degré d'atténuation égal à celui du corps qui doit en être nourri ; sans quoi, la nouvelle élaboration qu'ils doivent recevoir dans les organes de l'animal, les conduiroit au terme de leur dissolution, avant d'être assimilés à la fibre animale ; alors au lieu d'être nutritifs, ils deviendroient un ferment de corruption qui ne tendroit qu'à hâter la dissolution du corps qu'ils devoient nourrir ; d'où il résulte, que plus l'aliment doit être soumis dans les organes digestifs de l'animal à une longue action, avant de pouvoir être assimilé à sa propre substance, plus les principes de la matiere nutritive doivent être éloignés du degré d'atténuation où se trouve la fibre de l'animal qui doit en être nourri ; et au contraire, plus les organes digestifs de l'animal élaborent promptement la matiere nutritve, plus il est important que l'atténuation de ses principes se rapproche de celle où se trouve la fibre animale, parce que moins elle a le temps de se décomposer avant d'être assimilée.

C'est aussi ce que la Nature a prévu dans l'organisation de différends animaux, par rapport aux aliments qu'elle a destinés à leur nourriture. Dans les herbivores elle a prolongé et, pour ainsi dire, multiplié les organes de la digestion, afin que l'herbe dont ils se nourrissent, en qui la matiere nutritive est peu atténuée, eût le temps d'y éprouver l'élaboration convenable pour parvenir au degré d'atténuation qui doit l'assimiler à la fibre animale. Elle a pris les mêmes précautions, mais d'une maniere moins sensible, à l'égard des granivores et des frugivores, parce que les grains et les fruits contiennent des principes nutritifs plus atténués qu'ils ne le sont dans l'herbe, comme on le démontrera dans la suite ; mais dans les carnivores elle a disposé les organes de la digestion de maniere que l'assimilation des aliments se fasse promptement ; parce que la chair qui contient des principes nutritifs très-atténués et très-rapprochés du terme de leur dissolution, ne pourroit séjourner long-temps dans leur organe sans s'y corrompre, et par conséquent sans y devenir pernicieux.

La chair ne peut donc être qu'un aliment très-nuisible à l'animal qui n'a pas les organes de la digestion conformes à ceux que nous avons reconnus dans les animaux carnivores ; parce que, selon les principes que nous venons d'établir, elle doit nécessairement engendrer des corruptions dans les humeurs, altérer les solides, et changer même les principes constitutifs de la fibre animale, avec laquelle elle s'assimile dans un moment où elle est déjà trop altérée.

Si, comme nous l'avons démontré, l'homme n'est point de la classe des animaux carnivores, doit-on s'étonner de ce nombre effrayant de maladies auxquelles il est devenu sujet, quand on lui voit faire sa principale nourriture de la chair, pour laquelle ses organes digestifs ne furent point faits ? Les changements que cette nourriture étrangere a produit dans le naturel de son caractere, que l'on verroit sans cela presque uniforme dans tous les individus, ont presque totalement dénaturé sa constitution physique ; en sorte qu'aujourd'hui, dans l'espece humaine, on trouve presque autant de différents tempéraments, que l'on compte d'individus.

Qu'on ne croie pas que j'exagere les vices résultants de l'usage de la chair parmi les hommes ; ils deviendront toujours sensibles aux yeux de l'observateur éclairé. Les hommes qui habitent des campagnes saines, dont la principale nourriture est formée de laitage, de légumes et de fruits, jouissent tous d'un tempérament robuste et solide : à l'exception de quelques maladies inflammatoires, de maladies contagieuses, de celles qui dépendent du changement des saisons et des influences de l'athmosphere, ils sont exempts de cette multitude de maladies qu'engendre la corruption des humeurs : comme des fievres humorales, putrides, malignes, ect. de l'apoplexie, de la cachexie, de la goutte, des rhumatismes, et d'une infinité d'accidents fâcheux qui en sont les suites ; ils parviennent à un âge très-avancé, exempts des infirmités qui affectent de bonne heure nos vieillards cybarites. Au contraire, les habitants des villes qui font de la viande leur nourriture principale, passent misérablement leur vie en proie à toutes ces maladies, que l'on peut regarder par cette raison comme endémique parmi eux.

Une autre preuve bien évidente que la chair n'est point un aliment naturel à l'homme, c'est que quiconque s'en est abstenu pendant un certain temps, lorsqu'il revient à en faire usage, il est rare que ce nouveau régime ne devienne bientôt en lui le germe d'une maladie, toujours d'autant plus grave, qu'il a été plus long-temps sevré de l'usage de cet aliment ; c'est ce que nous avons occasion d'observer après le carême des catholiques, sur la plupart de ceux qui ont ponctuellement observé l'abstinence de la chair. On ne voit jamais les habitants de la campagne qui mangent peu ou point de viande, user habituellement pendant quinze jours de cet aliment sans tomber malades ; c'est ce que peuvent remarquer tous les citadins qui tirent des domestiques de la campagne, et les assujettissent à leur régime. Il n'en est pas de même de ceux qui passent du régime charnel au régime végétal ; quelques-uns peuvent bien à la longue éprouver de ce changement une légere altération dans la nutrition, mais on n'en verra jamais résulter une maladie grave. Je conviens cependant que des sujets délicats en qui tout changement subit dans le régime est dangereux, ne supporteroient pas long-temps celui dans lequel la viande seroit interdite, parce que les organes de la digestion pourroient être trop foibles pour digérer et opérer une parfaite coction sur des substances végétales, dont nous avons fait voir que les principes sont moins atténués que ceux qui sont contenus dans la chair ; mais aussi il est plusieurs sujets à qui on éviteroit bien des maladies, que l'on guériroit même de celles dont ils sont atteints, par un régime totalement végétal. Je ne doute pas que l'apoplexie, cette funeste maladie si commune parmi les riches habitants des villes, ne pût être évitée par ceux qui en sont menacés, en s'abstenant entiérement de la viande. Une pléthore sanguine ou humorale, est toujours la cause prédisposante de cette maladie ; une raréfaction subite du sang ou des humeurs dans les vaisseaux, en est la cause prochaine. Cette raréfaction n'a lieu que par la disposition des humeurs à la corruption, qui laisse reprendre à l'air fixe qu'elles contiennent, son ressort, lequel en se dilatant distend les vaisseaux, et cause une compression sur les nerfs qui détruit leur action.

Cette disposition des humeurs à la corruption, ne peut être qu'entretenue par l'usage de la viande, dont nous avons fait voir que les principes sont très-rapprochés du terme de leur dissolution.

Ce seroit cependant en vain qu'on voudroit combattre une habitude aussi ancienne que celle où sont les hommes de manger de la chair; elle est devenue chez le plus grand nombre une seconde nature; elle a pour eux trop d'attrait; elle leur fournit trop de moyens de satisfaire leur goût et leur appétit, par la grande variété d'aliments que leur offre le regne animal, pour espérer de les voir se réformer jamais sur cet objet; aussi n'est-ce point mon intention. En démontrant que la viande n'est pas un aliment naturel à l'homme, je l'invite moins à s'en sevrer absolument, qu'à éviter d'en faire abus, et je crois par ce que je viens d'établir, avoir assez bien fait sentir les mauvais effets qui peuvent en résulter.

D'ailleurs, on ne peut disconvenir que les préparations que l'art de la cuisine fait subir à

la viande, soit par la coction, soit par différents assaisonnements dont le sel doit être compté
pour un des plus salutaires, corrigent singuliérement
les mauvais effets que cet aliment causeroit dans
nos organes, si nous le mangions cru comme les
animaux carnaciers.

Nous indiquerons en son temps la meilleure
maniere de corriger les qualités pernicieuses de
la viande, et le choix qu'il est à propos d'en
faire ; mais après avoir démontré que la chair
ne fut jamais destinée par la Nature à servir d'aliment à l'homme, il nous reste à étendre nos
recherches sur les substances végétales, afin de
découvrir quelles sont celles en qui la matiere
nutritive jouit des qualités les plus propres à la
digestion et à la nutrition : sur cet objet, le guide
le plus sûr qu'on puisse choisir, est sans contredit l'organe du goût, lorsqu'il n'a point été
dépravé ; c'est par ce sens que tout animal apprend à distinguer les substances convenables à sa
nourriture, d'avec celles qui lui seroient nuisibles.
On lui voit répugner également les saveurs trop
fortes et celles qui ont trop de fadeurs ; l'enfant
rejette toujours le sucre qu'il goûte pour la
premiere fois : qu'on ne croie pas cependant que
le sens du goût, soit dans l'enfant plus délicat
que dans l'adulte ; il est au contraire moins développé, et par conséquent moins sensible ; c'est
pourquoi on le trompe facilement sur les saveurs ;

un enfant avale sans regret une médecine pour
laquelle un adulte témoigne la plus vive répugnance ; il suffit qu'il ne trouve dans ce qu'on
lui fait prendre rien qui irrite trop vivement son
palais : l'homme fait , qui boit pour la premiere
fois une liqueur spiritueuse comme le vin , en
supporte avec peine la force ; ce qui démontre
que l'organe du goût n'est d'abord flatté que
par les saveurs douces , où rien ne domine. Cependant on remarque que le goût s'accoutume
volontiers aux saveurs fortes , qu'il vient même
jusqu'à les rechercher , tandis qu'il conserve une
répugnance invincible pour toutes les substances
fades ; c'est sans doute , parce que ces dernieres
causent dans l'animal une sensation plus désagréable , et qu'elles sont plus nuisibles que celles
d'une saveur piquante. Toutes les substances
fades sont nauseubondes ; elles émoussent l'action
des nerfs de l'estomac , relâchent son orifice supérieur , et provoquent le vomissement.

Les saveurs trop piquantes irritent la fibre
délicate du palais , excitent dans l'estomac des
constrictions douloureuses, d'où naissent la cardialgie , le hoquet , et quelquefois l'érosion de
sa tunique nerveuse , suivant l'intensité de leur
force : mais lorsqu'elle est modérée , leur effet
se borne à exciter dans les glandes salivaires du
palais, ainsi que dans celles de la membrane inté-
rieure de l'estomac , une secrétion plus abondante

de l'humeur qu'elles filtrent , à stimuler la fibre nerveuse de l'estomac et des intestins , à relever le ton des organes de la digestion , et donner au mouvement péristaltique de ces visceres plus d'énergie , ce qui contribue efficacement à accélérer et à perfectionner la digestion : mais si l'aliment d'un goût un peu relevé produit l'effet dont je viens de parler , il a aussi cet inconvénient de fatiguer à la longue les organes qu'il agace ; d'où il est naturel de conclure qu'il n'est d'aliment parfaitement salutaire , que celui dont la saveur n'est ni trop fade ni trop piquante, celui en un mot en qui rien ne domine.

Cette saveur se trouve dans la plupart des fruits qui ont acquis leur maturité, ainsi que dans un grand nombre de graines : la pomme , la poire , la cerise , le raisin , l'orange , la figue , la datte , l'ananas , et une infinité d'autres de ce genre que les anciens ont nommés *aurealia* ; la noix , la noisette , l'amande , la châtaigne , la pistache , le froment , le seigle , l'avoine , le maïs , le riz , et bien d'autres de cette classe connus sous le nom de *cerealia* , ont tous cette saveur mitigée qui invite naturellement l'homme à en faire usage , et par cette raison doivent être regardés comme des aliments de premiere qualité, destinés spécialement par la Nature à nourrir l'espece humaine.

L'analyse nous découvre dans ces différentes

substances alimenteuses , un mucilage en qui les principes qui le composent sont combinés de maniere que, mitigés les uns par les autres , ils forment un tout homogene miscible à l'eau ; mais susceptible d'une cohérence assez forte lorsqu'on l'en prive entiérement : si , étendu dans une certaine quantité d'eau , on l'abandonne à son mouvement spontané , on lui voit successivement acquérir différents degrés de fermentation , dont le premier donne un esprit vineux , le second une liqueur acide , et le troisieme décompose entiérement le mucilage , et opere en lui la dissolution , ou plutôt la désunion des différents principes qui le composoient. Telles sont les propriétés les plus intéressantes du mucilage qu'on retire des substances alimenteuses dont nous venons de parler ; je dis les plus intéressantes , parce que je suis persuadé et crois pouvoir démontrer que ce sont ces propriétés qui constituent la qualité plus ou moins parfaite de la matiere nutritive ; en sorte qu'on peut établir en principe que plus le mucilage , extrait d'un corps alimenteux quelconque , sera susceptible dans la fermentation de passer distinctement par ces trois degrés dont nous venons de parler , plus on sera autorisé à reconnoître en lui une qualité nutritive éminente et supérieure à celle qui ne présenteroit pas si sensiblement dans la fermentation les mêmes phénomenes.

En effet, tous les mucilages ne jouissent pas de la propriété de donner d'une maniere sensible un esprit vineux dans la fermentation ; il en est beaucoup qui passent tout de suite à l'acide, et de-là à la putridité ; telles sont toutes les substances gommeuses, tels sont encore les extraits de certaines plantes qui affectent les apparences d'un vrai mucilage, mais qui sont privés des principes qui concourent à la formation de l'esprit vineux, lesquels ne se rencontrent que dans les fruits et les graines que la Nature a perfectionnés en les conduisant à leur maturité.

Nous remarquons que ces mucilages apparents n'ont point cette saveur qui plaît au goût, qu'ils sont ou trop fades ou trop âcres, parce que les principes qui les composent sont encore trop simples, et leurs combinaisons trop grossieres pour se trouver mitigés les uns par les autres, de maniere à ne laisser dominer aucun d'eux : ils sont très-peu nutritifs, parce que l'atténuation de leurs principes est encore trop éloignée de ce point d'élaboration qui les dispose à s'assimiler par l'action de nos organes à notre propre substance, et peut-être aussi parce qu'ils sont privés de ce principe subtil, fruit d'une plus longue et plus parfaite élaboration, destiné à porter dans le corps de l'animal cet esprit vivifiant qui anime et soutient le jeu de ses organes ; principe qui ne se rencontre que dans le mucilage propre à la fermentation vineuse, et qui en est sans doute le premier mobile.

Tout annonce que le produit de la fermentation vineuse a quelque chose d'analogue à la matiere vivifiante de l'animal. On connoît l'influence de l'esprit vineux sur le genre nerveux, combien il excite son action et soutient son ressort ; s'il paroît quelquefois l'engourdir, c'est que pris en trop grande quantité, il raréfie les fluides qui distendent alors les vaisseaux et en gênent l'action.

Les principes qui dans la fermentation concourent à former l'esprit vineux, ne seroient-ils pas les mêmes qui, dans l'aliment élaboré par la digestion, produisent le sel microscopique que les physiologistes reconnoissent pour l'aiguillon de la fibre animale ? Ceci qui ne paroît d'abord qu'une conjecture, devient une démonstration, quand on considere que tous les aliments reconnus par une expérience constante pour les plus nourrissants et les plus salutaires, sont ceux en qui les principes de la fermentation vineuse se trouvent développés, et en plus grande quantité. Le raisin, la pomme, la poire, la cerise, et plusieurs autres fruits ; le froment, le seigle, l'orge, l'avoine, le riz, et tous les grains tirés de la famille des graminés, que les anciens ont nommés *cerealia*, offrent tous à l'homme un aliment salutaire, et sont en même temps les substances les plus propres à la fermentation vineuse ; leur saveur est précisément telle que je l'ai décrite, celle qui affecte l'organe du goût, sans trop l'irriter par sa force ni lui répugner par sa fadeur.

Le raisin que nous reconnoissons pour le fruit le plus propre à la fermentation vineuse, est aussi celui qui fournit le plus de suc nourricier et de la meilleure qualité ; il engraisse en peu de temps tous les animaux qui s'en nourrissent ; il est capable de guérir beaucoup de maladies causées par les sucs dépravés qu'engendre une mauvaise nourriture. La saveur du raisin a quelque chose de si analogue au goût, qu'on ne vit jamais personne le répugner, lors même qu'il est mangé pour la premiere fois. Plusieurs animaux carnaciers le recherchent avec avidité ; le loup, le tigre, le léopard, le renard, épargnent le sang de leur proie pour s'en rassasier lors de sa maturité.

Quoique le mucilage le plus propre à la fermentation vineuse, soit celui que je reconnoisse pour le plus alimenteux, je suis cependant bien éloigné de regarder le vin comme un aliment. Il contient sans doute encore des parties nutritives, puisqu'on remarque que ceux qui en boivent beaucoup mangent fort peu ; mais l'atténuation qu'a reçu dans le mouvement spontané le mucilage qui le produit, en a décomposé la

plus grande partie, qu'elle a convertie en un principe trop subtil et trop incohérent pour pouvoir
servir à la nutrition. On sait que cette opération
consite à rendre à nos solides les parties que le
frottement leur a enlevé, ce qui ne peut s'opérer
que par une matiere capable de coagulation,
pour prendre la solidité de nos vaisseaux ; mais
si le vin, qui n'a point cette propriété, ne doit
pas être regardé comme aliment, l'action singuliere qu'il a sur les nerfs, le ton et la vigueur
qu'il leur communique, nous prouve que le mucilage, dont il tire son origine, contient les principes les plus efficaces pour entretenir l'élasticité
organique, d'où dépend leur action : ils sont en
conséquence les plus analogues à notre nature.
Un seul verre de vin reçu dans un estomac débilité par le jeûne, rappelle sa vigueur, et communique à toute la machine la bienfaisante impression qu'il en reçoit.

On retire du cadavre des animaux, un mucilage qui a beaucoup de rapport avec celui des
végétaux ; il est, comme lui, miscible à l'eau, et
prend par l'évaporation une forme concrete ; il
a un saveur douce où rien ne domine ; en un
mot, il possede toutes les qualités que nous
avons reconnues nécessaires pour être alimenteuses.

Ce mucilage que nous avons nommé *gelée*,
donne cependant dans la fermentation un pro-

duit tout différent de celui qu'on tire du mucilage végétal ; c'est un esprit très‑pénétrant,
qu'on nomme *alkali‑volatil*, qui est beaucoup
plus subtil et plus atténué que l'esprit vineux.
Quelle est donc la cause de cette différence ? Nous
la trouverons dans la plus grande atténuation
que le mucilage éprouve lorsqu'il est soumis à
l'action organique des vaisseaux de l'animal qui
s'en nourrit.

Les animaux ne cherchent et ne sauroient
trouver de substances nutritives que dans le regne
végétal et dans le regne animal ; on ne connoît aucun minéral qui en contienne la moindre
partie. Les végétaux, au contraire, ont la faculté
de s'assimiler les principes du regne minéral, et
de les élaborer jusqu'au point de les rendre
presque analogues à ceux de l'animal. C'est donc
par un travail gradué qui se commence dans le
regne végétal et s'acheve dans le regne animal,
que les éléments passent successivement de leur
premiere simplicité au dernier degré de composition qu'ils peuvent éprouver sans se désunir.
C'est par cette marche réglée que la Nature parcourt tous les points de cette longue chaîne,
qui unit tous les êtres en les joignant par des
anneaux insensibles.

Chaque pas donne un nouveau composé dont
la nature differe si peu du précédent, que l'observateur le plus exact ne peut les distinguer

que lorsqu'ils ont laissé entr'eux de longs intervalles.

La substance qui nourrit la plante, est composée de principes simples. La terre et l'eau, aidées
de l'action du feu et de l'air, s'insinuent dans
le germe et en développent le tissu, qui devient
bientôt en état, par son organisation, de les assimiler à sa propre substance, en leur faisant
contracter une union qu'ils n'avoient pas d'abord :
de cette union résulte un nouveau composé que
nous connoissons, d'après Sthal, sous le nom de
sel. Toutes les plantes dans le premier temps
de leur végétation, ont une saveur acide, un
acerbe qui annonce la formation de ce sel, et
prouve que l'acidité en est le caractere essentiel.
A mesure que la plante prend de l'accroissement,
ce sel se combine avec le phlogistique, et l'huile
naît de cette combinaison. Dans la suite tous
les sels acides qui se forment dans la plante ne
sont pas employés à la composition de l'huile ;
une partie s'unit avec la terre la plus absor-
bante, et compose des sels neutres, qui s'unis-
sent ensuite avec l'huile pour former le mucilage.
Quand la Nature a porté ce travail à sa derniere
perfection, le fruit de la plante a acquis le dernier degré d'élaboration qu'il est capable de recevoir ; il contient alors la plus grande quantité
de mucilage dont il est susceptible ; il ne peut
plus, dans cet état, admettre de nouveaux sucs

nourriciers ; son pédicule qui ne reçoit plus alors de nourriture , se désseche et laisse tomber le fruit qu'il ne peut plus soutenir.

Tel est le méchanisme des changements que les organes de la plante font éprouver aux principes simples , qui servent à son développement et à son accroissement. La terre , l'eau , le feu et l'air, qui d'abord se sont introduits dans la texture du germe sous leur forme élémentaire , sont forcés de contracter ensemble , par l'action organique de la plante , une union dont la combinaison variée fait naître les nouveaux composés que nous venons d'analyser.

Il résulte de ce méchanisme, dont on ne peut donner qu'une esquisse , que moins la plante est éloignée de sa naissance , plus ses principes sont simples et se rapportent aux éléments dont ils tirent leur origine ; que plus , au contraire , elle se rapproche du terme de sa maturité, plus ces mêmes principes deviennent composés ; que l'état de mucilage est le dernier degré d'atténuation que les organes de la plante sont en état de leur faire subir ; que par conséquent le mucilage est de tous les principes de la plante le plus atténué , le plus composé , et celui qui se rapproche le plus de la substance animale.

L'animal qui se nourrit de ce mucilage , lui fait éprouver dans ses organes une nouvelle élaboration , qui l'assimilie à la propre substance

de son corps, c'est-à-dire, qui change son organisation végétale en organisation animale. Cette
nouvelle élaboration que souffrent les végétaux
dans les organes de l'animal, atténue de plus
en plus leur principe, augmente leur volatilité,
et change totalement leur propriété ; en sorte
qu'extraits de la plante, ils donnoient dans la
fermentation l'esprit vineux ; et passés dans l'animal, ils donnent l'alkali-volatil, qui doit être un
esprit plus subtil et plus pénétrant que l'esprit
vineux, parce qu'il a été plus atténué.

C'est ainsi que la matiere non-organisée passe
successivement d'un mode à l'autre, et par des
degrés insensibles, de brute qu'elle étoit d'abord,
parvient à la forme organique, d'où elle repasse
ensuite dans son premier état, par la décomposition que lui fait nécessairement éprouver le
mouvement spontané.

Tous ces changements dépendent de deux
propriétés, dont l'une est essentielle à la matiere
en général, et l'autre particuliere à celle du feu.
Par la premiere, qu'on nomme *gravitation*, tous
les corps tendent à se réunir en s'attirant les
uns par les autres avec une force relative à leur
densité ; de maniere qu'en considérant la matiere sous ce point de vue, on la conçoit toujours agissante. Les corps qui nous paroissent en
repos, ne le sont qu'à l'égard de ceux qui passent
d'un lieu à un autre ; d'ailleurs ils agissent

toujours de toute la faculté gravitante dont ils sont doués, à raison, comme je l'ai dit, de leur densité.

L'inertie qu'on avoit regardée comme essentielle à la matiere, n'existe donc et n'a pu jamais exister en elle, puisqu'au contraire il est de l'essence de la matiere d'être toujours en action.

Le feu jouit d'une faculté toute opposée à l'effet de la gravitation; celle-ci tend à réunir tous les corps; l'action du feu tend au contraire à les séparer. Il résulte de ces deux puissances, toujours agissantes, une combinaison de mouvement et d'action aussi variée que l'est dans la nature la différente densité des corps, qui augmente ou diminue leurs forces gravitantes; aussi variée que la matiere du feu varie par sa rareté ou son abondance; de-là le principe de solidité et de fluidité de tous les corps.

La force d'attraction ou, ce qui est la même chose, la force gravitante, agit sur la matiere en raison composée de la densité des corps, et des points de contact que leurs molécules se présentent entre elles. Plus ces molécules ont de densité, et plus leurs points de contact sont multipliés; plus alors ils tendent par leur réunion à former un corps solide, et moins par conséquent ils cedent à l'action du feu, qui tend à les séparer; *et vice versâ*. Ce dernier agit donc sur les corps avec plus ou moins d'efficacité, selon que la force d'attraction s'y trouve plus ou moins énergique ; mais il n'en est point en qui ses effets puissent jamais devenir nuls. L'or, le fer, tous les métaux, les pierres les plus dures, sont dilatés par le feu. Son effet est plus sensible sur ceux qui ont moins de solidité ; il en divise quelques-uns jusqu'à la fluidité, toujours avec d'autant plus de facilité, que la gravitation qui les réunit a moins de force, et que les points de contact de leurs molécules sont moins multipliés. C'est pourquoi nous voyons des corps presque toujours fluides, comme l'eau et tous les liquides, dont cet élément est la base : ils reprennent de la solidité dès que le feu cesse jusqu'à un certain point d'agir sur eux, parce qu'alors la force d'attraction qui tend toujours à les réunir, devient plus énergique. Le mercure ne doit sa fluidité qu'au feu, qui tient ses molécules séparées ; son absence lui laisse acquérir une solidité qui le rend malléable, comme on l'a observé dans les pays extrêmement froids.

C'est par l'action mutuelle de ces deux puissances, qui ne cessent d'agir sur la matiere, que les éléments se combinent entre eux en mille et mille manieres, pour former cette multitude de corps composés que la nature nous présente.

Les corps organisés donnent à ces deux puissances une nouvelle modification qui en dirige l'action selon la différente texture des fibres qui les composent ; en sorte qu'ainsi que la même force, appliquée à deux machines différentes, leur imprime des mouvements qui peuvent différer, tant en direction, qu'en force et en vîtesse, à raison de la différente méchanique de chacune ; de même les effets de celle-ci varient et donnent de différents produits, selon l'impression qu'elles reçoivent dans la différente texture des corps organisés.

Il paroît que la nouvelle élaboration qu'éprouvent les éléments lorsqu'ils ont passé dans les corps organiques, tend à combiner la matiere du feu avec l'eau, la terre et l'air, de maniere à laisser cet élément jouir de plus en plus de l'élasticité et de la mobilité dont il est doué, propriété qu'il communique aux autres éléments selon les différentes combinaisons résultantes de l'union qu'il contracte avec eux, en sorte que par leur derniere élaboration qui s'accomplit dans les organes de l'animal, ils sont convertis en une substance si élastique, et par conséquent si mobile, que la fibre animale qui en est composée a la plus grande aptitude au mouvement.

En effet, on ne connoît aucun corps aussi élastique que les substances animales, et spécialement celles qui composent les nerfs. J'ai souvent distendu des nerfs autant qu'ils pouvoient l'être sans se rompre, et je les ai toujours vu revenir à leur premier point, sans avoir souffert aucun alongement, du moins sensible. Je ne connois aucune autre substance qui ne demeure sensiblement alongée, lorsqu'on la met à la même épreuve.

D'après les principes que je viens d'établir sur la maniere dont la matiere se modifie pour parvenir à former les corps organiques, l'on voit que le mucilage végétal, celui particuliérement qui renferme les principes de la fermentation vineuse, doit présenter à l'espece humaine l'aliment le plus avantageux, et par conséquent le plus analogue à sa constitution ; puisque ce mucilage est de toutes les substances végétales, celle qui est la plus élaborée et la plus rapprochée de la nature de la fibre animale. Le mucilage animal seroit aussi un aliment très-nutritif par l'analogie encore plus parfaite qu'il a avec la fibre animale, dont il tire son origine ; mais comme il doit subir une nouvelle élaboration dans nos organes, avant d'être assimilé à nos propres humeurs, il est à craindre que cette nouvelle élaboration ne le décompose avant que l'assimilation puisse en être faite ; dans ce cas, loin de pouvoir servir à réparer les pertes de substances que le mouvement et l'action de nos vaisseaux occasionnent, il ne fait que les augmenter en accélérant la dissolution de nos fluides et de nos solides, par la putridité qu'il leur communique. C'est pourquoi tous les animaux carnaciers ont les organes de la digestion construits de maniere que les aliments y séjournent bien moins long-temps, que dans ceux des animaux herbivores et frugivores; d'où il résulte que la viande qui est un aliment très-nourrissant pour les animaux carnivores, en qui on remarque que la digestion se fait promptement, peut devenir nuisible à l'espece humaine par la raison contraire.

Cependant, en choisissant la chair de certains animaux, et en lui faisant subir quelques préparations pour en retarder la corruption, on prépare à l'homme un aliment dont il peut user sobrement, sans altérer sa santé d'une maniere sensible.

On pourroit prendre pour regle, sur le choix qu'on doit faire des animaux qu'il convient de manger, celle même que nous indiquent les animaux carnivores : ils répugnent tous la chair de ceux qui s'en nourrissent comme eux. Les plus voraces ne se livrent à cette nourriture que lorsqu'ils sont extrêmement pressés par la faim, et qu'ils ne trouvent pas à la satisfaire sur une autre espece, et cela parce que la chair des animaux carnassiers est d'une saveur trop forte, qui répugne à leur goût, cet organe

précieux

précieux que la Nature leur a donné pour distinguer les aliments qui leur conviennent, et rejeter ceux qui leur seroient nuisibles.

La chair des animaux carnivores qui contient des principes très-atténués et très-rapprochés du terme au-delà duquel ils ne peuvent aller sans se corrompre et se dissoudre, doit être en effet d'une saveur plus forte que celle des animaux herbivores et frugivores ; parce que les principes qui donnent naissance à l'alkali volatil, y sont plus développés et retenus par des liens plus foibles. Elle ne peut donc être qu'un aliment dangereux, même pour les animaux carnivores, à plus forte raison pour ceux qui ne sont pas destinés par la Nature à s'en nourrir ; aussi remarquons-nous que l'homme s'est peu écarté à cet égard de l'instinct des carnivores. Toutes les viandes dont il fait plus fréquemment usage, sont tirées de la classe des animaux qui ne se nourrissent point de chair, comme le boeuf, le mouton, la volaille, et tous les oiseaux granivores ou frugivores, ect. Quoique la dépravation du goût dans l'homme le porte quelquefois à rechercher des viandes d'un fumet plus piquant, dans certains animaux qui se nourrissent d'insectes, il ne peut en continuer long-temps l'usage sans en être incommodé, et même sans éprouver une aversion qui les lui fait bientôt rebuter. La bécasse, la bécassine, le canard et presque tous les oiseaux aquatiques qui font un moment les délices des gourmands, deviendroient pour eux un aliment aussi répugnant que nuisible, si on les obligeoit à s'en nourrir habituellement. Les indigestions putrides, et conséquemment très-dangereuses, sont toujours les suites de l'usage de ces sortes d'aliments.

L'animal vraiment carnivores préfere la viande crue à celle qui est cuite ; si elle est pour lui d'une saveur plus agréable, elle est aussi d'une digestion plus facile, et son goût semble lui prescrire ce qui convient le mieux à son tempérament. La viande crue répugne naturellement à l'homme ; aussi dans cet état lui est-elle plus nuisible que lorsqu'elle est cuite, parce que la coction en retarde la putréfaction. Comme l'homme digere plus lentement que l'animal carnivore, la viande cuite se conserve plus long-temps dans ses organes digestifs, sans acquérir le degré de putréfaction qui la rendroit pernicieuse, selon les principes qui viennent d'être développés.

Le sel dont on assaisonne la viande, en corrige encore les mauvaises qualités ; il en accélere la digestion et en retarde la corruption ; c'est un dissolvant qui aide aux sucs digestifs à dégager le mucilage animal de la partie fibreuse dans laquelle il est enveloppé ; c'est un anti-septique qui s'oppose à sa corruption.

Le poisson offre encore un genre d'aliment de la classe de ceux qu'on tire des animaux ; mais il a des propriétés particulieres qui en rendent l'usage plus ou moins dangereux, suivant certaines circonstances qu'il est intéressant de connoître. En général la substance qui constitue le corps des poissons, est d'une nature plus froide et plus humide que celle des animaux terrestres ; les principes en sont plus atténués, et par conséquent plus disposés à la putréfaction. On sait que la chair des poissons se corrompt promptement, et que l'odeur putride qu'elle exhale, est en quelque façon plus désagréable que celle des animaux terrestres.

La chair des poissons, considérée sous ce point de vue, semble devoir former un nourriture très-pernicieuse, capable de porter dans nos humeurs un degré de putréfaction très-dangereux. Cependant tous les hommes en font usage ; il n'est point de nations, même parmi les sauvages, qui ne mangent du poisson. Si on ne remarque pas que ce genre d'aliment soit plus dangereux que celui que l'on tire des animaux terrestres, c'est parce que la fibre qui compose la chair du poisson, est, généralement parlant, formée de principes si atténués, qu'elle se dissout en entier et se convertit en une substance gélatineuse, qui n'ôte point à l'eau sa transparence : effet qu'on ne remarque point dans la chair des quadrupedes et des animaux terrestres, dont la fibre plus solide résiste toujours à l'action dissolvante de l'eau, même dans les plus longues ébulitions. Cette propriété de la chair du poisson la rend susceptible d'une digestion très-prompte et très-facile, parce qu'elle trouve dans l'estomac de l'homme des dissolvants assez puissants pour la réduire, en peu de temps, dans l'état de fluidité qui convient à son passage par les vaisseaux lactés. Elle laisse par conséquent très-peu de résidu excrémentitiel dans les premieres voies : celui qu'elle fournit passe presque tout dans les secondes voies de la digestion, et les sucs nourrissiers qui en résultent, s'assimilent à nos humeurs, avant qu'ils aient eu le temps de se corrompre. D'après ces observations, il résulte que la chair des poissons fatigue peu les organes de la digestion, et qu'elle fournit promptement les sucs nourriciers qu'elle contient ; mais ils sont moins rapprochés et en moindre quantité que dans la chair des animaux terrestres ; aussi remarque-t-on qu'ils nourrissent moins que ces derniers.

Le poisson convient donc aux personnes en qui les digestions sont difficiles, et dont l'estomac ne peut supporter que des aliments légers, pourvu néanmoins qu'il ne se trouve point de corruption dans les premieres voies ; car alors elles augmenteroient la disposition prochaine qu'a la chair du poisson à se corrompre.

On corrige aussi par l'apprêt cette disposition à la corruption. Le goût, ce sens délicat
destiné à veiller sur la qualité des aliments qui
conviennent à l'estomac, répugne naturellement
la chair du poisson, lorsqu'elle n'est pas assai-
sonnée avec des substances piquantes qui en corrigent la fadeur et en retardent la putréfaction.

Il est une infinité d'especes de poissons sur la
salubrité ou l'insalubrité desquels cet ouvrage ne
sauroit comporter aucun détail ; il suffit d'observer en général que l'homme ne doit s'attacher qu'aux especes dont la chair est moins dure,
moins tenace, dont le genre de vie et la nature
de l'eau dans laquelle elles vivent, rend leur
chair moins visqueuse et moins disposée à la
corruption ; comme sont celles qui recherchent
les eaux vives, qui évitent la fange et font un
continuel exercice ; telles sont dans les eaux
douces, la carpe, la truite, la perche et le brochet ; et dans la mer, tous les poissons qu'on
nomme *saxatils*.

Il existe une subtance nutritive connue sous
le nom de *lait*, qu'on peut regarder comme le
medius extremum du mucilage végétal et de la
gelée animale. Cette substance ne differe du sang
que par quelques degrés d'élaboration qu'elle
avoit encore à subir pour en acquérir toutes
les propriétés.

En effet, le lait donne dans l'analyse des

G 3

produits qui le rapprochent beaucoup de ceux qu'on observe dans le sang. Si on laisse quelque temps reposer du lait dans un vase, il forme naturellement un *coagulum*, qui paroît, comme celui du sang, composé de parties fibreuses réunies ensemble. Ce *coagulum*, qu'on nomme *fromage*, nage dans une sérosité chargée, comme celle du sang, de parties salines, et de quelques portions de mucilage plus atténuées que celui qui forme le *coagulum*; ce qui rend cette sérosité, qu'on nomme *petit-lait*, un peu nourrissante et en même-temps apéritive, par l'action des sels qu'elle contient. Dans cette sérosité surnage une substance onctueuse, qu'on nomme *beurre*, qui a la propriété de se figer, ainsi que la graisse animale avec laquelle elle paroît avoir beaucoup d'analogie. De toutes ces similitudes avec le sang, il résulte que le lait doit être regardé comme le premier élément du sang, qui n'a besoin que d'une légere élaboration pour en acquérir, et la couleur, et toutes les qualités.

Aussi la Nature a-t-elle destiné le lait à servir de nourriture aux animaux nouveaux-nés, en qui les organes digestifs sont trop foibles pour opérer la digestion de toute autre substance nutritive. C'est un chyle tout formé, extrait par les organes de la mere des aliments qu'elle a mangés, et que la nature porte dans ses mamelles , pour de là passer par la succion dans l'estomac du nourrisson , d'où il est pompé dans le sang , pour s'y assimiler sans un grand travail.

Le lait que fournissent les animaux herbivores , est donc un aliment salutaire , et qu'on peut regarder comme naturel à l'homme. Le lait est formé de la seule partie nutritive contenue dans les substances qui ont servi d'aliment à l'animal ; il est par conséquent dégagé de tout ce que les aliments contiennent d'hétérogene à la matiere nutritive , si on en excepte quelques principes très-subtils , qui passent avec lui dans le sang et ne s'en séparent qu'après cette longue élaboration qui assimile le lait avec la propre substance de l'animal , à laquelle cependant ils donnent encore quelques nuances de leur propriété. On reconnoît au goût et à la consistance de la chair des animaux , l'espece d'aliment dont ils ont fait un plus fréquent usage. Ceux qui ont vécu sur les montagnes où il croît beaucoup d'herbes aromatiques , ont une chair plus ferme et un goût plus relevé que ceux qui habitent les plaines couvertes d'herbes humides , et pour la plupart inodores.

Le lait ne differe du chyle que la digestion extrait des aliments , que par quelques degrés d'élaboration qu'il a reçus de plus de l'action des vaisseaux dans lesquels il a circulé avant de parvenir aux organes destinés à le transmettre au-dehors ; il conserve donc encore beaucoup des qualités de l'aliment qui l'a produit ; mais il est encore bien éloigné de ce point d'élaboration, au-delà duquel nous avons dit que la substance nutritive ne sauroit aller sans souffrir sa décomposition. Dégagé de tous les principes grossiers et non-alimenteux, contenu dans les aliments dont il est formé, il se trouve encore assez rapproché du regne végétal, pour qu'on n'ait point à craindre sa décomposition pendant l'élaboration qu'il doit subir avant d'être assimilé à nos humeurs.

Ces qualités en forment un aliment très-nourrissant, qui exerce peu les organes de la digestion, et répare promptement les pertes de substances. Le lait convient donc particuliérement aux personnes exténuées, en qui les organes de la digestion affoiblis, ne sauroient digérer qu'imparfaitement des aliments grossiers. On connoît tous les avantages de la diete blanche dans plusieurs maladies chroniques, où le ressort des vaisseaux n'a plus assez de force pour élaborer les substances qui doivent être converties en sucs nourriciers, à moins qu'elles ne soient, comme dans le lait, déjà préparées et dégagées des parties hétérogenes à la matiere nutritive.

Quoique le lait dans son état naturel, c'est-à-dire, tel qu'il sort du teton de l'animal, soit peu propre à soutenir les forces des personnes qui s'exercent à des travaux pénibles , parce qu'elles ont besoin d'aliments solides , qui par leur poids agissent avec énergie sur les fibres nerveuses de l'estomac et du canal intestinal , du ton desquels dépendent les forces de toute la machine , il a néanmoins l'avantage de fournir un aliment solide par le *coagulum* qu'on en retire , connu sous le nom de *fromage.* On sait que ce *coagulum* est capable , en se desséchant , d'acquérir la solidité des corps les plus durs. Cette propriété le fait employer dans les arts à composer des colles et des ciments très-propres à retenir avec fermeté les corps qu'on veut unir ensemble.

Il résulte des propriétés que nous venons de reconnoître dans le lait , qu'il a ces deux avantages , de fournir , lorsqu'il est dans son premier état , c'est-à-dire , tel qu'il sort du teton de l'animal , un aliment léger, d'une digestion facile, et sous la forme de fromage, un aliment solide , capable , par son poids , d'entretenir la force et la vigueur des organes de la digestion : c'est ce que nous prouve l'exemple des Tartares , des Hollandois , et de beaucoup d'habitants de la campagne , qui font leur principale nourriture du laitage , et cependant n'ont pas moins de force et d'aptitude aux ouvrages pénibles , que les hommes qui se nourrissent d'autres aliments qu'on croiroit plus favorables à l'entretien des forces animales.

Après les substances qui dans la fermentation donnent éminemment l'esprit vineux, et qui, selon les principes déjà développés, doivent être rangées dans la classe des aliments de premiere qualité, viennent celles qui renferment une assez grande quantité de mucilage propre à la nutrition, et qui par conséquent seroit aussi propre à la fermentation vineuse, s'il ne se trouvoit enveloppé dans d'autres principes, qui en retardent ou détruisent l'effet.

Ces substances sont d'autant moins propres à notre nourriture, que le mucilage qu'elles contiennent adhere avec plus de force aux corps qui lui sont hétérogenes, et que ces corps hétérogenes sont plus contraires à notre constitution ; ce qui en rend quelques-unes pernicieuses jusqu'à la destruction, tandis que d'autres peuvent être employées à notre nourriture, et suppléer au défaut ou à la disette des aliments de premiere qualité ; ce sont les substances en qui le mucilage ne souffre pas des difficultés invincibles à être extrait par les organes de la digestion, et qui d'ailleurs ne contiennent aucuns principes pernicieux.

Je place ces dernieres dans la classe des aliments de seconde qualité, et je les distingue en

deux especes : la premiere sera composée de substances en qui le mucilage se trouve enveloppé
par une surabondance d'huile, qui forme obstacle dans le mouvement spontané à la fermentation vineuse, et le fait passer assez promptement
à la putridité naturelle, aux huiles et à la
graisse, laquelle s'annonce par une odeur et un
goût désagréable, qu'on nomme vulgairement
rance : dans cet état, elles sont très-pernicieuses, capables d'occasionner une vive irritation sur
nos solides, et une altération très-dangereuse
dans nos humeurs.

L'amande, la noisette, la noix, le cacao,
l'olive ; plusieurs graines, comme celles de chan-
vre, de navette, de pavot, de choux, de
lin, ect. sont les substances de cette classe.

Lorsqu'elles sont employées fraîches, et avant
qu'aucun mouvement spontané les ait altérées,
le mucilage qu'elles contiennent se dégage alors
facilement, et l'huile dans laquelle il se trouve
enveloppé, forme avec lui une émulsion douce,
qui n'a rien de mal-faisant, qui rend au contraire ces substances assez nourrissantes et agréables au goût. On peut encore se servir avantageusement de l'huile qu'on en retire par l'expression, pour assaisonner d'autres substances qui
en sont dépourvues, et qui, par cette addition,
d'arides qu'elles étoient, deviennent plus grasses,

plus flatteuses au goût, et en même temps plus nourrissantes.

Il est d'autres substances qui different de ces dernieres, en ce que le mucilage qu'elles contiennent s'y trouve embarrassé dans un parenchyme difficile à détruire, ou joint à un principe acerbe, austere ou amer, qui rend leur saveur désagréable ; telles sont les plantes légumineuses, la châtaigne, le gland, et quelques autres fruits de cette nature ; elles fournissent toutes une assez grande abondance de mucilage propre à la nutrition, et méritent par conséquent d'être mises au nombre des aliments de seconde qualité, quoique dans leur état naturel elles n'offrent point à l'homme une saveur qui convienne à son goût, et que la plupart acquierent en se desséchant une si grange dureté, qu'il seroit impossible de les rompre avec les dents, pour les réduire dans l'état propre à être reçues dans l'estomac, et y subir les préparations nécessaires à une bonne digestion. On pourroit donc croire que ces substances n'auroient jamais servi d'aliment à l'homme, s'il n'eût trouvé le moyen de les attendrir par la cuisson, et de corriger l'amertume et l'austérité de leur saveur, par les différentes préparations qu'il a appris à leur faire subir.

Ces substances different donc de celles que j'ai

rangées dans la classe des aliments de première qualité, et de celles que j'ai mises à la tête de la seconde classe, en ce que dans l'état où elles nous sont offertes par la Nature, elles répugnent à notre goût, tandis qu'il est flatté de la saveur des autres, sans que l'art ait besoin d'y ajouter aucune qualité pour les rendre propres à la digestion et à la nutrition, et qui conséquemment sont les seules dont les premiers hommes ont dû faire usage, avant d'avoir inventé cet art utile, mais dangereux par l'abus qu'en font aujourd'hui nos cuisiniers.

Mais quoique les légumes et autres fruits dont je viens de parler, n'offrent point naturellement à l'homme un aliment qui convienne à son goût, comme l'amande, la noix, la noisette, ect., elles ont cependant l'avantage de devenir, par la cuisson et l'assaisonnement, plus nourrissantes et plus salutaires que ces dernieres, parce qu'elles contiennent plus de mucilage, et que la coction les dégage facilement de leurs parenchymes et des autres principes qui l'enveloppent. Au contraire, le mucilage des substances qui contiennent une surabondance d'huile, ne sauroit en être dégagé par le même moyen, parce que cette huile qui est immiscible à l'eau, résiste à son action, tandis que dans les plantes légumineuses, les principes qui en alterent le mucilage se dissolvent aisément dans cet élément.

J'ai dit que toutes les plantes contenoient du mucilage nutritif, spécialement dans leurs graines et dans leurs fruits ; il s'en trouve aussi dans leurs tiges et dans leurs racines ; mais il y est rarement en assez grande quantité pour former un aliment bien nourrissant ; d'ailleurs ce mucilage n'acquiert jamais dans les tiges et dans les racines des plantes, la perfection qu'il reçoit dans les graines et dans les fruits parvenus à leur maturité ; il y est presque toujours altéré par une surabondance d'acide, de phlegme ou de terre.

L'huile qui compose le mucilage n'étant pas exactement formée par la combinaison du principe inflammable ou phlogistique avec l'acide, n'a pu encore contracter avec les sels neutres, cette union parfaite, d'où résulte, comme nous l'avons dit, le mucilage qui produit dans la fermentation l'esprit vineux, et que nous avons démontré être le plus nourrissant et le plus analogue à l'espece humaine. Aussi les animaux qui ne se nourrissent que d'herbe, ont le canal intestinal très-long, l'estomac fort ample, afin de recevoir une grande quantité de cet aliment, qui, sous un très-grand volume, contient très-peu de substance nutritive, laquelle a encore besoin de subir dans les différents organes de la digestion, plusieurs élaborations, pour être converties en sucs nourriciers.

Nous trouvons cependant dans les tiges de quelques plantes, et plus encore dans quelques racines, assez de substances nutritives pour mériter d'être rangées parmi les aliments dont l'homme peut faire usage ; telles sont la plupart des cruciferes, comme le choux, le cresson, la rave, le navet ; quelques plantes radiées, comme la scorsonere, le tragopogone ou cercifi, la carde, l'artichaut ; quelques ombelliferes, comme le céleri, le carvi, le panais, l'asperge, la carotte, ect.

Il est encore quelques autres genres de plantes, dont les racines semblent s'être emparées de tout ce que la végétation leur à fourni de plus propre à la nutrition ; en sorte que leurs tiges et leurs fruits, loin de pouvoir servir à cet usage, ne contiennent, au contraire, que des principes pernicieux, capables de faire périr les animaux qui en feroient leur nourriture habituelle. La pomme de terre, la patate, le topinambour, et spécialement les deux premieres, sont les plantes de ce genre ; elles fournissent par leurs racines une substance nutritive assez abondante et même assez salutaire pour suppléer dans les temps de disette aux aliments de premiere et seconde qualité, dont j'ai déjà parlé. Leurs tiges et leurs fruits, sont cependant très – dangereux, puisque ceux de la pomme de terre, que nous reconnoissons de la famille des *Solanum*, sont un narcotique puissant, qui donne des vertiges et fait même tomber en délire ceux qui ont eu l'imprudence d'en manger. La patate, dont la racine est d'un goût très-agréable, semblable à-peu-près à celui du marron, est une plante de la famille des *convolvulus*, qui sont tous reconnus pour de violents catartiques, par la vive âcreté de la raisine, que leurs tiges contiennent en très-grande quantité.

Comme l'aliment qu'on peut tirer des tiges et des racines des plantes dont je viens de parler, ne sauroit fournir une nourriture suffisante et assez analogue à la nature de l'homme, il ne peut en faire un usage habituel et exclusif sans détériorer sa constitution ; mais en l'associant avec les aliments de premiere et seconde qualité, il supplée à leur disette sans causer dans l'économie animale de dérangement sensible : il doit donc former la derniere classe des aliments qui conviennent à l'homme.

Il est encore plusieurs autres plantes dont on fait usage, comme l'épinard, la laitue, les différentes especes de chicorées, l'endive, la bête, la roquette, le cresson, le cerfeuil, l'hysope, la sariette, le thym, le baume, et une infinité d'autres especes tirées des classes de plantes tant inodores qu'aromatiques ; mais le peu de matiere nutritive qu'elles contiennent, ne per-

met

met pas de les placer au rang des substances alimenteuses.

Les unes, qui sont rafraîchissantes et adoucissantes, peuvent servir à corriger les mauvais effets d'une nourriture trop âcre ; les autres, d'une saveur piquante, sont propres à l'assaisonnement des substances alimenteuses trop fades, qui deviennent, par leur union, d'un goût plus relevé et d'une digestion plus facile.

Après l'analyse que je viens de faire des aliments qui conviennent à l'homme, il me reste à prescrire les regles que l'on doit observer dans leur usage ; mais pour en faire mieux sentir l'importance, je dois entrer dans quelques détails sur le méchanisme de la digestion et de la nutrition.

La machine animale retire deux avantages de l'usage des aliments : le premier, de relever et d'entretenir ses forces ; le second, de réparer les pertes que le mouvement et le frottement lui font éprouver.

Un sentiment particulier qu'on nomme *appétit* et qui tire sa source d'un commencement de débilité qu'éprouvent les organes trop long-temps vuides, nous fait rechercher les aliments qui, parvenus une fois dans l'estomac, en relevent les forces d'abord par leur seul poids, et ensuite par l'action stimulante des sels qu'ils contiennent ; je dis d'abord par leur poids, parce que son action sur les nerfs de ce viscere en ranime réellement les forces qui commençoient à languir ; c'est ce que M. de Buffon a très-bien observé dans la description qu'il donne du loup. Cet animal carnassier, qui ne trouve pas toujours de quoi satisfaire sa voracité, est exposé à faire de longues abstinences qui le débilitent beaucoup : dans cet état il a l'instinct de manger de la terre, dont certainement il tire peu de substance nutritive, mais qui par son poids excite le jeu et le ton des nerfs de l'estomac, et par-là réveille les forces languissantes des autres parties. D'après ce principe, on voit combien sont dans l'erreur ceux qui croient prendre une nourriture très-avantageuse et propre à soutenir leurs forces, en usant d'aliments qui renferment, sous un très-petit volume, beaucoup de suc nourricier. Deux inconvéniens résultent de cette erreur : le premier, de laisser languir les organes de la digestion ; le second, d'introduire dans le sang une trop grande quantité de sucs nourriciers, qui ne pouvant, à raison de leur abondance, être parfaitement élaborés par l'action des vaisseaux, dégénerent en crudité et alterent bientôt toute la masse des humeurs.

Pour l'intelligence de ces deux assertions, il faut savoir que les aliments, avant d'être assimilés à nos humeurs et convertis en sucs nourriciers, subissent dans la machine animale deux sortes de digestions. Broyés dans la bouche et humectés par la salive, les aliments passent dans l'estomac, qui est une poche assez ample pour en recevoir et contenir toute la quantité qu'on peut en prendre dans un repas ; ils séjournent dans ce viscere le temps qu'exige une préparation particuliere qu'ils doivent y subir : cette préparation consiste, de la part de l'estomac, à triturer les aliments par l'action de sa tunique musculeuse, et à les pénétrer des sucs gastriques contenus dans sa tunique glanduleuse ; en sorte qu'après cette premiere élaboration, ils se trouvent réduits en une pâte grise, que l'action de l'estomac exprime et fait passer dans les intestins par le pilord, qui est une ouverture assez étroite par laquelle l'estomac communique dans l'intestin *duodenum* : à mesure que les aliments ainsi préparés passent de l'estomac dans ce premier intestin, ils y sont de nouveau pénétrés par la bile et les sucs pancréatiques qui se déchargent dans le *duodenum*, y acquierent, par cette mixtion, plus de fluidité et plus d'homogénité ; en continuant leur route le long du canal intestinal, à l'aide de son mouvement péristaltique, ils se trouvent bientôt réduits au point d'atténuation, qui les met en état d'enfiler les vaisseaux lactés, qu'on sait être répandus dans toute l'étendue des parois du canal intestinal. Le résidu dont la texture n'a pas permis la parfaite dissolution, passe dans les gros intestins, et forme la matiere des excréments, dont la nature se débarrasse ensuite par l'anus. Tel est le méchanisme de la digestion qui s'opere dans ce que les physiologistes appellent les *premi eresvoies.*

Les aliments passés dans les vaisseaux lactés y sont sous la forme d'un humeur laiteuse, à laquelle on a donné le nom de *chyle.* Ce chyle, après avoir parcouru les replis multipliés de ces vaisseaux, après avoir traversé une infinité de petites glandes dans lesquelles il subit de nouvelles élaborations qui tendent à en atténuer les molécules, et à les assimiler de plus en plus les unes avec les autres, est enfin porté, par différents conduits, dans un réservoir commun, dont Pequet a eu l'honneur de faire la découverte; de-là il passe par un canal qui lui est ouvert dans la veine cave, pour s'y mêler avec le sang; c'est là que, soumis à l'oscillation des vaisseaux sanguins, il circule avec nos humeurs, en acquiere graduellement toutes les qualités, et devient enfin propre à réparer les pertes de substances que le mouvement et le frottement occasionnent dans la machine animale. C'est cette seconde élaboration qu'éprouve le chyle dans les différents vaisseaux que nous venons de parcourir, que les physiologistes ont nommée *digestion des secondes voies.*

Le méchanisme de ces deux digestions ainsi développé, il est aisé de montrer quels sont les abus que l'on peut commettre dans l'usage des aliments, abstraction faite de leurs bonnes ou mauvaises qualités. Nous avons observé que l'estomac, ce premier viscere des premieres voies, étoit destiné à recevoir et à contenir toute la quantité d'aliments dont on peut se charger dans un repas ; qu'il devoit les triturer et les pénétrer des sucs gastriques, dont sa tunique glanduleuse est abreuvée. Nous avons de plus observé que le poids des aliments excite le jeu et le ton des nerfs de l'estomac : il est donc nécessaire que le volume des aliments soit proportionné à l'ampleur de l'estomac.

Celui qui dans un repas prend une trop grande quantité d'aliments, surcharge son estomac, en force le ressort, de maniere que ce viscere n'est plus en état d'agir sur les aliments pour les triturer, ainsi que nous l'avons dit ci-dessus ; de plus, les sucs gastriques ne sauroient être assez abondants pour les pénétrer, les dissoudre et leur donner cette consistance liquide, qui doit faciliter leur passage dans les intestins. Cette premiere digestion, que nous pouvons nommer *estomacale*, se fera donc imparfaitement ; les aliments séjourneront trop long-temps dans l'estomac, y acquerront un degré de fermentation, qui en altérera les principes nutritifs, et donnera lieu à des indigestions plus ou moins dangereuses, selon l'intensité de l'erreur qu'on aura commise à cet égard. Il n'est personne qui, après avoir mangé outre mesure, ne sente un poids sur l'estomac, la respiration gênée, la tête pesante, les membres engourdis et peu disposés au mouvement. Tous ces accidents qui subsistent jusqu'à ce que l'estomac soit débarrassé du poids des aliments dont il étoit surchargé, dépendent de la tuméfaction de l'estomac distendu par le trop grand volume des aliments, qui dans cet état souleve le diaphragme et gêne l'action du poumon, ainsi que la circulation du sang dans la veine-cave, ce qui rend plus difficile le retour du sang, tant de la tête que des extrémités du corps. J'ai tâché d'expliquer de la maniere la plus sensible les accidents qui résultent de l'erreur qu'on peut faire dans la trop grande quantité d'aliments, parce que cette erreur, outre le mal-être qu'elle procure dans le moment de la digestion, devient la cause d'une infinité de maladies, tant aiguës que chroniques, dont les personnes sobres sont exemptes.

En effet, ceux qui commettent souvent cette erreur dans l'usage des aliments, ont bientôt ruiné les forces de leur estomac, d'où dépendent cependant toutes celles de la machine, qui ne peut manquer de dépérir lorsque ce viscere, dont les fonctions sont si importantes, n'est plus en état de les remplir qu'imparfaitement.

Celui donc qui desire conserver sa santé sans le secours des remedes, doit à cet égard se prescrire la plus severe loi; il ne doit jamais prendre dans un repas assez d'aliment pour surcharger son estomac, quand même il y seroit provoqué par l'appétit, à plus forte raison par la sensualité. Mais à quel signe reconnoître quand il est temps de s'abstenir ? Dans les personnes d'un appétit modéré, c'est l'appétit qu'on doit prendre pour guide ; il devient au contraire un guide trompeur dans certains tempéraments en qui l'appétit ne s'éteint que lorsque l'estomac se trouve rempli outre-mesure.

Les personnes qui sont habituellement excercées au travail, qui par conséquent dissipent beaucoup plus que les personnes oisives, digerent mieux et plus promptement que ces dernieres : elles peuvent donc et doivent même prendre une plus grande quantité d'aliments, tant pour soutenir les forces dont elles ont besoin pour le travail, que pour réparer les déperditions que l'exercice occasionne dans leur corps.

Celles au contraire qui menent une vie oisive, où dont les occupations exercent moins le corps que l'esprit, doivent être de la plus grande sobriété, si elles sont jalouses de conserver le peu de santé, ou plutôt si elles veulent retarder les mauvais effets que leur genre de vie produit sur leur tempérament ; rien n'étant, comme nous le prouverons dans la suite, plus pernicieux à la santé que la vie oisive ou spéculative. Cependant il est un milieu à tenir, et il seroit dangereux de tomber dans l'excès contraire ; car en privant l'estomac de la quantité d'aliments qui lui est nécessaire pour en relever et soutenir les forces, on le laisse languir, et toute la machine ne tarde pas à participer à sa foiblesse. La quantité d'aliments doit donc être proportionnée au tempérament du sujet et au genre de vie qu'il mene, et encore au climat qu'il habite.

Nous avons dit que l'usage des aliments avoient deux objets : le premier, de relever et de soutenir les forces de l'estomac ; le second, de fournir à nos fluides, ainsi qu'à nos solides, les sucs mutritifs propres à réparer les déperditions que le mouvement ne peut manquer de leur faire éprouver.

Pour remplir ce second objet de la maniere la plus avantageuse, il faudroit pouvoir évaluer avec une certaine précision la somme de ces déperditions faites dans les vingt-quatre heures, afin d'être à même de proportionner la quantité des sucs mutritifs aux réparations dont l'économie animale a besoin ; par-là on éviteroit d'introduire dans le sang un superflu de ces sucs qui surchargent les vaisseaux, en fatiguent l'action et empêchent la parfaite élaboration de la partie nutritive, qui doit être réellement employée à la réparation dont nous venons de parler ; mais rien n'est plus difficile que cette évaluation, parce que les déperditions varient à l'infini ; le temps, la saison , le climat , l'exercice , le repos , la situation de l'ame , operent sur elles des variétés continuelles : nous ne pouvons donc à cet égard établir que des principes généraux.

J'ai observé que la quantité des sucs nutritifs qu'exige la réparation journaliere de nos déperditions , même dans les sujets dont la force du tempérament et le grand exercice sembleroient en demander le plus , se réduisoit à une somme bien inférieure à celle qu'on imagine ordinairement. Nous voyons des personnes qui en mangeant très-peu , entretiennent cependant leur corps dans un état de vigueur et d'embonpoint aussi et quelquefois même plus considérable que d'autres qui mangent beaucoup ; ce qui prouve incontestablement que les sucs nourriciers qui émanent des aliments dont on fait usage , ne sont pas , à beaucoup près , tous convertis en notre propre substance , mais que la plus grande partie devient excrémentitielle , et s'évacue par les émunctoires que la Nature leur a préparées.

Une partie de ces sucs nutritifs superflus est entraînée et évacuée avec les matieres fécales , une autre entre dans le sang par les voies lactées : ce sont ces sucs qui surchargent et fatiguent la digestion des secondes voies ; ce sont ceux-là qui alterent les humeurs de plusieurs manieres , d'abord en augmentant leur volume , ce qui donne lieu à la pléthore. Ces mêmes sucs venant ensuite à

se corrompre faute de pouvoir être atténués et
élaborés par l'action des vaisseaux dont elles gênent
le mouvement, infectent et altèrent toutes les
humeurs excrémentitielles, telles que la bile, les
sucs pancréatiques et gastriques ; ce qui devient
la cause d'une infinité de maladies dont nous nous
exemptons par la sobriété.

Il est cependant des tempéraments assez robustes, en qui les vaisseaux ont assez de force et
d'élasticité pour dominer ces sucs nutritifs superflus, et les atténuer au point de les rendre en
peu de temps excrémentitiels, de maniere qu'ils
s'évacuent facilement par la transpiration et par les
urines, sans causer dans l'économie animale de
dérangements sensibles ; mais cet avantage ne
peut être de longue durée, il appartient aux jeunes
gens bien constitués, qui cependant ne sauroient
le conserver jusque dans un âge bien avancé :
nous voyons généralement tous les gros mangeurs
terminer leur carriere par une mort prématurée.

Ceux donc qui sont doués d'un gros appétit,
ceux encore qui se livrent à des exercices violents,
doivent observer d'user d'aliments qui, sous beaucoup de volume, contiennent peu de sucs nourriciers, afin que les forces centrales que nous
avons dit résider dans l'estomac, soient entre-
tenues dans l'état de vigueur propre à résister
aux fatigues de l'exercice qu'ils sont obligés de
faire, sans cependant introduire dans le sang

des sucs nourriciers surabondants, et par conséquent nuisibles.

Nous voyons les ouvriers se nourrir d'aliments
grossiers peu alimenteux, tel que le pain fait
avec la farine dont on n'a point enlevé le son ;
tels que les légumes, qui de leur nature résistent
long-temps dans les premieres voies, et contiennent beaucoup de matieres excrémentitielles. Je
leur ai souvent entendu dire que le pain fait avec
la fleur de farine ne leur tient pas assez long-temps
dans le corps : cette maniere de s'exprimer annonce
bien que les aliments peu excrémenteux ne lestent
point assez leur estomac pour en soutenir long-
temps les forces.

D'après ces principes, doit-on s'étonner des maladies fréquentes dont sont assaillies les personnes
qui composent la classe opulente des hommes,
quand on voit leur table habituellement couverte
de mets que l'art des cuisiniers rend aussi agréables au goût, par les sauces piquantes dont ils
les assaisonnent, que puissamment nourrissantes
par les jus concentrés qu'ils tirent de différentes
viandes, et qui présentent, sous le plus petit
volume, la plus grande quantité de sucs nutritifs ?
En vérité, tout l'art de la médecine ne sauroit
réparer la centieme partie des maux que l'art de
la cuisine cause parmi les gens du monde ; c'est
aussi sur cet art dangereux que les médecins fon-
dent à bon droit leur fortune.

Après avoir tracé les regles qu'on doit observer, tant sur la qualité que sur la quantité des aliments qu'il faut prendre dans un repas, il reste à examiner quels sont les intervalles qu'il est prudent de mettre entre chacun d'eux. Nous établirons d'abord pour regle générale, qu'on ne doit prendre un second repas que lorsque les aliments du premier sont totalement digérés dans les premieres voies, c'est-à-dire, lorsque l'estomac est parfaitement libre, ainsi que les intestins grêles. Pour l'intelligence de ce principe, il faut savoir que pendant la digestion, les aliments acquierent dans l'estomac et dans les intestins grêles, un certain degré de fermentation qui contribue à perfectionner leur dissolution et leur assimiliation; que l'addition de nouveaux aliments suspend le mouvement spontané de cette fermentation et en retarde les progrès, d'où il résulte nécessairement une mauvaise digestion; aussi voit-on généralement peu profiter les hommes ainsi que les animaux, qui ne sont point réglés dans leurs repas. Si l'on veut conserver un cheval dans l'embonpoint et l'état de vigueur le plus avantageux, loin de tenir son ratelier toujours garni, il faut le régler, et ne lui donner à chaque repas que la quantité convenable de fourrage pour remplir son estomac, et laisser entre chaque repas l'intervalle nécessaire pour une parfaite digestion; de cette maniere l'animal mange toujours avec appétit, digere bien les aliments qu'il prend, et ne peut manquer d'être maintenu en bon état ; celui au contraire qui trouve toujours son ratelier garni, mange toute la journée sans appétit, digere toujours mal, par les raisons que je viens de donner, et dépérit au lieu de s'engraisser. J'ai cru devoir citer cet exemple, reconnu pour vrai et constant par tous ceux qui sont exercés dans l'éducation des chevaux, parce qu'il prouve mieux que toute autre autorité le principe que je viens d'établir.

Il faut en général quatre heures environ pour opérer dans l'homme une parfaite digestion : cette regle n'est cependant pas si générale qu'elle ne souffre beaucoup d'exceptions. Les jeunes gens digerent plus promptement que les personnes plus avancées en âge ; ceux qui font plus d'excercice, que les personnes oisives ou sédentaires ; les tempéraments chauds, que les tempéraments froids.

La digestion dans les enfants du premier âge est très-prompte ; aussi ont-ils besoin de prendre très-souvent de la nourriture, et il est nécessaire que cette nourriture soit plus liquide que solide, par rapport à la délicatesse de leurs organes digestifs. Le lait de leur nourrice, lorsqu'il est abondant, suffit dans les premiers six mois ; au bout de ce temps, il faut commencer à joindre au lait de la nourrice des aliments plus solides, mais toujours sous une forme liquide, comme la soupe bien cuite et bien trempée, la bouillie faite avec la de farine un peu rôtie pour en corriger la viscosité. On ne doit donner aux enfants des aliments vraiment solides que lorsqu'ils ont assez de dents pour les mâcher avant de les avaler, sans quoi on leur prépare nécessairement des indigestions.

Comme les enfants digèrent promptement, qu'en conséquence leur appétit se renouvelle souvent, il faut leur donner des aliments qui contiennent peu de suc nourricier, afin de satisfaire leur appétit, sans surcharger les organes de la seconde digestion de ces sucs qui ne peuvent manquer de se corrompre, et qui deviennent en eux la cause d'une infinité de maladies.

C'est pour cela que les enfants nourris à la campagne chez les paysans, y profitent mieux et y aquièrent un tempérament plus robuste que ceux qui reçoivent chez leurs parents une nourriture moins grossière et plus succulente. A la campagne ils ne mangent jamais de la viande, qui est un aliment très-pernicieux pour les enfants du premier âge, parce qu'il est trop nourrissant, et en même temps trop aisé à se corrompre dans les premières voies; et encore, parce que les enfants l'avalent presque toujours sans la mâcher.

L'enfant du premier âge ne peut prendre beaucoup de nourriture à la fois, parce que son estomac n'est point assez ample pour la contenir, ce qui l'oblige encore à souvent réitérer ses repas; mais lorsqu'il est parvenu à l'âge de six à sept ans, son estomac a acquis assez de capacité pour contenir la quantité d'aliments qu'il est en état de digérer dans l'espace de quatre heures, et alors quatre repas, dans l'espace de vingt-quatre heures, lui suffisent pour l'entretien de ses forces et de son accroissement; il est même prudent de l'assujettir à ce régime, si l'on veut éviter les mauvaises digestions que procurent né-cessairement l'usage trop fréquent des aliments; c'est une habitude très-pernicieuse, que la gour-mandise naturelle des enfants leur fait aisément contracter, si l'on ne prend soin de les en cor-riger.

Le régime de quatre repas par jour convient donc aux adolescents et à tous les jeunes gens jusqu'à l'âge où l'accroissement est entièrement accompli; il convient encore dans tous les âges aux personnes assujetties à un exercice pénible, parce que l'exercice corporel occasionne dans la machine animale une dissipation considérable, qui a besoin d'être réparée par l'usage plus fré-quent des aliments, et encore parce que l'estomac, qui est le centre des forces animales, a besoin d'être lesté pour entretenir les forces qu'exige un travail pénible.

A l'égard des personnes qui, parvenues à l'âge

de vingt-cinq ans, menent une vie oisive et
sédentaire, ou qui ne s'occupent qu'à des ouvrages qui exercent peu le corps, deux repas par
jour suffisent pour entretenir l'équilibre entre les
fluides et les solides, et réparer les déperditions
que peut éprouver dans les vingt-quatre heures
la machine animale. Mais si dans la classe des
personnes qui exercent peu le corps, nous voyons
des sujets ne pas se contenter de deux repas, et
surcharger trop souvent leur estomac, nous en
voyons aussi d'autres donner dans un excès contraire, en se restreignant à un seul repas par
jour. Beaucoup de personnes prétendent se bien
trouver de ce régime ; cependant s'il convient
à quelques tempéraments en qui la digestion se
fait très-lentement, il est réellement nuisible au
plus grand nombre. Plusieurs raisons contribuent
à en démontrer l'abus : la premiere se tire du
principe que nous avons établi, qu'il étoit dangereux de surcharger l'estomac d'une quantité
d'aliments trop abondants, parce qu'on en force
le ressort, sur-tout lorsque cette surcharge devient
habituelle.

En effet, celui qui dans les vingt-quatre
heures ne prend qu'un repas, est naturellement
sollicité à le faire copieux, par l'appétit qu'une
si longue abstinence ne peut manquer d'exciter
en lui ; la digestion devient alors d'autant plus
laborieuse, que l'estomac qui a resté long-temps

vuide,

vuide, a plus perdu de son ressort, et que les sucs gastriques destinés à pénétrer et dissoudre les aliments, ne sauroient être proportionnés à la quantité d'aliments que contient alors l'estomac. Les aliments, privés de la quantité convenable de ces sucs, séjourneront donc long-temps dans ce viscere avant d'acquérir l'atténuation qui leur est nécessaire pour passer dans les intestins ; passage qui est encore retardé par la foiblesse de l'estomac, dont la fibre, distendue par le trop grand volume des aliments, ne peut que foiblement opérer sur eux le mouvement de trituration, qui doit les élaborer et en même temps les exprimer par le pilore dans les intestins. L'estomac, ainsi surchargé pendant long-temps, ne peut manquer de s'affoiblir de plus en plus, et de tomber dans une inertie qui en dérange toutes les fonctions. Parmi une infinité d'accidents qui résultent de cet état, un des plus dangereux est celui qui donne lieu à l'apoplexie, maladie d'autant plus terrible, que lorsqu'elle ne frappe pas d'une mort subite le sujet qu'elle attaque, elle lui laisse toujours des traces cruelles de sa malignité, qui à chaque instant l'avertissent de sa prochaine destruction.

Lorsque la digestion des premieres voies est enfin accomplie, il passe dans les secondes voies une trop grande abondance de chyle, qui distend les vaisseaux lactés, en force le ressort, obstrue le plus souvent les glandes destinées à l'élaboration des sucs nutritifs , lesquels s'alterent bientôt par leur trop long séjour dans ces seconds organes de la digestion , et passent ainsi viciés dans le sang , auquel ils ne peuvent manquer de communiquer leur altération ; ils deviennent enfin le principe d'une infinité de maladies , dont l'énumération seroit trop longue pour entreprendre d'en faire ici le détail ; il me suffira d'observer que ce n'est pas sans raison que plusieurs auteurs ont assigné la cause primordiale de presque toutes les maladies au vice de digestion , sur-tout si l'on envisage le méchanisme de la digestion dans toutes ses parties , c'est-à-dire , depuis l'estomac où elle commence à s'opérer , jusqu'au moment où le chyle , parvenu dans les voies communes de la circulation , y acquiert ou plutôt s'y convertit en la propre substance de notre sang et de nos humeurs.

On ne sauroit douter qu'une parfaite digestion , en réparant complétement les déperditions qu'occasionne le mouvement dans la machine animale , entretient entre les solides et les fluides ce parfait équilibre , d'où dépend ou plutôt qui constitue la bonne santé ; qu'au contraire , des mauvaises digestions , souvent réitérées , ne réparant qu'incomplétement les déperditions , doivent détruire l'équilibre entre les solides et les fluides , en même temps qu'elles alterent la qualité des humeurs.

Rien n'est donc plus intéressant pour celui qui est jaloux de conserver sa santé, que d'observer dans l'usage des aliments les regles qui doivent concourir à lui procurer de bonnes digestions, et à ménager les organes destinés à cette importante fonction.

Ceux qui se restreignent à ne faire qu'un repas par jour, éviteront difficilement les abus dont nous venons de parler : ce régime ne convient qu'aux personnes d'un tempérament froid et humide, d'un appétit très-modéré, en qui la digestion se fait très-lentement, qui de plus menent une vie parfaitemenr oisive ; il faut nécessairement le concours de toutes ces circonstances pour rendre ce régime salutaire ; dans tout autre cas il ne peut être que nuisble, et l'on comprend qu'il le devient d'autant plus que le sujet qui l'observe, se trouve d'une constitution plus opposée à celle dont je viens de parler, et mene une vie plus active et laborieuse.

En général la digestion s'opere plus promptement et plus facilement levé que couché, parce que dans la premiere attitude, le poids des aliments contribue à faciliter leur passage de l'estomac dans les intestins, et à leur faire parcourir plus promptement ce canal ; dans la seconde, au contraire, le poids des aliments tend à les retenir dans la place où ils se trouvent, de maniere qu'il n'y a que l'action de l'estomac et celle des intestins qui puissent les mettre en mouvement. Les personnes qui ont les membranes de l'estomac et du canal intestinal très – relâchées, en qui par conséquent le mouvement de trituration de la part de l'estomac, et celui qu'on nomme *péristaltique* de la part des intestins, s'operent foiblement, doivent donc éprouver, lorsqu'elles sont couchées, une digestion très-laborieuse. C'est assez ordinairement ce motif qui les détermine à se sevrer du repas du soir ; mais il est aisé d'obvier à cet inconvénient, sans se réduire à ne manger qu'une fois dans le jour. On peut facilement combiner les heures de deux repas, de maniere que le dernier soit digéré avant le moment où l'on se met au lit. Je conviens qu'on est alors obligé de renoncer aux repas de société, dont les heures ne quadrent point avec celles qu'on est obligé de se fixer ; mais si l'on subordonne si souvent ses affaires à ses repas, ne pourroit-on pas aussi subordonner ses repas à sa santé, qui de toutes nos affaires est certainement la plus intéressante ?

Tous les animaux qui transpirent beaucoup et qui vivent d'aliments peu aqueux, sont assujettis à avaler une certaine quantité de liquides qui délaient les substances dont ils se nourrissent, et fournit au sang la sérosité qui lui est nécessaire.

Le liquide le plus convenable, celui que la Nature a destiné à tous les animaux, est l'eau pure ;

sa qualité dissolvante de toutes les subtances qui conviennent à la nutrition, telles sont les gommes, les mucilages et les sucs gélatineux, la rend la plus propre à favoriser l'élaboration des aliments dans les premieres voies, en même temps qu'elle fournit au chyle qui en résulte, le véhicule le plus avantageux. On voit par-là combien il est dangereux de renoncer, comme le font plusieurs personnes, à l'usage salutaire de cette boisson, pour y substituer celle des liqueurs fermentées, qui ont une qualité toujours suspecte, soit par la maniere dont elles sont faites, soit par la nature des substances qu'on emploie pour les faire, soit enfin par les différents ingrédients pernicieux que la cupidité de ceux qui en font commerce, y fait ajouter; d'ailleurs les liqueurs fermentées ont plusieurs propriétés contraires au méchanisme de la digestion : la premiere est de dissoudre les substances résineuses et huileuses contenues dans les aliments, de les mêler avec le chyle, et ensuite avec le sang. Ces substances qui ne sont pas de nature à s'assimiler à nos humeurs, y restent toujours comme des corps étrangers qui fatiguent et fournissent une surabondance de matieres excrémentitielles, qui surchargent les organes secrétoires et excrétoires, et en affoiblissent peu-à-peu l'action.

La seconde propriété des liqueurs fermentées, est de coaguler les sucs gélatineux, effet très-contraire à la nutrition, qui exige que ces sucs, les seuls propres à réparer nos pertes de substances, soient exactement dissous dans le sang, pour pouvoir être portés dans les plus petits vaisseaux capilaires, où s'exécute tout le méchanisme de la nutrition.

Leur troisieme propriété est de durcir la fibre animale, ce qui cause dans les membranes de l'estomac et des intestins, une sécheresse et une roideur qui gênent l'action de ces organes et obstruent les glandes destinées à fournir les sucs digestifs.

Leur quatrieme propriété, et la derniere qu'il soit nécessaire de considérer relativement à notre objet, est d'aiguillonner la fibre nerveuse, de la tenir dans une tension qui en force le ressort. Cette propriété des liqueurs fermentées les rend quelquefois avantageuses, parce que dans le cas de relâchement, elles servent à donner du ton aux parties et à ranimer leur action languissante; mais il faut savoir que les secours qu'on en retire sont souvent suspects, parce que leur effet n'est que momentané, et que le ton qu'elles ont procuré est ordinairement suivi d'un plus grand relâchement, à moins que la nature, ranimée par leurs secours, ne devienne en état de le soutenir ensuite constamment.

Ce que je viens de dire sur le danger des liqueurs fermentées, ne regarde que ceux qui en font leur boisson exclusive. Les vins de bonne qualité, mêlés avec la moitié ou les deux tiers d'eau, ne sauroient produire les mauvais effets dont nous venons de parler ; ils peuvent même, dans certains tempéraments, contribuer à rendre la digestion plus parfaite, en sollicitant l'action de l'estomac et des intestins, en accélérant le mouvement languissant des vaisseaux ; c'est ce que nous observerons plus particuliérement lorsque nous traiterons du régime qui convient à chaque tempérament.

On a vu que l'eau est la boisson la plus convenable, mais on ne la trouve pas par-tout de la même qualité ; elle peut être altérée de mille manieres par différentes matieres hétérogenes, dont il seroit difficile de compter le nombre, et encore plus de distinguer la nature ; les unes sont chargées de sel vitriolique de toute espece, comme les sels sélénites, dont les bases terreuses sont unies à l'acide vitriolique ; tous les sels à bases métalliques, qui sont très-multipliés, et tous ceux à bases alkalines, qui ne sont pas en moins grand nombre : les autres tiennent en dissolution des matieres terreuses, gypseuses ou pierreuses, d'où naissent les stalactites qu'on remarque dans les grottes où l'eau filtre ; quelques autres sont chargées de substances volatiles, que les fermentations ou les feux souterrains développent de différentes matieres minérales, comme sont les bitumes, les soufres, les huiles de pétroles et les pyrites.

Toutes ces différentes matieres hétérogenes qui se trouvent mêlées avec l'eau en plus ou moins grande quantité, lui donnent des qualités qui quelquefois la rendent salutaire comme remede, mais toujours nuisible comme boisson ordinaire; parce que la plus simple, la plus pure, est en même temps la plus dissolvante et la plus légere, par conséquent la plus propre à favoriser la digestion, et à fournir au sang un véhicule léger et favorable à sa circulation.

L'eau differe encore par le degré de chaleur ou de froid qu'elle acquiert, suivant la qualité et l'exposition des terres à travers desquelles elle filtre; les unes sont échauffées par des feux souterrains ou par la fermentation des substances minérales qu'elles contiennent; les autres refroidies par les glaces et les neiges qui séjournent long-temps sur les montagnes élevées, comme celles de Savoie, de Suisse et des Pyrénées.

L'eau chaude nuit à l'estomac, parce qu'elle relâche et ramollit trop ses tuniques; celle qui est trop froide, condense les sucs gastriques, et roidit la fibre nerveuse des organes de la digestion; il faut donc choisir un degré moyen, qui cependant soit plus éloigné du chaud que du froid, parce que le premier est plus pernicieux que l'autre.

La chaleur qui résulte du frottement continuel des solides sur les fluides , demande à être sans cesse modérée , sans quoi les humeurs desséchées et raréfiées forceroient le ressort des vaisseaux.

L'air qui s'introduit dans les poumons au moment de l'inspiration , contribue , comme nous l'avons déjà expliqué dans le chapitre précédent , à tempérer cette chaleur par sa fraîcheur , ce qui n'est pas suffisant , il faut que la fraîcheur des boissons vienne encore de temps en temps la calmer. Les personnes échauffées par l'exercice , celles qui sont travaillées d'une fievre ardente , recherchent avec empressement les boissons froi- des : on auroit tort de les en priver , dans la crainte qu'elles leur devinssent nuisibles , puis- que rien ne convient mieux à leur état , à moins que par un degré de froid trop consdérable , elles ne fussent capables de supprimer la transpiration alors très-abondante , et de condenser trop promp- tement les humeurs raréfiées.

Nous avons dit qu'il falloit choisir l'eau la plus pure et la plus légere ; il faut donc se méfier de toutes les eaux souterraines , parce qu'il est rare qu'en filtrant à travers la terre , elles ne se char- gent de quelques matieres hétérogenes.

On doit préférer les eaux de pluies , celles des rivieres , et sur-tout des grandes rivieres ; parce qu'elles sont infailliblement d'une qualité supé- rieure à toutes les eaux de sources , à celles même qui filtrant à travers des terres franches et sablonneuses, se trouvent moins altérées que les autres.

L'eau de pluie, que l'on peut regarder comme une eau distillée dans le grand alambic de la Nature, ne sauroit contenir rien d'hétérogene, parce que la chaleur douce qui la fait évaporer de la superficie de la terre, pour en former les nuages, ne peut enlever aucune des substances avec lesquelles elle pourroit se trouver combinée. Cette distillation de la Nature est infiniment supérieure à celle qu'on exerce dans nos laboratoires. L'art n'a jamais pu rendre l'eau de la mer potable, du moins ce n'a été que par des procédés si compliqués, qu'ils ne peuvent être comparés à ceux de la Nature, qui évapore à chaque instant de la superficie de la mer, une quantité considérable d'eau qu'elle nous rend en pluie, parfaitement dégagée de tout ce qui pouvoit en altérer la pureté.

C'est aussi l'eau de pluie qu'on a choisie pour servir d'objet de comparaison à toutes les eaux dont on veut éprouver la pureté; ces dernieres sont estimées d'autant plus pures, qu'elles se rapprochent plus des qualités de l'eau de pluie.

Après l'eau de la pluie, celles des rivieres, et sur-tout des grandes rivieres, sont préférables à toutes les autres, parce qu'elles sont en plus grande partie formées des eaux de pluies, et que continuellement agitées par le courant de la riviere, elles se dépouillent facilement des corps hétérogenes dont elles peuvent être chargées. Les animaux, guidés plus surement dans leur besoin par l'instinct, que nous par la raison, préferent toujours l'eau de pluie et l'eau de riviere aux eaux de sources. On évite de donner de l'eau de puits aux chevaux et aux animaux domestiques dont on veut conserver la vigueur et la santé, parce que l'expérience apprend que cette eau ne leur est point salutaire ; cependant nous ne faisons point de difficulté de nous en abreuver. Peut-on croire qu'elle nuise moins au tempérament de l'homme qu'à celui des animaux ? Non sans doute ; mais c'est un préjugé sur lequel on ne réfléchit point ; on est généralement si persuadé que les eaux de sources et de puits sont préférables aux eaux de rivieres, que nous voyons de grandes villes, situées sur des fleuves, qui présentent à leurs habitants la boisson la plus saine, construire cependant à grands frais des puits et des fontaines publiques ; l'on y puise des eaux filtrées à travers toutes les immondices de la ville, que l'on préfere à celles que l'on tireroit à beaucoup moins de frais de la riviere.

L'usage des mauvaises eaux, je le répete, devient la cause d'une infinité de maladies, telles que la pierre, la gravelle, le goître, que nous remarquons être une maladie endémique, c'est-à-

dire, commune dans les pays où les neiges séjournent long-temps sur les montagnes, les obstructions, les mauvaises digestions, qui deviennent
ensuite le principe de mille dérangements dans
l'économie animale : que de motifs pour nous
déterminer à rechercher les eaux de la meilleure
qualité ! Mais on n'est pas toujours à portée des
rivieres pour s'en procureur l'eau facilement et à
peu de frais ; il faut alors se pourvoir de l'eau de
pluie, et pour cela il faut construire des citernes,
dont les frais ne seroient certainement pas plus
considérables que ceux qu'on est obligé de faire
pour creuser et élever un puits, qui, à raison de
sa profondeur, devient souvent très-dispendieux.
Dans les pays où l'eau de source manque absolument, et où les rivieres sont très-rares, on est
bien forcé de recevoir dans des citernes les eaux
de la pluie, afin de les y conserver par l'usage
journalier. On remarque que les personnes habi-
tuées à ne boire que de ces eaux, répugnent celles
de source et de puits, et s'en trouvent ordinairement incommodées.

Après les regles que je viens de tracer sur la qualité des eaux dont il convient de s'abreuver, il me
reste à donner celles qu'on doit observer dans leur
usage : nous avons dit que la boisson servoit à dé-
layer les aliments, et à fournir en même temps au
sang la sérosité dont il a besoin pour conserver la
fluidité qui facilite sa circulation dans les vaisseaux.

Par rapport aux aliments, la boisson doit être

proportionnée à la quantité qu'on en prend dans un repas, et encore à leur qualité plus ou moins seche, ou plus ou moins liquide ; c'est-à-dire, que ceux qui mangent des aliments aqueux, comme la soupe, les herbages, les fruits, le laitage, doivent moins boire que ceux qui mangent beaucoup de pain, de la pâtisserie, de la viande, et d'autres aliments solides de cette nature. En général, ceux qui ne cherchent pas à flatter leur goût dans l'usage des liqueurs fermentées ou d'autres boissons factices, ne boivent que pour éteindre leur soif ; ils ne boivent par conséquent que ce que la nature de leur tempérament exige. On voit cependant quelques personnes, que la force de l'habitude engage à boire journellement plus et d'autres moins qu'il ne convient au besoin de la nature. Les premieres distendent et relâchent trop la fibre de leur estomac, d'où naissent les mauvaises digestions ; elles introduisent encore dans leur sang trop de sérosités, qui en alterent la qualité. Les secondes, faute de détremper convenablement les aliments qu'elles prennent, les digerent mal, parce qu'ils sont obligés de séjourner plus long-temps dans l'estomac pour y acquérir de la part des sucs gastriques, la liquidité qui leur manque pour passer par le pilore, dans les intestins ; le chyle qui en résulte est trop épais, et ne fournit point au sang la sérosité qui lui convient. On voit donc qu'il est important d'éviter ces deux excès ; mais il est impossible de prescrire la quantité convenable de boisson, parce qu'elle doit varier selon les tempéraments, la qualité des aliments, la saison et le genre de vie laborieux ou oisifs qu'on mene ; cependant on peut dire en général qu'on ne sauroit la porter au-delà d'une livre, comme au-dessous de quatre onces, sans donner dans l'un des deux excès. Encore un point très-important à observer dans l'usage de la boisson, c'est de ne boire que pendant ses repas. Beaucoup de personnes, pour satisfaire un sentiment erroné de soif, que la chaleur de la digestion excite en elles, ont l'habitude de boire une ou deux heures après leurs repas : elles troublent singuliérement la digestion, en introduisant un liquide froid, qui arrête et suspend le mouvement de fermentation qui s'excite dans les aliments lorsqu'ils ont été échauffés dans l'estomac et pénétrés par les sucs gastriques. Cette fermentation dans les aliments étant absolument nécessaire à leur digestion, il est important de ne la point troubler.

La soif qu'on éprouve dans ce moment de fermentation des aliments, est l'effet de la chaleur qu'elle excite dans l'estomac ; elle passe aussi-tôt que les aliments commencent à se digérer, sans qu'il soit nécessaire de la satisfaire. J'ai vu plusieurs personnes, qui ayant contracté la mauvaise habitude de boire entre leurs repas, éprouvoient pendant tout le temps de la digestion, un mal-aise dont elles ont été délivrées dès le moment que, par mes conseils, elles s'en sont sevrées.

CHAPITRE III.

De l'Exercice et du Repos.

Tout être animé ne subsiste que par le mouvement; agir, manger et dormir, sont les trois fonctions les plus essentielles à la santé de l'animal. Celui qui ne prend du repos que dans le sommeil, et qui ne fait point d'exercice forcé, est assuré d'un tempérament robuste et d'une santé constante; l'expérience nous confirme tous les jours cette vérité; je l'ai souvent reconnue dans les habitants de la campagne, qui, jouissant d'une médiocre aisance, veillent à la culture de leurs propres fonds, en s'occupant des travaux les moins pénibles, qui leur donnent un exercice continuel sans les fatiguer : on les voit rarement malades, et leur santé n'est jamais troublée par cette foule d'infirmités qui tourmentent sans cesse nos citoyens oisifs, et que l'habitude leur fait regarder, non comme de véritables maladies, mais comme l'effet de la délicatesse de leur tempérament, dont quelques-uns ont la sottise de se faire un mérite.

L'exercice redonne à la fibre le ton qu'elle a perdue, ranime la circulation du sang, facilite la nutrition, favorise les secrétions et les excrétions, empêche les stagnations d'humeurs dans les visceres, d'où toutes les obstructions prennent leur origine.

Tous nos membres s'engourdissent dans l'inaction. Si un accident, sans maladie, nous retient au lit pendant un mois, notre corps s'affoiblit au point de ne pouvoir plus se soutenir ; et ce n'est que par des mouvements réitérés que nous parvenons peu-à-peu à reprendre les forces que l'inaction nous a fait perdre. Le membre qu'on exerce plus habituellement, acquiert plus de force et d'adresse que les autres ; c'est pourquoi la main droite est plus forte que la gauche, et que celle-ci, dans les gauchers, l'est plus que la droite.

L'exercice rendra toujours robuste un sujet né naturellement foible, comme l'oisivité énervera toujours l'homme naturellement robuste. Que l'on compare l'agilité, la santé et la force de l'animal sauvage, avec celles des animaux domestiques choisis dans la même espece, on trouvera dans la différence de leur tempérament le juste produit des avantages de l'exercice sur l'oisiveté.

Peu de personnes méconnoissent les effets salutaires de l'exercice sur la santé ; cependant, sans compter celles qui par état sont forcées à une vie sédentaire, nous en voyons un grand nombre se livrer volontairement à la mollesse, dans laquelle elles trouvent bientôt le principe d'une vie lan-

guissante

guissante qui les conduit insensiblement au tombeau.

C'est à cette vie sédentaire, molle et oisive, que
nous devons l'origine de cette maladie, connue
sous le nom de *vapeur*, aujourd'hui si commune
parmi les habitants de la ville, et contre laquelle
il n'est pas de remede plus efficace que le grand
exercice, et point de remede en même temps
qui répugne plus aux malades à qui on le
conseille ; parce que leurs membres, une fois
engourdis et offoiblis par l'inaction, sont on ne
peut pas moins disposés au mouvement ; d'où il
résulte dans ces malades une tendance naturelle
et presque invincible au repos qui aggrave leur
état, et dont on ne peut les tirer qu'en leur
faisant la plus grande violence : j'en ai même
connus qui préféroient opiniâtrément de languir
tristement dans leur inaction, plutôt que de prendre sur eux la peine de l'exercice.

Nous avons dit que tout être animé ne subsistoit que par le mouvement. En effet, c'est
de l'action des solides sur les fluides, et de ceux-
ci sur les premiers, que dépend la circulation du
sang et de toutes les humeurs ; c'est cette circulation qui constitue ce que nous appellons proprement la *vie*. La fibre animale, douée de cette
élasticité vivante qui la distingue de tous les autres corps, comme je l'ai démontré dans mon traité
des maladies des nerfs, réagit avec d'autant plus

de force sur l'impulsion des fluides , que cette impulsion acquiert plus d'énergie : or , les fluides opposent aux solides plus de résistance toutes les fois que leur mouvement est augmenté par une cause quelconque indépendante de l'action des vaisseaux. L'exercice accélere donc nécessairement la circulation du sang , puisque , en agitant les fluides , il excite en proportion la réaction des solides , d'où il résulte une intensité plus forte dans le mouvement vital ; et comme c'est de l'action des vaisseaux sur les humeurs que dépend leur parfaite élaboration , on voit combien il est important d'aider et de favoriser cette action par l'exercice ; sans quoi les humeurs , abandonnées au seul mouvement qu'elles reçoivent des vaisseaux , réagiront foiblement contre leurs parois , et la circulation deviendra de plus en plus lente ; elles croupiront bientôt dans les vaisseaux les plus éloignés du coeur , ainsi que dans certains visceres en qui la circulation est naturellement plus lente , comme le cerveau , le foie , la rate , le pancréas , et généralement tout le systême glanduleux. La nutrition , ainsi que les secrétions et les excrétions, qui ne s'operent qu'à l'extrémité des plus petits vaisseaux capillaires , ne pourront se faire qu'imparfaitement , parce qu'il faut une certaine énergie dans l'action vitale pour pousser les humeurs qui doivent y être employées.

Voulons-nous des preuves plus évidentes des

effets salutaires de l'exercice sur l'économie animale, observons la Nature dans les moyens qu'elle
emploie pour dompter et expulser une cause morbifique quelconque ; nous lui voyons accélérer le
mouvement et augmenter l'action de tout le
systême artériel, tandis qu'elle laisse dans l'inertie le systême musculeux ; elle réunit donc
toutes ses forces dans le premier pour parvenir à
vaincre l'ennemi qui la menace de sa destruction.
On a donné à ce combat de la nature contre
la cause morbifique, le nom de *fievre*, que le
vulgaire regarde comme la maladie même, mais
qui n'en est réellement que le moyen curatif employé par la Nature pour rétablir entre les solides
et les fluides, cet équilibre qui constitue la santé.
Aussi tous les vrais médecins, pénétrés de cette
vérité, savent respecter la Nature dans ses opérations, et la regardant comme leur premier
maître, sous la direction duquel ils doivent toujours docilement agir, ils se contentent de la
secourir sans la contrarier.

Il résulte des principes que nous venons
d'établir, cette juste conséquence, que c'est par
le mouvement que nous nous conservons en santé ;
que c'est encore par le mouvement que nos maladies
se guérissent. Quiconque attache quelque prix à la
santé, sache donc qu'on ne peut la conserver sans
l'exercice ; qu'il sache qu'elle se détruit nécessairement dans l'oisiveté et dans la mollesse ; que si

quelques personnes assujetties à une vie sédentaire paroissent cependant en jouir, elles ne la doivent qu'à la bonne constitution de leur tempérament, qu'elle ne manque pas néanmoins d'affoiblir de jour en jour ; on les voit tomber insensiblement dans cet état valétudinaire, qui est toujours le triste apanage de la vie oisive et sédentaire.

Tout ce que je viens de dire sur l'exercice, suffit sans doute pour en faire sentir toute la nécessité ; il me reste à prescrire les bornes audelà desquelles il seroit imprudent de le porter ; car, comme je l'ai dit dans ma préface, la machine animale, qui n'existe que par le mouvement, trouve cependant en lui la cause de sa perte. En effet, il résulte de l'action des solides sur les fluides, et de ces derniers sur les premiers, des frottements multipliés qui tendent à en user insensiblement les ressorts. La Nature a bien pourvu à cet inconvénient par le méchanisme admirable de la nutrition, au moyen duquel elle rend à la fibre animale les déperditions que le frottement lui fait éprouver ; mais si par des exercices violents et long-temps continués, ces déperditions se font trop promptement, elle ne suffira pas alors à leur réparation ; les solides s'affoiblissant, ne seront plus en état de réagir sur les fluides avec cette énergie nécessaire, pour opérer leur libre circulation et leur parfaite élaboration. Les pernicieux effets de l'exercice immodéré, ne se bornent pas sur les solides , ils alterent encore les fluides de plusieurs manieres : 1°. en accélérant le mouvement de la circulation , l'exercice augmente la chaleur naturelle , qui , lorsqu'elle devient trop grande , évapore la partie la plus subtile et la plus fluide des humeurs , d'où résulte leur épaississement. La partie saline du sang nutréfiée dans son état naturel par la partie balsamique , se dévelope , se volatilise , et communique à toutes les humeurs son âcreté. 2°. La forte collision des vaisseaux à laquelle les exercices violents donnent lieu , détruit , ou du moins altere considérablement le gluten des sucs nutritifs , sans lequel ils ne sont plus propres à s'appliquer et à adhérer au tissu des vaisseaux dont ils doivent réparer les pertes. L'exercice immodéré atténue , liquefie et fait rentrer dans le sang la graisse contenue dans le tissu cellulaire , d'où dépendent la soupplesse , l'onctuosité qui lui sont nécessaires pour favoriser le mouvement et l'action des organes auxquels il sert d'enveloppe ; ce qui occasionne la roideur , le desséchement et la maigreur.

Les inconvénients de l'exercice immodéré nous amenent naturellement aux avantages qu'on tire du repos. Si , comme nous l'avons démontré , l'exercice est nécessaire pour porter avec plus d'énergie jusqu'à l'extrémité des petits vaisseaux capillaires les sucs nourriciers , ainsi que les humeurs qui doivent servir aux secrétions et aux excrétions, le repos convient alors pour donner aux sucs nourriciers le temps et la facilité de s'adapter à la fibre, dont il doit réparer les pertes, et aux humeurs secrétoires et excrétoires, celui de passer librement à travers les différentes filtres destinés à les séparer de la masse du sang. La Nature, qui veille sans cesse à la conservation de ses ouvrages, force tout être vivant à prendre, malgré lui, le repos nécessaire à l'entretien de sa vie. Le sommeil, dont tout animal ne peut se défendre après un certain temps de veille et d'exercice, le ramene nécessairement au repos, pendant lequel l'observateur remarque que les sucs nerveux, dissipés par l'action des muscles, au mouvement desquels ils ont été employés pendant l'exercice, se réparent dans le cerveau ; que les secrétions et les excrétions deviennent plus abondantes, ou du moins plus régulieres. En effet, la transpiration dans le sommeil a cet avantage sur celle qu'excite l'exercice, qu'elle s'opere d'une maniere plus douce et plus paisible ; qu'en conséquence elle entraîne avec elle plus réguliérement et plus efficacement les parties salines et hétérogenes du sang, sans lui enlever la sérosité nécessaire à sa fluidité, comme le fait l'exercice, ainsi que nous l'avons remarqué ci-dessus. On observe encore que les urines filtrées dans les reins pendant le sommeil sont plus colorées, et par conséquent plus chargées des parties excrémentitielles de nos humeurs, que pendant la veille. Les sputations qui se font après le réveil, sont aussi plus épaisses, plus salines que celles qui se font dans le courant de la journée. Toutes ces observations prouvent que le sommeil et le repos qu'il procure, est d'une nécessité indispensable, sur - tout lorsqu'on considere que c'est par lui que se réparent les forces épuisées par le mouvement.

C'est donc dans l'alternative du mouvement et du repos, du sommeil et de la veille, que le corps s'entretient dans un état de santé et de vigueur, qu'il ne manque pas de perdre par l'abus qu'on peut faire de l'un ou de l'autre.

Sept heures de sommeil suffisent à tout homme qui ne se livre point à des exercices outrés, et le repos qu'il prend pendant le temps de ses repas et celui de son sommeil, suffit pour l'entretien constant de sa santé, ainsi que je l'ai dit au commencement de ce chapitre. Il n'en est pas de même pour ceux qui s'exercent à des travaux pénibles ; ils ont nécessairement besoin d'un repos et d'un sommeil plus long ; mais comme le sommeil ne se commande point, et qu'il ne se prolonge pas toujours à raison de l'exercice auquel on s'est livré ; que souvent, au contraire, il est troublé par l'agitation d'un trop violent exercice, parce qu'alors le sang échauffé par le mouvement, se trouve peu disposé à reprendre le calme qui détermine et favorise le sommeil ; il faut alors chercher à le rappeller par un repos proportionné à la longueur et à l'intensité de l'exercice auquel on s'est livré.

Je terminerai ce chapitre en indiquant l'exercice le plus favorable à l'entretien de la santé.

L'exercice doit être proportionné à l'état de force ou de foiblesse de chaque sujet : celui qui convient à un tempérament vigoureux, nuiroit nécessairement à un tempérament foible.

En général l'exercice qui met successivement en action les différents muscles du corps sans outrer leur mouvement et forcer leur ressort, est préférable à celui qui n'exerce que certaines parties, et laisse les autres dans l'inaction.

D'après ce principe, il est aisé de juger le genre d'exercice le plus avantageux ; on le trouvera dans tout travail qui exige en même temps ou successivement l'action des pieds et des mains, pourvu qu'il ne soit pas outré ; c'est l'avantage dont jouissent ceux qui exercent certains métiers, tels que ceux de menuisier, de charpentier, de tourneur, d'agriculteur, ect. Nous voyons généralement tous ces gens vigoureux et robustes, sur-tout ceux qui, jouissant d'une certaine aisance, sont assez sages pour éviter les débauches auxquelles cette classe d'hommes n'est que trop sujette à se livrer.

A l'égard des personnes qui par état sont forcées

de mener une vie sédentaire, qui exercent plus leur esprit que leur corps, tels que les gens de lettres et de cabinet ; quoiqu'il fût plus avantageux à leur santé d'employer quelques heures de la journée à s'exercer dans un travail du genre de ceux dont je viens de parler, si leur goût ou leur occupation ne leur permettent pas de s'y livrer, ils doivent nécessairement donner quelques heures de la journée à l'exercice de la promenade, ou de l'équitation, ou de la voiture.

L'exercice de la promenade conviendra aux personnes robustes et en état de soutenir la marche sans beaucoup se fatiguer ; je dis sans se fatiguer, parce que la marche est de tous les exercices celui qui énerve le plus les forces de l'homme. Un ouvrier préfere d'employer sa journée à un travail pénible plutôt qu'à celui de la marche, parce qu'il éprouve moins de fatigue de l'un que de l'autre.

Celui du cheval convient à tous les tempéraments, si l'on en excepte ceux d'une foiblesse extrême, qui n'auroient pas la force de se tenir à cheval. Il ne reste à ceux-ci que l'exercice de la voiture, qui a l'avantage de communiquer du mouvement à tout le corps, sans exiger de sa part aucune action qui en puisse diminuer les forces.

Cet exercice est si avantageux, qu'on lui a vu opérer des guérisons qu'on n'auroit pu espérer d'aucun autre remede. Une fille impotente, réduite depuis vingt ans sur un grabat, d'où elle ne pouvoit sortir faute de pouvoir se soutenir sur ses jambes, hérita d'une parente, dont il fallut aller chercher la succession à soixante lieues de chez elle : son état de pauvreté ne lui permit pas de prendre une autre voiture que la charrette d'un messager du pays où elle devoit aller : portée sur cette charrette, qui la secoua fortement tout le long du chemin, elle eut en arrivant la double satisfaction de recouvrer l'usage de ses jambes, dont elle étoit privée depuis vingt ans, et de recueillir une succession qui la retira de la misere. Que de guérisons ainsi opérées, on attribue souvent aux eaux minérales ou aux médecins qu'on est allé chercher bien loin !

Pour tirer tout l'avantage qu'on a droit d'attendre de cet exercice, il ne faut point rechercher les voitures à ressort bien liant, parce que leur mouvement trop doux n'agite point assez la machine, et n'opere point par conséquent le but qu'on se propose dans l'exercice. On remarque que ces voitures aussi douces, dérangent plusieurs personnes, en leur faisant éprouver les mêmes effets que le roulis d'un vaisseau qui souleve l'estomac et excite des vomissements violents.

Pour rendre l'exercice plus salutaire, il faut qu'il soit accompagné de gaieté et de dissipation ;

il faut que l'esprit y soit occupé agréablement, et que les sollicitudes en soient bannies ; c'est pourquoi l'exercice dans lequel on se propose un but qui satisfait nos désirs, se supporte plus facilement que celui qu'on fait contre son gré ou sans aucun dessein qui puisse nous affecter.

Il est donc important de choisir l'exercice qui nous plaît le plus, lorsqu'il est en notre pouvoir d'en faire le choix, parce que de quel genre qu'il soit, il sera toujours plus avantageux à la santé, qu'un autre qu'on pourroit croire plus avantageux et plus analogue à son tempérament.

Il reste à déterminer le temps de la journée qu'il convient de choisir pour l'exercice que la santé exige : presque tous les auteurs qui ont écrit sur cette matiere, s'accordent à indiquer le matin, comme le temps le plus favorable, parce que, disent-ils, on respire alors un air pur et dégagé des exhalaisons que le soleil attire de la terre pendant le courant du jour ; parce que l'exercice qui succede au repos du sommeil, et dans le temps que la digestion est complétement faite, procure à toutes les parties du corps une action et un mouvement qui facilitent la circulation du sang, favorisent les secrétions et les excrétions des humeurs, en atténuent les molécules trop grossieres, et les dégagent des visceres où elles tendent à s'embarrasser. Cependant l'expérience nous apprend que l'exercice qu'on fait le matin au sortir du lit et à jeûn, exténue promptement, et laisse pendant le cours de la journée dans un état de l'assitude, qui annonce qu'il a été plutôt nuisible qu'utile ; mais on ne sera point surpris de cet effet lorsqu'on réfléchira à l'état physique du corps, au moment du réveil qui survient après un sommeil et un repos parfait de sept à huit heures. Tous les muscles, ainsi que le genre nerveux, sont alors relâchés ; l'économie animale se trouve dans un état d'engourdissement qui la rend peu disposée au mouvement ; l'estomac, que nous avons considéré comme le siege principal des forces centrales de tout le corps, se trouve vuide, et par conséquent dénué du ton que lui donnent les aliments. L'exercice qu'on entreprend dans cet état ne peut donc manquer de devenir très-laborieux, puisque dans ce moment on se trouve privé des forces qui seroient nécessaires pour le soutenir.

L'exercice du matin est sans doute très-avantageux, quand on le considere par rapport aux influences salutaires de l'air pur qu'on respire, et qui spécialement en été est infiniment plus salubre que celui de l'après-midi ; mais il sera toujours prudent de laisser le temps à la machine animale de revenir insensiblement de l'engourdissement où l'avoit plongé le sommeil, avant de s'exercer à rien qui exige de sa part des efforts trop vigoureux, et de lester l'estomac par quelques aliments, au moyen desquels il acquiert les forces

nécessaires pour soutenir celles de toutes les autres parties, dont il est le premier mobile.

Quand je conseille de lester l'estomac par quelques aliments, je n'entends pas prescrire un repas
complet, tel que celui qu'on peut prendre à dîné,
et après lequel le repos est plus salutaire que l'exercice ; mais simplement une légere nourriture, qui
au lieu de charger l'estomac en réveille simplement le ton, et en aiguillone légérement la fibre
nerveuse.

D'après ces principes, ceux à qui les occupations interdisent la faculté de jouir des avantages
de l'exercice du matin, reconnoîtront aisément
qu'ils ne doivent se livrer à celui du soir, qu'après
avoir laissé à leur estomac le temps d'opérer la
premiere digestion, temps qui exige au moins
deux heures de repos.

Il est encore une observation à l'avantage de
l'exercice, que peu de personnes ont faite avant moi,
et qui paroîtra bien extraordinaire à quiconque
n'en a pas éprouvé les effets. On admire et on
voit avec surprise les ouvriers, et principalement les agriculteurs, s'exercer gaiement à des
travaux pénibles pendant les grosses chaleurs de
l'été, tandis qu'énervés par ces chaleurs, les gens
oisifs ne se sentent pas la force de soutenir le plus
léger travail, et cherchent en vain dans le repos
à calmer le mal-être et l'état de l'assitude qu'ils
éprouvent. Pourquoi ces ouvriers ont-ils le cou-

rage et la force de supporter le travail, exposés à l'ardeur d'un soleil brûlant ? On croit communément que c'est à l'habitude qu'ils doivent cet avantage ; sans doute c'est à l'habitude du travail qu'ils doivent la vigueur de leur corps, qui les met en état de résister à des travaux auxquels notre foiblesse ne sauroit fournir ; mais ce n'est pas à l'habitude du travail qu'ils doivent l'avantage de supporter les vives chaleurs sans en être incommodés, et sans éprouver le mal – être dont les gens oisifs se plaignent ; puisque ces ouvriers éprouveroient le même mal-être, les mêmes lassitudes, et seroient, comme les gens oisifs, dominés par la chaleur, s'ils gardoient alors le repos ; c'est donc au travail lui-même qu'ils doivent cet avantage. L'action qu'il exige dans tous les muscles, favorise la circulation du sang et des humeurs dans toutes les parties du corps, empêche leur stagnation dans les visceres, excite une transpiration salutaire, entretient le ton et le ressort de la fibre animale, qui la met en état de résister à l'expansion du sang et des humeurs que les grandes chaleurs occasionnent, en raréfiant l'air dont elles sont imprégnées ; c'est à cette raréfaction des humeurs et au relâchement des vaisseaux qui se laissent distendre, que nous devons essentiellement cet état de foiblesse, d'engourdissement et de l'assitude que les chaleurs nous font éprouver, lorsque nous nous livrons au repos.

J'ai fait cent fois cette épreuve sur moi-même, accablé par la chaleur, la tête pesante, les membres engourdis, et paroissant se refuser à toute action ; j'ai vaincu la répugnance que me donnoit cet état à me livrer à aucun exercice, et j'ai constamment éprouvé que le travail, sur-tout celui qui exigeoit quelque énergie dans l'action des pieds et des mains, comme celui du tour, de la lime, de la scie ou autres semblables, me rendoit promptement la vigueur, la légéreté, et cette alacrité qui annonce la meilleure disposition du corps et de l'esprit.

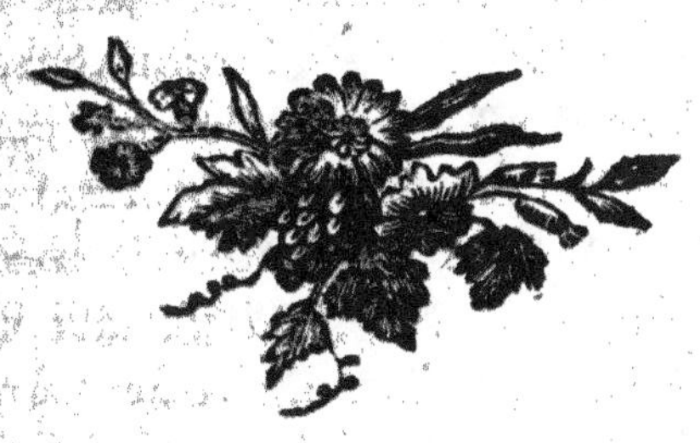

CHAPITRE IV.

Des Passions de l'Ame.

J'AI fait voir dans mes recherches sur les vrais principes de l'animalité, que le sens intérieur avoit une action réactive, non-seulement sur les organes destinés aux fonctions animales, qu'il dirige selon la détermination qu'il reçoit des différentes impressions que font sur lui les sens extérieurs, mais que cette action s'étend encore sur les organes qui exécutent les fonctions vitales ; ce qui a été prouvé par l'exemple que j'ai donné des effets sensibles qu'opere l'agitation du sens intérieur sur le mouvement du coeur, sur celui de la respiration, sur les organes de la digestion et sur plusieurs autres. On a vu que le coeur entre en palpitation et tressaille quand un objet chéri et inattendu se présente à nos yeux ; qu'il semble au contraire perdre toutes ses forces devant celui qui répugne ou effraie nos sens ; que la respiration devient difficile et ne se fait que par soupirs, quand un vif chagrin nous affecte ; qu'enfin toutes les vives affections de joie ou de tristesse, font éprouver vers la région épigastrique, un saisissement très-sensible, qui annonce bien clairement

que

que c'est l'endroit où se rapportent tous les ébranlements de la machine.

Si ce méchanisme merveilleux, qui fait correspondre tous nos organes avec celui du sens intérieur, donne à notre être une perfection, en faisant participer la substance corporelle à toutes les
modifications que l'ame reçoit des causes morales,
il devient aussi très-souvent un principe de dérangement dans notre machine, dont il est nécessaire de connoître les effets.

Les passions sont à l'égard du sens intérieur, ce
que les aliments sont à l'égard de l'estomac et des
autres organes des premieres voies ; ce sont elles
qui réveillent et soutiennent le ton et les forces
du sens intérieur : une personne qui en seroit
absolument privée, tomberoit dans une langueur
mortelle, parce que l'inaction du sens intérieur
influeroit bientôt sur tous les organes qui, comme
je l'ai fait voir, ont besoin d'être animés par sa
réaction.

J'ai vu cet état dans son dernier période chez
un homme de quarante ans, qui avoit été successivement agité par différentes passions, toutes
poussées à l'excès. Après avoir mené long-temps
une vie très-turbulente, et avoir joué dans le
monde un rôle distingué, un revers imprévu de
fortune le tira tout-à-coup du tourbillon où il
se trouvoit plongé. Privé de toutes les occupations et de tous les plaisirs qui servoient encore

d'aiguillon à ses sens émoussés, et réduit à une vie particuliere, tout devint pour lui d'une si grande indifférence, qu'aucun sujet de plaisir ni de chagrin n'étoit plus capable de réveiller dans son ame la moindre affection. Livré à une morne mélancolie, il paroissoit à peine sentir son existence ; on lui voyoit oublier les choses les plus communes et les plus essentielles de la vie.

La machine ne put pas supporter long-temps cette inaction du sens intérieur ; tous ses organes tomberent bientôt dans une si grande foiblesse, que leurs fonctions furent totalement dérangées ; les premieres voies se refuserent à la digestion, la respiration devint difficile, les visceres du bas-ventre s'obstruerent ; il périt enfin au bout de six mois dans un ictere universel.

Il n'est pas rare de voir de pareils exemples dans les personnes qui habitent les grandes villes. Exposées à des vicissitudes qui changent quelquefois en un instant leur maniere d'être et leurs habitudes, elles passent subitement du sein des plaisirs, dans l'abyme des chagrins les plus cuisants ; le sens intérieur, fatigué par l'impression réitérée d'une foule de passions dont elles ont été le jouet, tombe dans une foiblesse qui le rend incapable de cette réaction réguliere que nous avons fait voir si nécessaire pour réveiller l'action et entretenir le ton des autres organes ; d'où il résulte un désordre général dans l'économie animale.

J'ai observé beaucoup de maladies, tant aiguës que chroniques, qui tirent souvent leur origine d'une pareille cause, et à laquelle les médecins font ordinairement trop peu d'attention. Erasistrate, célebre médecin de Seleucus Nicanor, sut bien deviner que la langueur d'Antiochus, fils de ce prince, étoit entretenue par la violente passion qu'il avoit conçue pour sa belle-mere.

Nous avons dit que les passions agissent sur le sens intérieur, comme les aliments sur l'estomac ; les unes en réveillent le ton, et quelquefois lorsqu'elles sont trop vives, vont jusqu'à forcer son ressort ; les autres, trop modérées, le laissent languir ; et d'autres, qu'on doit regarder comme les poisons de cet organe, en abattent et détruisent les forces.

L'aiguillon des désirs, les tressaillements de la joie, l'enthousiasme de l'amour favorisé, la douce satisfaction d'une jouissance flatteuse, doivent être regardés comme autant de restaurants infaillibles, qui portent dans le sens intérieur, et de-là dans toutes les parties du corps, de nouvelles forces et une nouvelle vie: Cependant toutes ces passions portées à l'excès, agitent trop vivement l'organe du sens intérieur ; la réaction qu'il exerce sur les autres organes devient trop active ; le siege des forces centrales qui reçoit l'impulsion de tous ces mouvements, s'en trouve ébranlé et bientôt affoibli.

L'inaction qui résulte de cet état, presque

indifférent de l'ame foiblement affectée par les passions, jette toute la machine dans une espece de langueur qui ralentit l'action des solides sur les fluides, donne lieu aux stagnations d'humeurs, et dérange le méchanisme des secrétions. L'ennui, les inquiétudes, les mal-aises, les bâillements, les soupirs qui accompagnent cet état, sont autant de symptômes qui annoncent les mauvais effets qu'il produit sur l'économie animale.

La crainte, la frayeur, le chagrin, l'envie, la jalousie et le désespoir, affectent le sens intérieur, comme les subtances pernicieuses affectent l'estomac; ils anéantissent ses forces, en détruisent son ressort; en sorte qu'il demeure incapable d'aucune réaction sur les autres organes : l'abattement subit, le tremblement, l'oppression, la perte de connoissance, et quelquefois la syncope, sont les accidents inséparables des impressions pernicieuses que font sur le sens intérieur ces malheureuses passions.

Il en est d'autres qui produisent sur lui le même effet que certaines substances, qui, par leur âcreté, irritent vivement les membranes de l'estomac : ce sont les excès de fureur et de colere qui portent dans le sens intérieur la plus violente agitation, dont les effets, dans la machine animale, sont la forte contraction de tous les muscles, le resserrement spasmodique de tous les organes, qui s'annoncent dans la poitrine par l'oppression ; dans l'abdomen , par sa tension ; dans la tête , par la rougeur que fait paroître le sang fortement exprimé dans les vaisseaux capillaires de la peau ; dans les yeux , qui semblent se porter hors des orbites ; en un mot , dans toute l'habitude du corps par le gonflement des vaisseaux et la tension des muscles.

Il résulte de ce que je viens de dire sur l'effet des passions , qu'il faut tâcher de se garantir , ou du moins réprimer de tout son pouvoir celles que nous avons reconnues toujours pernicieuses à la santé , et qu'il ne faut se livrer qu'avec modération à celles que nous avons montrées favorables , parce que leur excès ébranle trop vivement nos organes et en force le ressort.

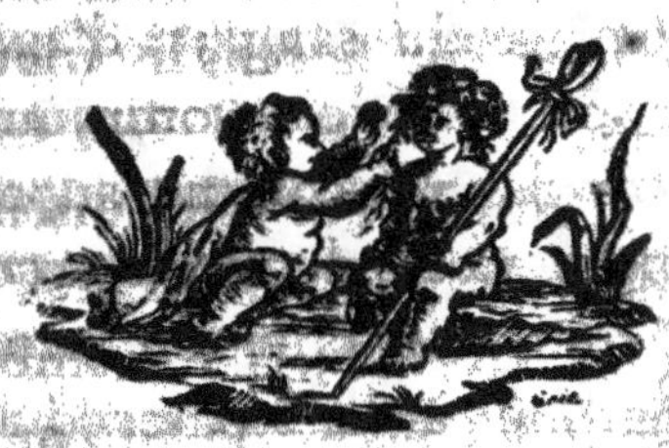

CHAPITRE V.

Des Secrétions et Excrétions.

CERTAINES humeurs, ayant chacune des propriétés différentes, se séparent habituellement du sang, qu'on peut regarder comme le réservoir commun qui contient les différents principes dont elles doivent être formées. Parmi ces humeurs, les unes sont destinées à des usages essentiels aux fonctions animales, et, après avoir rempli leur destination particuliere, rentrent dans le réservoir commun, et sont nommées en conséquence *humeurs recrémentitielles*; d'autres sont en partie transmises au dehors, et en partie repompées dans la masse du sang; d'autres enfin ne sont séparées du réservoir commun, que pour être chassées au dehors comme superflues et nuisibles : on a nommé ces dernieres *excrémentitielles*. Chacune de ces humeurs paroît avoir un organe particulier destiné à la séparer du sang ; c'est ce que l'on désigne sous le nom d'*organe secrétoire* et *excrétoire* : je dis, paroît avoir un organe particulier, parce que, quoique nous en connoissions quelques-uns, comme le foie, le pancréas, les reins, et plusieurs autres glandes qu'il a plu aux anatomistes de désigner sous le nom de *conglobées* et de *conglomérées*, il en est cependant une infinité d'autres qui échappent à nos sens; ceux-mêmes dont nous connoissons la structure extérieure, nous dérobent leur structure interne, et nous laissent dans l'impuissance d'expliquer, ou plutôt de concevoir le méchanisme de leur action. Nous laisserons donc tous les différents systêmes que les physiologistes ont bâtis sur cet objet, pour nous attacher à l'examen des qualités sensibles de ces humeurs, de leur usage particulier et commun à la conservation de l'économie animale; je commencerai par celles que la Nature a destinées à coopérer au méchanisme si important de la digestion.

Les aliments introduits dans la bouche, divisés et broyés par l'action des dents, commencent à y être humectés et pénétrés par une humeur qui s'exhale de différents conduits qui aboutissent à une multitude de glandes répandues dans la membrane qui tapisse l'intérieur de la bouche. Cette humeur, qu'on nomme *salive*, est formée par le mélange d'une huile très-atténuée, intimement mêlée avec l'eau au moyen d'un sel alkalescent, mais parfaitement neutralisé par ce mélange, ce qui, dans l'homme sain, rend cette humeur savonneuse, et en même temps si douce, qu'elle ne présente presque rien de sensible, ni au goût, ni à l'odorat. Il n'en est pas de même dans

les personnes malades , travaillées par la fievre ;
dans celles qui ont supporté une longue abstinence
ou qui sont excédées par le travail ; la salive
chez ces personnes s'échauffe , devient âcre , et
souvent acquiert une odeur très-fétide. C'est
pour cette raison que le médecin consulte toujours
l'état de la bouche de son malade , qui devient pour
lui la boussole des progrès de la maladie en bien ou
en mal. Quand la bouche devient fraîche , quand
la salive reprend ses qualités naturelles , il peut
pronostiquer une prochaine guérison ; quand , au
contraire , elle reste seche ou pâteuse , que la
salive est épaisse , âcre ou fétide , c'est une preuve
que l'humeur morbifique n'a point encore été altérée ou expulsée.

La salive est la premiere humeur qui prépare
les aliments à subir une bonne digestion ; elle les
humecte , et par-là en facilite la déglutition ; sa
qualité savonneuse la rend propre à pénétrer et
dissoudre les parties huileuses , muqueuses et gommeuses, contenues dans les aliments ; elle concourt
avec les autres humeurs , dont nous parlerons
ci-après , à former de ces différentes substances un
extrait qui doit ensuite passer dans le sang sous
la forme d'une liqueur émulsive , que l'on nomme
chyle.

Si la premiere digestion s'opere dans la bouche ; si , comme nous venons de le dire , la salive donne aux aliments les premieres élabora-

tions qui doivent les disposer à une bonne digestion, il est donc bien important de veiller à
ce que cette premiere digestion s'exécute le plus
complétement possible : pour cela, il faut contracter l'habitude de bien mâcher les aliments
avant de les avaler ; je dis qu'il faut contracter
cette habitude, parce que comme la mastication se fait presque toujours sans attention et sans
volonté déterminée, c'est d'après l'habitude que
l'on contracte, que chaque personne remplit plus
ou moins vîte, plus ou moins lentement cette
premiere fonction de la digestion.

Deux avantages se tirent de la mastication :
d'abord celui de broyer et de diviser les aliments,
de les rendre par-là plus pénétrables à la salive ;
et ensuite celui d'exciter dans les glandes salivaires une plus abondante secrétion de cette humeur ; car l'expérience prouve que l'action des
muscles de la mâchoire et de la langue, dans le
mouvement de la mastication, excite les conduits excrétoires des glandes salivaires à décharger dans la bouche une quantité plus grande de
salive, que lorsqu'ils sont en repos. La saveur
des aliments contribue aussi à cet effet : plus elle
est forte, plus elle augmente l'affluence de la
salive dans la bouche ; c'est ce qui fait rechercher aux personnes en qui la salive est viciée par
trop d'épaississement, les aliments de haut goût,
c'est-à-dire, d'une saveur vive et piquante ; ceux

d'une saveur douce leur répugnent, parce qu'ils n'excitent pas une secrétion assez abondante de salive ; ce qui les fait paroître pâteux dans leur bouche, et leur en rend la digestion difficile.

Nous avons dit que la salive, dans son état naturel, étoit une humeur douce, sans goût ni odeur sensible, qualité qui lui est très-essentielle, et sans laquelle elle devient nuisible aux fonctions pour lesquelles elle est destinée. En effet, si elle est âcre, elle communique ce vice aux aliments ; si elle a de l'odeur, mêlée avec eux, elle les rend répugnants. C'est aussi presque toujours au vice de la salive que l'on doit rapporter les dégoûts, ainsi que les goûts dépravés dont quelques personnes se trouvent affectées. Quoique le vice de la salive provienne le plus souvent de la dépravation des autres humeurs, il arrive cependant qu'elle se trouve altérée par des causes particulieres, qui ont leur siege dans la bouche même ; et ce sont de ces causes dont nous devons nous occuper, parce qu'elles seules sont du ressort de la matiere que je traite.

La salive peut être altérée par les dents cariées, dont il émane une odeur fétide qui la corrompt ; par le tartre qui s'attache aux dents, sur-tout dans les personnes qui mangent beaucoup de viande : ce tartre devient un corps étranger, dont le séjour sur les dents en ronge l'émail, et que la chaleur de la bouche corrompt et rend fétide ; par les aphtes qui surviennent à la bouche, lorsqu'elle est échauffée par des aliments trop âcres, ou des boissons trop violentes ; telles sont les viandes salées ou fortement épicées, les fromages qui ont acquis, par leur vétusté, ce goût fort et piquant, dont tant de monde sont amateurs.

D'après ce que nous venons de dire, on voit combien il est important de prendre un soin particulier de sa bouche, de faire arracher toutes les dents cariées, du moins toutes celles qui donnent de l'odeur ; car il est des caries seches qui n'en donnent aucune : il suffit souvent de plomber celles-ci pour les conserver long-temps, sans que la carie fasse de grands progrès. Il n'en est pas de même des caries humides, quels remedes qu'on y apporte, on ne parvient presque jamais à les conserver, sans qu'elles ne nuisent par leurs mauvaises odeurs. Il faut avoir le soin de détruire le tartre formé sur les dents, veiller à ce qu'il ne s'en amasse que le moins possible ; ce à quoi on parviendra, en se rinçant la bouche avec du vin pur après chaque repas, et le matin en se levant ; on évitera les aphtes ou petits ulceres de la bouche, en s'abstenant des aliments âcres qui les font naître.

Les aliments passés dans l'estomac y trouvent une autre humeur assez analogue à la salive, mais plus pénétrante et plus active, qui, à l'aide du mouvement de trituration qu'opere sur eux la tunique musculeuse de l'estomac, les convertit en une pâte assez liquide, pour couler de ce viscere dans l'intestin *duodenum*. Cette humeur qu'on nomme *gastrique*, est séparée du sang par la tunique glanduleuse de l'estomac ; elle peut donc être altérée par les mêmes causes qui vicient toutes les autres humeurs, et par des causes particulieres qui agissent immédiatement sur l'estocmac, comme nous l'avons dit de la salive : on remarque même que ces deux humeurs s'alterent souvent l'une par l'autre, puisque les sabures de l'estomac se manifestent sur la langue et dans la bouche du sujet qui en est infecté ; mais comme toutes les causes particulieres de la dépravation des sucs gastriques dépendent de la mauvaise qualité des aliments et des boissons dont on fait usage, nous ne pouvons indiquer d'autres moyens de les détruire ou de les prévenir, que ceux qui ont été déjà indiqués, et qui le seront encore plus au long à l'article des différents tempéraments, lorsque nous traiterons du régime qui convient à chacun d'eux. Il en sera de même du vice des autres humeurs, dont je ne parlerai plus dans cet article que pour en faire connoître les usages.

On découvre dans l'intestin *duodenum*, un conduit qui répond à une masse glanduleuse, que les anatomistes désignent sous le nom de *pancréas*, laquelle sépare du sang une humeur dont on connoît peu la nature dans l'homme ; parce qu'il est comme impossible de l'y recueillir, vu que dans le sujet mort, le conduit pancréatique se trouve toujours vuide. Dans les expériences qu'on a faites sur les chiens vivants, d'où l'on a tiré le suc pancréatique au moyen d'un tuyau de plume introduit dans le conduit de cette glande, et qui le portoit dans un bocal, on a reconnu dans cette humeur à peu près les mêmes qualités que dans celle de la salive : de-là on a lieu de croire que ses usages sont les mêmes, c'est-à-dire, qu'elle continue de pénétrer et de détremper les aliments passés dans le *duodenum*. On pourroit ajouter à cet usage celui de tempérer, par sa qualité douce et savonneuse, l'impression trop vive que feroit sur la tunique nerveuse et délicate du *duodenum*, l'humeur bilieuse dont nous allons parler.

La bile est une humeur que le foie sépare du sang, et transmet dans l'intestin *duodenum* par le canal cholédoque qui s'ouvre dans cet intestin, à côté du conduit pancréatique. Cette humeur se distingue des précédentes par sa couleur d'un jaune verdâtre, et qui décele en elle beaucoup d'âcreté. En effet, la bile cause sur la langue une vive impression ; cette qualité l'avoit fait ranger, par les anciens médecins, au nombre des humeurs purement excrémentitielles, dont la nature se débarrasse comme devenues nuisibles à l'économie animale, ainsi que l'humeur de la transpiration, l'urine et les matieres stercorales. Les observations qu'on a faites depuis sur les propriétés de la bile, ont fait reconnoître que cette humeur, bien loin d'être nuisible, devenoit très-intéressante et très-utile pour opérer la parfaite digestion des aliments. En effet, l'analyse démontre en elle un véritable savon, composé de graisse animale et de sel lixiviel, analogue à celui de la soude, qui, par son activité et sa qualité détersive, devient très-propre à dissoudre, bien plus énergiquement que les autres humeurs dont nous avons parlé, toutes les substances graisseuses et résineuses contenues dans les aliments, et à les mêler intimement avec l'eau, pour en former cette liqueur émulsive, qui doit passer, sous le nom de *chyle*, dans le sang par les vaisseaux lactés, qui lui sont ouverts dans toute l'étendue du canal intestinal.

On distingue dans l'homme, et dans presque tous les animaux, deux sortes de biles; l'une qui passe immédiatement du foie par le canal hépatique dans le *duodenum*, et l'autre qui va par le conduit hépatocystique, se déposer dans la vésicule du fiel, d'où, après un certain séjour, elle est portée dans le *duodenum* par le canal commun qu'un nomme *cholédoque*. On observe que la bile contenue dans la vésicule du fiel, est plus épaisse, plus âcre et plus amere, que celle qui vient immédiatement du foie par le conduit hépatique.

La Nature semble avoir formé ce réservoir de la vésicule du fiel, pour y faire acquérir à une portion de la bile, plus d'activité, et cependant empêcher que son âcreté ne nuise et n'altere les pores biliaires du foie, dont la délicatesse ne pourroit sans doute supporter son impression.

On voit par ce que je viens de dire, que pour la digestion des aliments il falloit une humeur très-active et très-pénétrante ; mais la bile n'a pas acquis les qualités que nous venons de lui reconnoître, que par une longue élaboration qu'elle a éprouvée, soit dans le foie où elle est immédiatement formée, soit dans les différents vaisseaux par où ont passé le sang et les humeurs destinés à la former. En effet, la secrétion de la bile a cela de particulier, qu'elle n'est point, comme celle des autres humeurs, le produit d'un sang artériel, mais d'un sang purement veineux, d'un sang qui par conséquent a déjà éprouvé une élaboration dans le systême artériel, et dans son passage des arteres dans les veines.

C'est de la veine-porte que le foie reçoit le sang dont il doit former la bile, et non de l'artere hépatique, qui ne porte à cette glande que le sang destiné à sa nourriture.

On sait que la veine-porte est formée de la réunion de toutes les ramifications des veines du canal intestinal, du mésentère, de la rate, du pancréas et de l'estomac. La circulation du sang dans toutes ces veines est très-lente, à raison du peu de ressort de leurs parois et de leurs sinuosités multipliés à l'infini : le sang doit donc perdre, dans ce trajet si long et si tortueux, sa partie la plus fluide ; en sorte qu'il ne reste que la partie rouge, la lymphe grossière et la matiere huileuse la plus épaisse. Dans cet état, le sang est plus disposé à former cette matiere gommeuse, savonneuse et pénétrante que nous observons dans la bile ; mais aussi il est très-disposé à dégénérer en putréfaction ; c'est ce qui a fait dire aux médecins instruits, que la veine-porte est la porte des maux, *vena porta, porta malorum*. En effet, elle devient l'origine d'une infinité de maladies, par la disposition toujours prochaine où se trouve le sang qu'elle contient, à s'altérer et à se corrompre : il en est de même de la bile, en qui cette disposition doit être encore plus prochaine, puisqu'elle peut être regardée comme le dernier terme d'altération qu'éprouve le sang contenu dans la veine-porte ; c'est pourquoi la bile, dont nous venons de démontrer l'utilité pour la digestion, devient si fréquemment la cause de différentes maladies par sa propension à la corruption : c'est elle qui est la source des sabures qui infectent les premieres voies dans une infinité de sujets, et qui les oblige d'avoir si souvent recours aux émétiques et aux purgatifs qui, en les évacuant, n'en tarissent pas malheureusement la source.

Les aliments, pénétrés par les différentes humeurs dont nous venons de parler, et qu'on peut regarder comme les principaux agents de la disgestion, parcourent ensuite le canal intestinal, à l'aide du mouvement péristaltique dont ce canal est doué; mouvement qui, dans l'état naturel, se fait toujours de haut en bas, et par une action douce et progressive, qui donne au chyle le temps d'enfiler les vaisseaux lactés. On découvre encore dans toute l'étendue des parois du canal intestinal des glandes, dont les unes sont isolées et comme solitaires, et les autres ramassées en grappe; elles séparent du sang une humeur muqueuse, que leurs vaisseaux excrétoires déposent dans l'intérieur du canal; mais cette humeur paroît plutôt destinée à lubrifier ses parois, et à les défendre de l'impression trop vive que leur feroit les aliments, et surtout la bile dont ils sont alors imprégnés, qu'à concourir à l'opération de la digestion. C'est au défaut de cette humeur muqueuse ou à son altération, qu'on doit rapporter la cause de certaines diarrhées opiniâtres, qu'on voit souvent dégénérer en lienterie.

M

On observe cette même humeur dans toutes les cavités et les conduits destinés à recevoir et à transmettre d'autres humeurs, dont l'âcreté pourroit irriter et même altérer leurs membranes, comme dans la vessie, dans le canal de l'uretre, dans le bassinet des reins, dans les arteres, ect.

Toutes ces humeurs dont nous venons de parler, sont placées dans la classe de celles qu'on désigne sous le nom de *recrémentitielle* et *excrémentitielle*, parce qu'une partie est repompée dans la masse du sang, tandis que l'autre est transmise au-dehors avec les excréments. Ce sont ces différentes humeurs qui forment la matiere des évacuations que procurent les purgatifs et les diarrhées humorales, dont l'abondance étonne et trompe quelquefois les médecins.

Les humeurs purement recrémentitielles, c'est-à-dire qui, après avoir rempli leur destination, doivent totalement rentrer dans la masse du sang, sont la graisse, la synovie, l'humeur du péricarde, et enfin celle qui humecte toutes les fibres animales, et les entretient dans la souplesse nécessaire à leur fonction, en même temps qu'elle les garantit de l'altération que leur feroit éprouver le frottement dans le mouvement continuel où l'action vitale les entretient.

La graisse est une substance huileuse, que le sang dépose dans le tissu cellulaire qui enveloppe presque toutes les parties du corps, et par lequel tous les vaisseaux, tous les muscles, toutes les fibres qui les composent, tous les visceres généralement sont réunis. La graisse répandue dans ce tissu en plus ou moins grande quantité, suivant que sa texture se trouve plus ou moins lâche, ou plus ou moins resserrée, remplit les interstices que laissent entre eux les muscles, les os, les vaisseaux et les visceres ; elle contribue à l'élégance de la forme du corps, en adoucissant les contours, et remplissant les cavités défectueuses que, sans elles, laisseroient entre eux le saillant des muscles et des os. On remarque que la Nature a distribué la graisse selon le besoin que chaque partie paroît en avoir, d'abord dans le tissu cellulaire qui unit toute la superficie interne de la peau, afin de le défendre des trop vives impressions de l'air ; ensuite dans certaines parties du corps, comme aux fesses, aux lombes, à la plante des pieds, ect. pour servir de matelas aux parties destinées à supporter le poids du corps.

Nous avons dit que la graisse est une substance huileuse, parce qu'en effet elle a toutes les propriétés des huiles grasses ; elle est onctueuse, inflammable et susceptible de rancidité : si elle n'est pas fluide, c'est à l'acide dont elle est imprégnée qu'elle doit son état concret. L'expérience prouve que les huiles grasses prennent la même consistance, lorsqu'on les pénetre d'un acide quelconque ; c'est par cette raison que les animaux carnassiers sont toujours moins chargés de graisse que les herbivores et les granivores, et que la graisse dans ces derniers est toujours d'une consistance plus ferme, et moins disposée à la rancidité que dans les premiers, parce que la chair dont ceux-ci se nourrissent, contient bien moins d'acide, que les substances végétales qui servent d'aliment aux autres.

Lorsque la graisse vient à se rancir, elle acquiert une âcreté très-subtile et très-mordicante, qui irrite vivement les fibres nerveuses dans lesquelles elle s'insinue. C'est à ce vice de l'humeur graisseuse qu'on doit rapporter toutes les douleurs rhumatismales qui se font sentir dans les différents muscles du corps, comme c'est au même vice de l'humeur de la synovie, qu'on doit attribuer les douleurs dans les articulations, connues sous le nom de *goutte* et de *rhumatisme goutteux*.

D'après les usages que nous venons de reconnoître dans l'humeur graisseuse, il est aisé de comprendre que si sa trop grande disette dans un sujet nuit aux fonctions animales, sa trop grande abondance ne peut manquer d'opérer le même effet dans un sens contraire : car quoique l'embonpoint soit assez généralement reconnu comme un signe de santé, il n'en est pas moins

vrai que les personnes d'un médiocre embonpoint, que celles même qui sont naturellement
maigres, jouissent d'une santé plus robuste, et
sont moins sujettes aux maladies que les personnes extrêmement grasses ; elles ont de plus, sur
ces dernières, l'avantage d'être plus lestes et plus
dispos de leur corps, et les maladies qu'elles
éprouvent, ne sont point aggravées par cette
fonte abondante de l'humeur graisseuse, dont
la rancidité augmente singuliérement l'âcreté de
l'humeur morbifique dans les sujets trop replets :
la convalescence chez ces derniers est ensuite
suivie d'un relâchement si grand dans tous les
vaisseaux, que leur ressort a bien de la peine à
se rétablir : c'est ce que ma pratique m'a souvent
donné occasion de remarquer.

La maigreur, lorsqu'elle n'est point l'effet de
quelques vices dans le tempérament, est donc
préférable à l'embonpoint ; je ne dis pas à l'obésité que je regarde comme une vraie maladie,
qui ne permet jamais aux sujets qui en sont
attaqués, de fournir une longue carriere. On remarque encore que la vieillesse des personnes
maigres, est plus saine, moins sujette aux infirmités, moins décrépite, et plus prolongée
que celle des personnes grasses. Il seroit donc
bien intéressant de trouver des moyens de prévenir et de corriger les dispositions qu'apportent
certains tempéraments à cet excès d'embonpoint

que nous venons de reconnoître, aussi incommode que nuisible à une parfaite santé : mais malheureusement nous ne trouvons ni dans le régime, ni dans les remedes, aucun secours capable d'opérer cet effet. A l'égard du régime, l'expérience prouve qu'à moins d'une diete outrée, et qui deviendroit dangereuse pour celui qui voudroit l'observer, on ne diminue point l'embonpoint dans les personnes qui y sont naturellement disposées. On voit tous les jours des sujets très-gras qui mangent habituellement très-peu, tandis que d'autres qui mangent beaucoup, demeurent constamment maigres. A l'égard des remedes, il en est qui détruiroient assez surement l'embonpoint ; mais ils sont tous dangereux, et je ne conseillerois jamais d'y avoir recours : je me garderai donc de les indiquer.

Je ne connois qu'un moyen sûr et sans danger, qui est celui de l'exercice, encore faut-il qu'il soit continuel et laborieux : on ne voit jamais les ouvriers, journellement occupés à des travaux pénibles, acquérir un embonpoint incommode.

L'humeur graisseuse ne s'accumule dans le tissu cellulaire, qu'à raison du relâchement et de la foiblesse de sa fibre ; c'est pour cela que les enfants, dans le premier âge, ainsi que le sexe en qui la fibre est naturellement molle et lâche, sont généralement d'une complexion plus grasse que les hommes. Comme rien ne consolide la fibre animale aussi énergiquement que l'exercice, rien n'est donc plus en état que lui de prévenir l'obésité.

La synovie est une humeur onctueuse que la Nature a destinée à lubrifier les articulations, pour entretenir la souplesse nécessaire à leur mouvement, et en même temps pour empêcher que le frottement des os les uns sur les autres, ne produise une chaleur trop vive, qui tendroit à dessécher les ligaments qui enveloppent l'articulation. On peut comparer l'usage de la synovie à celui des huiles, des graisses et du cambouis, dont on se sert pour adoucir les frottements dans toutes les machines qui éprouvent des mouvements continus, tels que les rouages d'horloges, les roues de voiture, ect.

La synovie a beaucoup d'analogie avec l'humeur graisseuse ; elle n'en diffère que par sa fluidité, qui, dans son état naturel, est la même que celle des huiles grasses : elle est, comme les huiles, susceptible de se rancir. L'âcreté qu'elle acquiert dans cet état, irrite vivement les parties nerveuses de l'articulation ; ce qui fait éprouver les vives douleurs dont se plaignent les goutteux, et ceux, comme je l'ai déjà dit, qui sont sujets au rhumatisme, dont le siege principal réside dans les articulations, que pour cela on nomme *rhumatisme goutteux.*

Lorsque la synovie vient à perdre sa fluidité, elle est difficilement repompée par les vaisseaux absorbants, ce qui occasionne dans la circulation un gonflement qu'on nomme *enchylose*, maladie qui en gêne le mouvement, et va quelquefois jusqu'à l'interdire entiérement.

La synovie est séparée du sang par des glandes conglomérées, c'est-à-dire, réunies en grappes; on les découvre dans l'intérieur de l'articulation: elles y sont placées de maniere que dans le mouvement de l'articulation, elles sont légérement comprimées, et par ce moyen sollicitées à déposer l'humeur synoviale en plus grande abondance que pendant le repos. Les personnes qui agissent peu, dépensent donc une moins grande quantité de cette humeur, qui se renouvelle par conséquent moins que chez celles qui agissent beaucoup; ce qui dispose les premieres à éprouver plus souvent de l'altération dans cette humeur; c'est pourquoi l'on voit rarement survenir la goutte dans les sujets qui s'exercent habituellement à des travaux un peu actifs : nouvelle preuve des avantages de l'exercice pour l'entretien de la santé.

L'action continuelle du coeur, qui se dilate et se resserre alternativement cent quatre-vingts fois à peu près dans une minute, produiroit dans cet organe et les parties circonvoisines, une chaleur dont l'intensité nuiroit bientôt à ses fonctions, si elle n'étoit modérée par l'humeur contenue dans une membrane qu'on nomme *péricarde*. Cette membrane enveloppe le coeur et la naissance des gros vaisseaux, tels que l'aorte, l'artere pulmonaire, la veine cave et la veine pulmonaire. L'humeur du péricarde est lymphatique, c'est-à-dire, de nature albugineuse, ayant la propriété de se coaguler par le feu, ainsi que par les acides minéraux. Il arrive quelquefois que l'humeur du péricarde se desseche et se convertit en filaments qui s'attachent au coeur, et le font paroître comme chevelu; quelquefois aussi cette humeur s'accumule dans le péricarde, au point de gêner le mouvement du coeur, et de causer ces anxiétés qui accompagnent toujours les difficultés dans la circulation du sang. On ouvre peu de cadavres en qui on ne trouve le péricarde abondamment rempli de cette humeur, parce que, dans les derniers moments de la vie, les vaisseaux absorbants qui doivent la repomper, affaissés et sans ressort, ne peuvent plus remplir cette fonction. C'est cette observation cadavérique qui a fait présumer à plusieurs physiologistes, que l'humeur du péricarde étoit un effet de la maladie, et ne s'y rencontroit par conséquent point dans l'état naturel : mais ce sentiment est démenti par toutes les observations qu'on peut faire sur les animaux vivants, et sur les sujets qui périssent d'une mort subite, dans le péricarde desquels on découvre toujours une certaine quantité de cette humeur.

Toutes les fibres animales dont les vaisseaux, les visceres, les nerfs, les membranes, les ligaments, les cartilages, les os sont composés, ne conservent la souplesse nécessaire à leurs fonctions, que parce qu'elles sont continuellement humectées par une humeur mucilagineuse, qui transsude à travers les pores des vaisseaux, et qui les pénetre intimement ; ce qui produit sur ces fibres le même effet que celui qu'un parchemin reçoit de l'eau dans laquelle on le trempe : de roide qu'il étoit, il devient souple et docile à toutes les formes qu'on veut lui faire prendre.

Le bon état de la fibre animale dépend donc de la qualité de cette humeur, qui la laisse ou trop roide, ou trop relâchée, suivant son action plus ou moins pénétrante : trop relâchée, si l'humeur est trop séreuse, et sur-tout si elle est chargée de parties salines qui la rendent encore plus pénétrante, comme on le remarque dans les affections scorbutiques ; trop roide, si l'humeur est trop épaisse ou trop visqueuse, et sur-tout si son âcreté la rend crispante.

Cette humeur émane immédiatement du sang, et se sépare de lui en filtrant à travers les pores de la tunique des vaisseaux ; en sorte qu'on pourroit comparer la méchanique de sa secrétion à celle des tubes capillaires et des corps spongieux, qui attirent les fluides auxquels on les fait toucher. Elle est de la nature de la lymphe, mais de celle que les Anglois reconnoissent sous le nom de *séreuse*, qui ne differe de l'autre qu'en ce qu'elle est plus fluide, parce que sa partie mucilagineuse est étendue dans une plus grande quantité de sérosité.

Si, comme nous venons de le dire, la bonne disposition de la fibre animale dépend des bonnes qualités de cette humeur, on sent alors combien il est intéressant de la maintenir dans son état le plus avantageux, et par conséquent le plus naturel. Les anciens ont bien senti toute l'importance de cette humeur, lorsqu'ils l'ont désignée sous le nom d'*humide radical*, qu'ils regardoient comme un des premiers agents qui coopéroit à l'entretien de la vie, et par conséquent de la santé. En effet, c'est elle qui concourt, par son action sur la fibre animale, à constituer, suivant ses qualités, les différents tempéraments dont les anciens nous ont transmis les premiers principes : ils feront un des articles les plus intéressants de cet ouvrage.

Il est une autre humeur qui, quoique destinée par la Nature à être transmise au-dehors, ne doit cependant l'être qu'avec la plus sage économie, parce qu'on ne l'épuise jamais sans éprouver les accidents les plus dangereux et les plus nuisibles à la santé ; elle est connue sous le nom *d'humeur prolifique ou séminale :* c'est en quelque maniere la quintescence de la matiere organique, dans laquelle est renfermé le germe de la reproduction de chaque individu. On doit regarder cette humeur comme une véritable substance nerveuse sous une forme liquide, qui a reçu, dans les organes secrétoires de la génération, cette derniere élaboration qui la rend propre à la reproduction de l'espece : c'est de cette humeur que dépendent le ton des nerfs, leur élasticité vivante ou organique, et conséquemment la force et la vigueur du mâle, qui, dans toutes les especes d'animaux, est supérieure à celle de la femelle. Cette humeur, avant d'avoir subi dans les organes de la génération, le dernier terme d'élaboration qui la rend prolifique, circule avec le sang et les autres humeurs ; elle existe par conséquent dans la femelle comme dans le mâle ; mais par le degré d'élaboration qu'elle reçoit dans les testicules de celui-ci, elle acquiert un degré d'énergie qui lui communique la force et la vigueur qu'il a sur la femelle.

Cette vérité est démontrée dans les personnes à qui l'on a enlevé la plus belle partie de leur être, pour servir la passion brutale et jalouse de quelques autres hommes : elles ont toutes les chairs molles, l'air efféminé, une voix mince et semblable à celle des femmes : sans barbe comme elles, ces infortunés participent à leur foiblesse, sans jouir des avantages qui les en dédommagent. Cependant ces personnes mutilées jouissent d'une santé et d'un embonpoint qui annoncent que les fonctions vitales s'operent chez elles assez réguliérement ; tandis que les hommes qui prodiguent l'humeur séminale, tombent insensiblement dans la langueur et le marasme ; c'est parce que les premiers, quoique privés de la faculté profilique, conservent dans leur sang l'humeur qui la produit, qui, comme je l'ai dit plus haut, est si analogue à la substance des nerfs, qu'elle en est le propre aliment ; tandis que les autres au contraire, par de fréquentes éjaculations, se privent de plus en plus de cette humeur : leurs nerfs affoiblis par une tension forcée et trop souvent réitérée, ne recevant plus de sa part les réparations nécessaires, ne peuvent manquer de laisser l'action vitale dans un état très-languissant, qui les conduit insensiblement au bord du tombeau, sans que des symptômes bien graves les aient avertis du danger. Les digestions deviennent lentes et imparfaites, parce que l'estomac, qui admet dans ses tuniques une grande quantité de nerfs, est ordinairement le premier organe qui éprouve les mauvais effets de cette maladie. Les forces centrales dont l'estomac est un des principaux agents, ne sont bientôt plus en état de maintenir l'équilibre avec celles de la circonférence ; d'où il résulte une multitude d'accidents, contre lesquels la médecine échoue presque toujours.

Tels sont les accidents où nous expose une passion trop vive pour le sexe, ou cette habitude criminelle, aussi répréhensible dans le moral que nuisible au physique, connue sous le nom *d'onanisme*. Cependant, quelqu'effrayant que paroisse ce tableau, je crois devoir prévenir que les accidents dont je viens de parler, ne viennent qu'à la suite des grands excès. Tout homme, qui prend la Nature pour guide de ses plaisirs, trouve dans leur jouissance la volupté et la santé; puisque ceux qui s'en abstiennent trop scrupuleusement, deviennent mornes, tristes et mélancoliques.

DES EXCRÉTIONS.

Nos humeurs, continuellement agitées par le mouvement que leur communique l'action des solides, éprouvent des altérations qui, peu-à-peu, les décomposent, et les réduisent enfin à un état qui rend leur séjour nuisible, parce que, chargées des débris des solides, et dépouillées de ce gluten qui émousse les pointes des sels qu'ils contiennent, ils causent nécessairement sur les nerfs une irritation qui en crispe les fibres, et donne lieu à mille accidents.

Il étoit donc nécessaire qu'il y eût des voies ouvertes à ces humeurs, pour favoriser leur sortie à mesure qu'elles sont ainsi décomposées.

L'excrétion la plus abondante est celle qui se

fait par les vaisseaux excrétoires de la peau, et qu'on nomme *transpiration*. Sanctorius nous a appris que l'évacuation qu'elle produit, surpasse de cinq huitiemes celles réunies de toutes les autres. Elle varie cependant selon les changements que peuvent apporter à la surface de la peau, la différence des climats, celle de l'athmosphere, et la nature des tempéraments. Dans les pays chauds, elle est plus abondante que dans les pays froids; dans un temps sec, que dans un temps humide; dans un tempérament robuste, que dans celui qui est délicat.

La transpiration est ordinairement insensible; lorsqu'elle augmente jusqu'à pouvoir être apperçue, on la nomme *sueur*. Quelques auteurs ont prétendu que la sueur étoit une évacuation qui n'avoit rien de commun avec la transpiration. Leur sentiment est fondé sur ce qu'on observe que des personnes qui transpirent peu, suent quelquefois beaucoup : mais il n'est pas difficile d'expliquer ce phénomene, sans admettre aucune différence dans ces deux évacuations.

Les personnes robustes ne suent que par un exercice violent, et la transpiration se fait chez elles très-réguliérement ; elle est toujours proportionnée à la qualité et à la quantité d'aliments dont elles se nourrissent. Celles, au contraire, qui sont d'un tempérament délicat, transpirent moins, et d'une maniere moins réguliere, parce

que le mouvement systaltique de leurs vaisseaux,
qui est trop foible pour pousser constamment
l'humeur de la transpiration à travers les vaisseaux capillaires de la peau, la laisse accumuler
dans le sang. L'âcreté qu'elle y acquiert sollicite
ensuite l'action des solides, qui la porte en abondance vers la peau, d'où elle sort en forme de
rosée ; ce qui établit la sueur. Aussi remarque-
t-on que ces personnes délicates, dans l'intervalle des sueurs auxquelles elles sont sujettes, ont la
peau très-seche et très-aride ; on remarque encore
que ces sueurs ne sont pas générales, c'est-à-dire,
qu'elles ne s'étendent pas ordinairement sur toute
l'habitude du corps. Il est certaines parties qui
en doivent être regardées comme les émonctoires,
parce qu'elles donnent à nos humeurs superflues
une issue plus facile : c'est vers ces endroits que
la transpiration se porte alors en abondance après
s'être, comme je l'ai dit, accumulée dans le sang.
Je connois des personnes qui ne suent que très-
rarement en été, parce que, dans cette saison,
la transpiration insensible se fait réguliérement
par les vaisseaux excrétoires de toute la peau.
Dans l'hiver, où elle est moins abondante, elles
ont les aisselles, la plante des pieds, ou quelques autres parties, toujours mouillées de sueurs ;
ce qui est causé par la difficuté qu'éprouve l'humeur de la transpiration à s'échapper à travers
les pores trop resserrés de la peau, et qui est

obligée

obligée de se porter en plus grande abondance vers les endroits qui lui font moins de résistance.

En voilà sans doute assez pour nous confirmer que la sueur n'est qu'une transpiration, devenue sensible par son abondance. Voyons maintenant les accidents que produisent dans l'économie animale son dérangement.

Une transpiration trop abondante, prive le sang de sa fluidité et affoiblit les solides. Les habitants des pays extrêmement chauds sont foibles, languissants, d'une couleur pâle et livide, parce que la transpiration abondante à laquelle ils sont habitués, évacue avec les humeurs excrémentitielles une partie de la lymphe qui devoit servir à l'entretien des solides, et donner au sang la fluidité qu'il doit avoir pour circuler librement; d'où il résulte des embarras dans la circulation, des congestions d'humeurs, des obstructions dans les visceres, et principalement dans ceux du bas-ventre, qui y sont naturellement plus sujets, par la texture molle et lâche de la fibre qui les compose.

L'usage où étoient les Grecs et les Romains de s'oindre tout le corps avec de l'huile au sortir du bain, n'avoit sans doute d'autre but que celui de se précautionner contre les sueurs, que la chaude température de leur climat ne pouvoit manquer de rendre trop abondante. L'humeur belliqueuse de ces deux nations exigeoit beaucoup de force et d'agilité dans leur corps, pour soutenir la fatigue des combats ; aussi ne négligeoient-ils aucun des moyens qu'ils jugoient propres à remplir ce but : celui-ci en étoit un très-efficace, parce que l'huile, en bouchant les pores exhalants de la peau, retient la sueur que les exercices pénibles excitent, et garantit par conséquent de l'épuisement, que les sueurs abondantes ne peuvent manquer de causer.

Cet usage s'est conservé encore très-long-temps parmi les athletes et les gladiateurs, qui avoient, plus que personne, intérêt d'entretenir la force et la souplesse de leur corps.

J'ignore s'il est encore quelques pays où cet usage se pratique ; mais je ne doute point qu'on en tire les plus grands avantages dans les pays méridionaux, et principalement les personnes qui, par état, sont exposées à des travaux pénibles, ou à des exercices violents ; on ne doit point craindre qu'un pareil usage soit capable de supprimer totalement la transpiration, qui est toujours trop abondante dans les pays chauds.

La transpiration supprimée ou retardée, laisse le sang surchargé d'une humeur qui lui est devenue étrangere. Son âcreté, qui augmente de plus en plus en raison de son séjour, tient les vaisseaux dans un état de crispation qui gêne la circulation, irrite le genre nerveux jusqu'à causer dans les personnes délicates, des spasmes et des convulsions : c'est elle qui cause les rhumes, les rhumatismes, la plupart des fievres, et qui fournit la matiere des dartres, des érésipeles, des phlegmons, et de plusieurs autres maladies de la peau.

La chaleur, l'exercice, un air sec, et certaines passions agréables, favorisent la transpiration. Il seroit dangereux qu'elle fût souvent portée jusqu'à la sueur, qu'on peut regarder comme inutile, et souvent comme nuisible, à moins qu'elle ne soit critique.

Le froid, le repos, un air humide, le chagrin, la tristesse, la crainte, la mal-propreté de la peau, sont autant de causes qui ralentissent cette excrétion salutaire.

Nous avons dit que les constitutions délicates et foibles, transpiroient moins que les personnes robustes : elles doivent donc éviter attentivement tout ce qui peut en elles diminuer une évacuation, qui ne s'opere déjà que foiblement et imparfaitement : et comme c'est du défaut d'une transpiration réguliere, que dépend l'état valétudinaire dans lequel elles vivent presque habituellement, il leur est très-important d'habiter des pays chauds, et dont la situation élevée ou éloignée des eaux, les garantisse d'un air humide qui nuit infiniment à la transpiration.

Le froid, qui resserre considérablement les

pores de la peau, nuit aussi beaucoup à la transpiration : c'est par cette raison que les habitants des pays extrêmement froids, comme la Russie, sont dans l'usage de recourir à des moyens puissants pour provoquer cette évacuation. Ils prennent des bains très-chauds, au sortir desquels ils se font fustiger tout le corps avec des verges, et de-là passent dans des étuves, où la chaleur qu'ils y éprouvent excite en eux une abondante transpiration, à laquelle le bain chaud et la fustigation les a préliminairement disposés. Pour en arrêter ensuite l'effet, qui deviendroit bientôt nuisible par l'épuisement où cette abondante transpiration les réduiroit, ils vont se rouler dans la neige, qui resserre bientôt les pores de la peau, et arrête la transpiration. Cette méthode qu'ils répetent souvent, principalement dans les froids les plus rigoureux de l'hiver, les préserve des maladies que leur procureroit infailliblement le défaut de transpiration.

Les personnes qui ont quelques parties foibles, comme la poitrine, le foie, la gorge, etc., doivent singuliérement éviter tout ce qui peut supprimer ou retarder en eux la transpiration, parce qu'aussi-tôt que cette évacuation vient à se suspendre ou à se déranger, l'humeur en reflue sur la partie foible ; elle y cause une irritation qui, lorsqu'elle est souvent répétée, en altere de plus en plus l'organisation ; de maniere que si cette partie foible est un organe essentiel à la vie, comme le poumon, le foie, ou quelques autres semblables, la mort du sujet peut devenir la suite funeste d'une cause qu'il est en notre pouvoir d'éviter.

En général, les précautions propres à faciliter la transpiration, consistent, 1°. à entretenir la propreté du corps, soit par des bains ou des lotions chaudes, suivis de légeres frictions, ce qu'on doit réitérer de temps en temps; 2°. à changer souvent de linge, parce que ceux dont on se sert trop long-temps, se chargent d'une matiere graisseuse qui s'exhale habituellement du corps, ce qui bouche les pores de la peau, et les rend moins perméables à la transpiration; 3o. à se tenir toujours les extrémités chaudes, et principalement les pieds, qu'on doit, autant qu'il est possible, garantir de l'humidité. Une observation constante nous apprend que le froid et l'humité des pieds, nuisent infiniment à la transpiration, soit qu'elle se porte naturellement plus abondamment dans ces parties, soit que leur sensibilité communique à tout le corps la crispation que le froid leur fait éprouver. 4°. A s'habiller aussi chaudement que la saison peut le permettre. Il faut donc ne pas se presser de changer ses vêtements, et pour cet objet, moins consulter les usages établis que la température de l'air. Les bons effets que quantité de personnes

éprouvent de l'usage des chemisettes de flanel-
les , nous démontrent les avantages des vêtements
propres à nous garantir des impressions trop vives
du froid. 5°. Si à toutes ces précautions on joint
celles de s'exercer journellement à quelques travaux capables d'augmenter modérément l'action
des solides et le mouvement du sang , on aura
alors satisfait à tout ce que la Nature exige pour
entretenir et favoriser une salutaire transpiration.

L'urine est après la transpiration l'évacuation
la plus abondante : l'humeur dont elle est formée a beaucoup d'analogie avec celle de la transpiration ; aussi remarque-t-on qu'elles se suppléent souvent l'une à l'autre. L'urine devient
plus abondante quand on transpire moins. Si on
passe subitement d'un endroit chaud dans un
endroit frais , on sent bientôt une envie d'uri-
ner , parce que les pores de la peau, que le contact de l'air froid resserre , s'opposent au passage
de la transpiration , qui se porte alors vers les
reins , où il se sépare en conséquence une plus
grande abondance d'urine. Les personnes délicates
qui , comme nous l'avons dit , transpirent peu ,
urinent beaucoup. J'ai vu un homme qui , après
avoir essuyé une maladie très-grave , demeura
pendant sa convalescence si foible , que la transpiration fut long-temps à se rétablir : les reins
qui suppléoient à cette évacuation , fournissoient

une quantité d'urine si copieuse, qu'on fut tenté de le croire attaqué du diabétès. Je tranquillisois ceux qui s'intéressoient au sort du malade, en assurant que cet accident diminueroit à mesure qu'il reprendroit ses forces ; ce qui fut confirmé par l'événement. L'urine est aussi très - abondante chez les vaporeux, parce qu'ils transpirent peu, et principalement dans les accès de vapeurs, où les vaisseaux de la peau sont dans une crispation qui en rétrécit considérablement le diametre : on rend alors une grande quantité d'urine claire, peu ou point du tout colorée.

Les accidents qui naissent de l'évacuation dérangée des urines, sont à peu près les mêmes que ceux de la transpiration. Leur trop grande abondance desseche le sang, entraîne une partie de la lymphe nourriciere, ce qui peut jeter dans la phthisie et le marasme. Il faut cependant savoir que lorsque l'urine ne devient trop abondante que par le défaut de transpiration, cet état n'est pas suivi d'accidents aussi fâcheux, puisque dès que la transpiration vient à se rétablir, on voit bientôt diminuer la quantité des urines qui ont toujours conservé leur état naturel. Dans le diabétès, les urines toujours copieuses, très-difficiles à modérer, sont douces, et ont un goût de miel qui annonce qu'elles entraînent avec elles les substances balsamiques du sang, et le dépouillent des sucs nourriciers destinés à l'entretien de la machine, et à la réparation de ses pertes de substances.

Les urines supprimées ou en trop petite quantité, laissent le sang surchargé d'une humeur qui lui est devenue étrangere par la décomposition qu'elle a soufferte ; les sels qui se sont développés irritent vivement le genre nerveux, et principalement les membranes de l'estomac et du cerveau ; aussi le vomissement et le délire accompagnent-ils ordinairement la suppression d'urine : elles laissent encore le sang surchargé d'une grande quantité de sérosité qui le rend trop aqueux, et qui détruit le gluten qui lie ses globules. Dans cet état, sa partie séreuse s'infiltre à travers les tuniques des vaisseaux, et forme des épanchements qui causent les hydropisies.

On rétablit le cours des urines par les bains, par l'usage des boissons nitreuses et diurétiques, lorsque leur suppression n'est pas la suite de quelques maladies dans les reins, dans la vessie, dans le canal de l'uretre ; car alors il faut avoir recours aux moyens que l'art de guérir prescrit, et qui n'appartiennent pas au sujet que je traite.

Le résidu grossier des aliments qui n'a pu se convertir en chyle, et en même temps la partie la plus crasse des humeurs qui ont servi à la digestion, comme le suc gastrique, la bile, le suc pancréatique, et celui qui se forme dans les glandes qui sont répandues dans tout le canal intestinal, doivent être évacués par l'anus, après avoir séjourné le temps nécessaire pour que le chyle en soit parfaitement extrait.

Lorsque cette évacuation est trop prompte et trop fréquente, une grande partie des substances qui auroient dû être converties en chyle, et passer dans le sang pour le renouveller, se trouve entraînée avec les différentes humeurs que fournissent les organes de la digestion, ce qui desseche et prive le corps des sucs nourriciers qui devoient servir à son entretien ; d'où résulte une foiblesse générale, et particuliérement celle de la région épigastrique, qui en éprouve la premiere les mauvais effets. Nous voyons qu'un dévoiement simple, sans fievre et sans aucun autre accident, affoiblit beaucoup et en très-peu de temps. L'obstruction des visceres, la phthisie et le marasme, sont les suites de ces évacuations immodérées et trop long-temps continuées.

Quand par un vice contraire cette évacution est tardive, les excréments s'échauffent et se dessechent ; ils acquierent un degré de corruption qui les rend très-âcres : les membranes des intestins en sont irritées, l'air qui s'en dégage distend leurs parois, en force les ressort. Les coliques, les borborygmes, la cardialgie, la migraine, les nausées, sont les accidents ordinaires de ceux qui ont ainsi le ventre paresseux.

Le sexe, dès l'âge de puberté, est sujet à une évacuation périodique, dont la régularité ne contribue pas moins à entretenir la santé, qu'à favoriser la fécondité.

La délicatesse du tempérament des femmes, le mouvement systaltique de leurs vaisseaux moins fort que chez les hommes, ralentit en elles toutes les excrétions, et principalement celle de la transpiration ; mais la Nature a pourvu aux inconvénients qui résulteroient nécessairement du séjour des humeurs superflues et accumulées, en leur pratiquant une issue par laquelle elles pussent s'évacuer, lorsque leur amas s'est augmenté au point de devenir nuisible. Les vaisseaux de la matrice se prêtent alors à l'impulsion du sang qui s'y porte, comme vers l'endroit qui lui oppose moins de résistance ; et là il y fait une irruption d'autant plus facile, que leurs parois, plus souples et plus lâches, résistent moins à son action. De ce méchanisme naît un double avantage, celui que je viens d'expliquer, et en même temps celui de maintenir la texture de la matrice dans un état propre à recevoir le précieux dépôt de la génération, et à l'y conserver en lui fournissant les aliments nécessaires à son entretien.

Cette évacuation qu'on nomme *flux menstruel*, doit être proportionnée à la pléthore, que la nature du tempérament ou quelques autres circonstances, ont pu faire naître dans l'intervalle de ses périodes, c'est-à-dire, qu'elle doit être plus abondante dans celles qui transpirent peu, que dans celles qui dissipent beaucoup par cette voie. Les femmes d'un tempérament robuste et qui habitent des pays chauds et secs, ont cette évacuation moins abondante, que celles qu'une vie molle et oisive a rendu délicates, ou qui habitent des climats froids et humides. Ce sont ces raisons qui mettent tant de différence dans cette évacuation, soit par sa durée, soit par sa quantité.

Lorsque le flux menstruel se trouve supprimé ou trop abondant, il en résulte plusieurs accidents, dont la force et le danger dépendent des circonstances, et des causes qui peuvent y donner lieu. S'il se trouve supprimé tout-à-coup dans le temps qu'il étoit déjà établi, ou qu'il étoit prêt à l'être, les accidents sont ordinairement très-graves, parce que deux causes concourent à les multiplier et à les aggraver, la pléthore et l'engorgement de la matrice ; les nerfs distendus par le sang qui s'est accumulé dans ses vaisseaux, souffrent une irritation qui se communique le plus souvent à tout le genre nerveux ; des coliques violentes, des douleurs de tête, des vertiges, des oppressions, des convulsions générales et particulieres, qui dégénerent quelquefois en vrais accès épileptiques, sont les suites ordinaires de cet état.

Quand le flux menstruel ne se supprime que peu-à-peu, ou lorsque le sang n'a point encore fait irruption dans les vaisseaux de la matrice, les accidents qui en naissent sont moins graves, parce que la matrice est alors peu ou point du tout engorgée ; il n'y a que la pléthore générale qui les cause ; ils se bornent pour l'ordinaire à des pesanteurs, des inquiétudes, des douleurs à la tête, des engourdissements, des lassitudes dans les membres, qui sont bientôt suivis des pâles couleurs et d'un goût dépravé.

J'ai cru devoir entrer dans ces détails sur les accidents qu'entraîne le dérangement du flux menstruel, pour avoir occasion de réfuter le sentiment de quelques auteurs, qui n'admettent pas la pléthore pour cause de l'évacuation périodique des femmes.

L'objection la plus forte qu'ils font contre ce système, est que les accidents subits et violents qu'on voit naître presque dans la même heure que les menstrues ont été supprimées, ne peuvent être les suites d'une simple pléthore.

Je réponds qu'en effet ils ne sont pas produits par une simple pléthore, mais qu'ils sont, comme je viens de l'expliquer, causés par l'engorgement de la matrice, qui communique à tout le genre nerveux l'irritation où elle se trouve alors.

Quand le flux menstruel devient trop abondant, il cause des épuisements dont l'estomac

ressent les premiers effets. La foiblesse de ce viscere s'annonce bientôt par son affaissement, qui
fait dire aux femmes qui sont dans cet état, que
l'estomac leur tombe. Cet accident est commun
à toutes les évacuations immodérées que peut
éprouver la machine animale; aux pertes des femmes, soit en blanc, soit en rouge; au flux démesuré des hémorragies, à l'écoulement abondant
d'une gonorrhée, au dévoiement, en un mot,
à toutes les évacuations quelconques qui diminuent trop promptement la masse des humeurs;
parce qu'alors les solides s'affaissent, perdent le
ton nécessaire à leur action, d'où naît une foiblesse générale, qui devient ensuite la source de
mille autres maladies.

CHAPITRE VI.

Des différents Tempéraments.

Avant d'entrer en matiere sur un article aussi intéressant à mon sujet, que celui des différents tempéraments, je crois devoir, pour l'intelligence des principes que j'aurai à développer à leur égard, remettre sous les yeux du lecteur mes *Recherches sur les vrais principes de l'animalité*, que j'ai insérées à la tête de mon *Traité des maladies des Nerfs*. On y trouvera toutes les connoissances préliminaires requises, non-seulement pour l'intelligence de ce chapitre, mais encore pour celle de tout l'ouvrage. Ces principes, que je crois avoir démontrés jusqu'à l'évidence, ont toujours été pour moi un guide sûr, soit dans la théorie, soit dans la pratique de mon art. Je leur dois des succès bien flatteurs, puisque c'est eux qui m'ont suggéré les moyens d'arracher des bras de la mort des personnes cheres, qui seroient surement devenues les victimes de quiconque les auroit méconnus.

RECHERCHES sur les vrais Principes de l'Animalité , pour servir au Traité des Maladies des Nerfs.

AVANT que d'entreprendre mon Traité des maladies des nerfs , j'ai long-temps médité sur la nature de ces organes , en qui réside essentiellement cette vertu active et sensitive , qui est le caractere distinctif des corps animés ; c'est sur cette propriété particuliere aux corps animés et qui les distingue des autres corps , que roulent mes recherches.

Toutes les hypotheses qui nous ont été transmises jusqu'à présent , par les auteurs qui ont travaillé sur ce sujet , quelque spécieuses qu'elles aient paru , sous quelque jour avantageux qu'elles se soient montrées , n'offrent rien qui puisse satisfaire l'observateur attentif des phénomenes de la Nature.

J'ai cru avoir vu la raison de leurs mauvais succès , dans la maniere dont ils ont dirigé leurs recherches sur l'économie animale. Ils n'ont envisagé qu'un phénomene l'un après l'autre , sans avoir égard à leur dépendance mutuelle ; en sorte qu'ils n'ont pu éviter de transformer les causes en effets , et les effets en causes ; et faute d'avoir cherché le point fondamental de la machine, c'est-à-dire, le premier mobile de toutes les autres fonctions, pour en faire le centre du cercle parfait qu'elles doivent nécessairement décrire, ils se sont de plus en plus éloignés de la route que leur auroit tracé cette précieuse découverte.

Une autre source de leurs erreurs, c'est d'avoir cherché dans des sciences presque étrangeres, les principes de l'économie animale, dont les loix sont particulieres et nullement analogues à celles de la physique et de la chymie, auxquelles ils ont voulu les asservir.

C'est dans l'animal même, dans les phénomenes que nous présente sa propre substance, lorsqu'elle jouit de la vie, qu'il faut rechercher l'essence de l'animalité, je veux dire, la premiere qualité qui le constitue tel, et le distingue des autres êtres. Ce n'est point le scalpel à la main, ni à la lumiere des connoissances anatomiques, qu'il faut faire cette recherche, parce que l'animal, privé de la vie, et réduit à l'état de cadavre, rentre dans la classe de tous les autres corps, ayant perdu toutes les propriétés qui l'en distinguoient.

En examinant le premier élément de l'animal, c'est-à-dire, la fibre qui compose ses organes, on y découvre une élasticité particuliere, essentielle à sa nature, qui, par ses propriétés, differe singuliérement de l'élasticité commune des autres

corps

corps physiques. Dans ceux-ci la réaction est toujours le juste produit de la cause qui la met en
jeu, tandis que la réaction de la fibre animale
peut surpasser de beaucoup l'action de son agent.
Cette hypothese ne seroit sans doute qu'un pa-
radoxe absurde, si l'économie animale étoit subordonnée aux loix des autres corps physiques,
puisqu'elle est diamétralement opposée à ce principe reçu, que l'effet étant le produit de la cause,
il ne sauroit la surpasser.

Ce principe, qu'on a mal-à-propos appliqué
aux corps vivants, a toujours rendu inexplicable
le méchanisme animal, dont les mouvements offrent
des phénomenes qui ne sauroient s'y rapporter.
L'animal présente une machine, qui par sa structure et les propriétés des substances qui la composent, remplit parfaitement toutes les conditions
du mouvement perpétuel. On l'a toujours cherché
en vain, et on ne le trouvera jamais, à moins
qu'on ne rencontre une substance dont l'élasticité
soit telle qu'elle puisse réagir avec une force supérieure à celle qui la met en jeu, pour être en état
de vaincre les résistances que tous les milieux opposent au mouvement des corps. Cette découverte
supposée, le mouvement perpétuel devient la chose
la plus facile.

Je dis plus : que l'on me donne une matiere
qui jouisse de cette élasticité, et à qui, sans l'altérer, je puisse donner toutes les formes qu'il

O

me plaira, j'ose me flatter de faire un vrai animal.

Si la difficulté invincible de trouver le mouvement perpétuel vient de la résistance des milieux, parce que ces milieux enlevent peu-à-peu ou tout-à-coup la portion de mouvement communiqué aux corps, dans quelle propriété de la substance animale pouvons-nous rechercher la cause du mouvement que nous remarquons dans l'animal, qui, soumis à des frottements multipliés à l'infini, devroit être promptement détruit ? Ce ne peut être que dans l'élasticité de la fibre organique, qui est en état de réagir contre son agent avec une force égale à la sienne, et de plus avec celle qui lui est nécessaire pour rendre nuls les frottements.

Comment ne s'est-on pas douté jusqu'à présent d'un phénomene qui nous est annoncé par des effets si évidents ? Comment ces observateurs, qu'une savante curiosité conduisit à épier la Nature dans ses différentes manieres d'être, qui ont consulté les entrailles palpitantes des animaux sacrifiés à leurs expériences, ont-ils méconnu cette propriété de la fibre animale, qui se repliant sous le fer qui l'attaque, et entrant dans des mouvements de trémulation, dont la force, ainsi que la durée, surpasse infiniment la cause qui les a produits, annonçoit si clairement cette éminente vertu élastique qui lui est particuliere ?

L'auroient-ils reconnue sous le nom d'irritabilité, dont ils ont fait retentir nos écoles ? Ce nom, qui est vuide de sens, n'exprime ni l'effet ni la cause. Ce qu'ils ont nommé *irritabilité*, n'est autre chose que la réaction de la fibre animale mise en jeu, et dont le mouvement est plus grand et plus durable que celui qui lui a été communiqué.

Si Glisson, qui a le premier observé ce phénomène de la fibre organique, en avoit conçu l'idée qu'il étoit naturel de saisir, ne l'auroit-il pas désigné sous une expression plus claire ? Ce mot *irritabilité*, par son obscurité, a été diversement entendu de ceux qui ont fait après lui les mêmes observations : de-là cette foule d'erreurs répandues dans leurs écrits, parce qu'il est naturel à l'esprit humain de varier sur les choses qu'il ne conçoit pas clairement, comme on le voit toujours invariable dans celles dont la perception n'est enveloppée d'aucune obscurité.

Si, sous le nom d'*irritabilité*, Glisson eût entendu une propriété élastique, capable d'une réaction supérieure à la force de son agent, lui auroit-on vu confondre, ainsi que ses successeurs, ce phénomène de la fibre animale avec la sensibilité de la même fibre, qui n'en est qu'un accident (1) ? (*a*).

(*a*) *Voyez les Notes mises à la fin de ces Recherches.*

Telle est cependant l'erreur qu'a entraîné l'observation mal conçue d'un phénomene qui est la base des connoissances de l'économie animale.

Le sentiment que je propose n'est point un système fondé sur quelques analogies appuyées par des vraisemblances ingénieusement imaginées ; c'est une vérité nue, sensible, et qui ne laisse à la prévention aucune arme pour se défendre : elle est incontestablement prouvée par les trois expériences suivantes.

Premiere Expérience.

Ouvrez un chat vivant, enlevez-lui le coeur, laissez reposer ce coeur sur une table, et, lorsqu'il y sera tout-à-fait immobile, piquez-le légérement avec la pointe d'une aiguille ; vous exciterez dans l'instant un mouvement de dilatation et de contraction, dont la durée sera plus ou moins grande ; et vous remarquerez que ce mouvement sera le même qu'il l'étoit dans l'animal vivant.

Deuxieme Expérience.

Lorsque le chat sera parfaitement mort, faites la même expérience sur les intestins grêles : à l'instant qu'ils seront piqués, il s'excitera un mouvement d'ondulation, qui commencera à l'endroit de la piquure et se communiquera le long du canal intestinal : ce mouvement sera aussi le même que dans l'animal vivant.

Troisieme Expérience.

Si vous n'avez point altéré le diaphragme, piquez-le dans son centre, que l'on nomme improprement *nerveux*; à l'instant vous le verrez se soulever et s'abaisser comme il le fait lorsque l'animal respire.

EXPLICATION.

Le coeur immobile, isolé de tous les autres organes qu'on pourroit supposer être les principes du mouvement dont il jouit dans l'animal vivant, en reçoit un parfaitement semblable de l'aiguille qui le pique, sans qu'on puisse soupçonner en lui aucun principe actif, puisqu'il seroit resté à jamais sans mouvement, si on ne lui en avoit point communiqué au-dehors : donc le coeur, dans cette expérience, n'a reçu son mouvement que de l'aiguille qui l'a piqué; mais la durée et la force de ce mouvement ne peuvent être la mesure de celui qui lui a été imprimé, puisque l'intensité de l'un est de beaucoup inférieure à celle de l'autre : donc la fibre qui le compose est capable d'une réaction supérieure à la force de son agent.

Les deux autres expériences, confirmatives de la première, donnent la même démonstration, puisqu'elles présentent exactement le même phénomene.

Cette propriété reconnue de la fibre animale, que je nommerai *élasticité organique* ou *vivante*, puisqu'elle differe essentiellement de l'élasticité des autres corps, devient le principe de tout le méchanisme animal, la cause simple, mais féconde, de cette multitude de phénomenes qui ont été jusqu'à présent inexplicables.

Que de vérités transcendantes auroient naturellement pris la place d'une foule d'erreurs qui ont coûté à leurs auteurs autant de travaux que d'efforts d'esprit, si l'on avoit bien connu cette propriété de la fibre organique dont la machine animale est composée !

Ces premiers pas faits vers l'économie animale, si l'on n'en perd point de vue la direction, ceux qui restent à faire deviendront toujours de plus en plus faciles.

Et concevant la fibre animale douée de la propriété que nous venons d'indiquer, il est aisé de comprendre comment tel ou tel organe, par exemple, le coeur et le systême artériel, concourent à imprimer un mouvement progressif et circulaire aux liqueurs qu'ils contiennent. Ce phénomene est le produit de la réaction alternative du coeur sur les arteres, et des arteres sur le cœur : leurs mouvements de dilatation et de contraction dépendent de la maniere dont la fibre qui les compose s'y trouve arrangée (2). Le mouvement du diaphragme, qui, en se levant et s'abaissant, diminue et augmente alternativement la capacité de la poitrine, dépend de la façon dont il est attaché autour de cette capacité, qui ne permet pas à la fibre qui le compose, une autre direction. Le mouvement péristaltique des intestins qui se dirige du haut en bas, lorsque le premier branle se donne à la partie inférieure, dépend de la disposition de la fibre dans ces organes, et de leur situation flottante dans la capacité du bas-ventre. Le foie, la rate, le pancréas, les reins, et tous les autres visceres qui ont chacun une action particuliere, telle que l'exigent les fonctions auxquelles ils sont destinés, portent dans la texture de leur substance un arrangement particulier de la fibre organique, qui fixe le mouvement propre à chaque viscere.

Dirigeons maintenant nos recherches plus particuliérement vers le premier mobile de la machine, qui est le point fondamental de toute l'économie animale.

Il faut pour cela observer l'animal dans deux états. En commençant par celui de son origine, si nous en considérons les premiers éléments, nous le trouverons sous la forme d'un liquide de nature mucilagineuse. La substance qui doit composer la partie solide de son corps , est en dissolution dans le fluide qui doit remplir ses vaisseaux, comme des crystaux salins le sont dans leur dissolvant : la chaleur lui donne peu-à-peu une forme concrete ; dans cet état , elle renferme sous le plus petit volume possible les premiers linéaments de tous les organes de l'animal , qui sont parfaitement homogenes quant à la nature de la fibre qui les compose : ils ne different que par l'arrangement de cette même fibre , qui les rend susceptibles chacun d'une action particuliere , et leur donne une aptitude plus ou moins grande au mouvement , selon l'usage auquel la Nature les a destinés. Dans cet état , ils jouissent au plus haut degré de la propriété élastique que nous avons remarquée dans la fibre animale , parce que cette fibre , qui est alors de la plus grande ténuité , n'est encore associée avec aucune autre substance qui puisse en diminuer l'effet ; elle est purement nerveuse : Malpighi nous l'annonce , l'observation le confirme.

Moins un foetus est éloigné de son origine , plus le volume de sa substance nerveuse paroît considérable , comparé à celui que présente l'animal qui a pris tout son accroissement : c'est donc dans la substance nerveuse que réside l'élasticité de la fibre animale. Il nous resteroit à découvrir d'où elle tient cette précieuse propriété (3) ; mais pourquoi perdre du temps dans la recherche, toujours infructueuse, des causes premieres que la Nature prend soin de nous cacher ? Contentons-nous d'observer les effets sensibles, sur-tout lorsque leur connoissance suffit pour jeter assez de lumiere sur les choses dont il est important de nous instuire.

Dès que le foetus, qu'on peut comparer dans sa premiere origine à un crystal salin, dissous dans la quantité d'eau requise pour le tenir en dissolution, a commencé à se crystalliser, c'est-à-dire, à prendre une forme solide, le coeur, qui est l'organe en qui la fibre se trouve la plus mobile, reçoit la premiere impression du mouvement, et par sa réaction le communique aux autres organes, qui réagissent à leur tour sur lui, chacun à sa maniere, c'est-à-dire, selon la force et la direction que leur permet la texture de la fibre qui les compose ; et dès ce moment les fonctions purement vitales sont établies. Ce mouvement, qui part du centre et se dirige à la circonférence, doit nécessairement développer chaque partie du foetus ; en sorte que celles qui sont plus voisines du mouvement central se développent les premieres.

Dans cet état, l'animal n'a pas encore, à proprement parler, une vie particuliere ; elle dépend entiérement de celle de sa mere, dont il a reçu le premier mouvement. Mais ce mouvement, qui n'est entretenu que par l'élasticité de la fibre animale , seroit bientôt détruit , si cette élasticité n'étoit soutenue par une réparation continuelle des pertes que les frottements lui font nécessairement éprouver. Les organes destinés à préparer les substances propres à cette réparation , étant en lui sans action , il faut que sa mere les lui fournisse toutes préparées : il a donc besoin , pour son entretien et son accroissement , de recevoir des secours étrangers à son individu ; et sa maniere d'être , dans cet état , pourroit se comparer à une simple végétation.

Il subsiste ainsi dans le ventre de sa mere jusqu'à ce que ses organes , qui se développent insensiblement , aient acquis assez de force pour exercer les fonctions que la Nature leur a destinées. Il est très-important à l'animal qui va bientôt être abandonné à ses propres forces , que ce développement se fasse bien réguliérement , parce que de-là dépendent la bonne ou mauvaise constitution de son tempérament , sa force ou sa foiblesse.

Dès que le terme de ce premier accroissement est arrivé , il quitte sa premiere vie pour passer à une autre absolument différente , et qui est celle qui acheve de caractériser son animalité. Dès ce moment , deux principaux organes , jusques alors sans action , entrent dans l'exercice de leurs fonctions , pour ne cesser qu'avec la vie de l'animal ; ces organes sont le diaphragme et le canal intestinal , pris depuis le fond de la gorge jusqu'à l'anus. La respiration dans l'un , et la digestion dans l'autre , sont les seules fonctions qu'on leur ait attribuées jusqu'à présent ; cependant, si l'on examine attentivement le jeu de la machine animale , et que pour cela on considere sur soi - même les différents mouvements qui s'exécutent dans le corps , on s'appercevra , par un sentiment toujours constant et qui ne sauroit tromper , que le centre de toutes les forces animales est situé dans la région épigastrique , précisément dans l'endroit où le diaphragme et le canal intestinal s'appuient l'un contre l'autre (*a*). Si l'on veut faire un effort violent , soit pour soutenir un poids considérable , soit pour vaincre quelques obstacles puissants , on a soin de faire une grande inspiration , qu'on soutient autant de temps que l'effort continue , mais qui pour cela ne sauroit être de longue durée , les forces de tous les muscles du corps , qu'on met alors en contraction , prenant leur point d'appui vers la région épigastrique : l'état d'inspiration est celui où ce point d'appui oppose une plus grande résistance , et par conséquent soutient mieux tous les efforts de la machine.

(*a*) Voyez un ouvage qui a pour titre : *Specimen novi Medicina conspectûs, editio altera plurimièm aucta*, imprimé à Paris, chez Hippolyte-Louis Guérin , rue Saint Jacques.

Ce n'est pas dans ce seul cas que l'on éprouve les effets des forces épigastriques. Si l'on s'observe attentivement, on s'appercevra que tous nos sens deviennent plus délicats, c'est-à-dire, plus propres à recevoir les impressions pour lesquelles ils sont destinées, dans le temps de l'inspiration, que dans celui de l'expiration. C'est dans l'inspiration que l'on prête une oreille plus attentive aux sons que l'on desire d'entendre ; c'est dans l'inspiration que l'on fixe mieux l'objet dont on cherche à découvrir des parties que leur finesse rend presque imperceptibles.

J'ai poussé plus loin l'observation, et j'ai apperçu que le sens intérieur, cet organe immédiat de l'ame, éprouve sensiblement les influences des forces épigastriques. Un effort de mémoire, d'imagination, une pensée sublime, l'expression vive d'une passion, ne se produisent ordinairement que dans le temps de l'inspiration, pendant lequel tous les ressorts de la machine animale sont bandés ; de maniere qu'on peut en quelque façon regarder celui de l'expiration comme un état de repos.

Il résulte de ces différentes expériences, que tout le monde peut éprouver sur soi-même, et qui ne tromperont jamais ceux qui les feront sans prévention, que le diaphragme et le canal intestinal jouent un des plus grands rôles dans la machine animale.

Si l'on examine ensuite l'ordre que la Nature a établi dans les différents organes de l'animal, on appercevra bientôt le rapport qu'ils conservent entre eux, et les secours mutuels qu'ils se prêtent par leur réaction réciproque.

Le coeur, situé dans le centre de la machine, en devient le premier mobile ; il doit lui seul jouir d'une force réactive, égale et en quelque façon supérieure aux forces réunies de tous les autres organes, parce que c'est lui qui provoque et en même temps contre-balance leur mouvement. Aussi la Nature l'a pourvu d'une quantité de fibres si considérable, et les y a arrangées d'une maniere si avantageuse, que l'on peut le regarder comme le muscle du corps le plus solide, et en même temps le plus disposé au mouvement.

Le diaphragme tient la seconde place parmi les organes de l'animal ; il est, comme le coeur, placé au centre de la machine, pour y exécuter des fonctions essentielles, et qui exigent de sa part une force et une activité supérieures à celles des autres organes. Si l'on en excepte le coeur, il est en quelque maniere le modérateur et en même temps le point d'appui de toutes les forces ; et si la machine animale souffroit quelque comparaison avec celles que la méchanique nous présente, on pourroit regarder le diaphragme comme un balancier placé dans l'animal pour en régler les mouvements.

Le canal intestinal (sous ce nom j'entends le conduit qui regne depuis le fond de la gorge jusqu'à l'anus) tient la troisieme place ; sa force et son activité doivent être telles, qu'il puisse réagir contre l'impulsion du diaphragme, et dans les grands efforts de la machine, s'arc-bouter contre lui, afin qu'alors ils se servent mutuellement de point d'appui.

Loin de regarder le cerveau comme le premier mobile de l'action vitale, je ne le placerai qu'au quatrieme rang, parce que ses fonctions, bien différentes de celles qu'il a plu aux physiologistes de lui attribuer, ne sont point aussi nécessaires que celles des trois précédents organes dont je viens de parler. On a cru jusqu'à présent qu'il donnoit origine à tous les nerfs, qui sont certainement les premiers principes de l'action vitale, puisque l'élasticité vivante, que nous avons reconnue dans la fibre animale, ne réside que dans leur substance, qui compose tous les organes ; et que ces organes jouissent de cette élasticité à un degré d'autant plus éminent, que la substance nerveuse entre en plus grande quantité dans leur composition : cependant, si l'on considere qu'un animal peut vivre sans cerveau, ainsi que plusieurs observations le constatent, puisqu'on a trouvé des boeufs privés de ce viscere, en qui néanmoins toutes les fonctions s'opéroient très-réguliérement ; qu'on a vu des enfants naître vivants sans tête, et par conséquent sans cerveau; qu'au contraire, on ne vit jamais un animal vivant en qui il manquât le coeur, ou le diaphragme, les intestins; on doit conclure que le cerveau est moins essentiel à la vie, que les trois précédents organes (4).

Le cerveau, quoique moins nécessaire à l'action vitale, devient par ses fonctions un organe très-intéressant: c'est lui qui dirige les opérations extérieures de l'animal; c'est en lui que réside le sens intérieur qui reçoit les impressions de ceux que l'on nomme *extérieurs*. C'est ici où le philosophe observateur ne peut se lasser d'admirer l'ouvrage sublime de la Nature, qui sut disposer dans le cerveau la fibre organique avec tant d'avantage et un art si merveilleux, que l'impression de chaque sens extérieur va s'y communiquer sans confusion, et que cette impression ou, pour mieux m'expliquer, ce mouvement imprimé s'y conserve de manière à entretenir dans l'animal la sensation long-temps au-delà du moment où l'objet frappa le sens extérieur. (a) Par exemple, l'impression que porte dans le sens intérieur l'image d'un objet qui s'est peint sur la rétine, s'y soutient un certain temps, dont la durée est proportionnée à la force de l'impression

---

(a) *Voyez* l'Histoire naturelle de M. de Buffon, dans son *Discours sur la nature des Animaux.*

et à la délicatesse du sens extérieur : de-là résulte dans l'animal une faculté très-utile pour sa conservation et son bien-être ; je veux dire, la mémoire, qui le met à même de fuir ou de rechercher ce qu'il a éprouvé lui être nuisible ou avantageux. Le cerveau, ou plutôt le sens intérieur, mis en jeu par l'impression des sens extérieurs, réagit sur les autres organes avec une force proportionnée à l'intensité du mouvement qui lui a été communiqué : de-là cette influence intime des passions de l'ame sur les fonctions purement vitales, et de celles-ci sur les affections de l'ame.

Si nos yeux sont frappés d'un objet chéri et inattendu, qui nous surprend délicieusement, le coeur à l'instant palpite et tressaille ; tandis qu'il languit, et semble perdre ses forces devant un objet qui répugne ou qui effraie nos sens. La respiration devient lente, difficile, et ne se fait quelquefois que par soupirs, lorsque notre ame se trouve plongée dans un vif chagrin ; tous nos organes au contraire semblent se dilater, et acquérir de nouvelles forces dans le sentiment d'une joie qui la délecte.

Toutes les vives affections de joie ou de chagrin, de plaisir ou de douleur, font éprouver vers la région épigastrique un saisissement très-sensible, et qui annonce bien clairement que c'est l'endroit où se rapportent tous les ébranlements de la machine, et qu'il regne en même

temps

temps entre le cerveau et cette région un commerce intime de réaction, qui les rend en quelque façon dépendants l'un de l'autre. C'est ce que les physiologistes ont voulu nous annoncer sous le nom vague et peu expressif de sympathie, qu'ils ont cru reconnoître entre ces deux organes, dont l'un n'éprouve guere de dérangement, sans que l'autre n'y participe.

Le point de réunion de toutes les forces animales est situé dans le centre de la machine, d'où elles se distribuent aux parties circonvoisines. Les organes destinés aux fonctions vitales les reçoivent immédiatement de cette source; mais ceux qui doivent exécuter les mouvements volontaires, et qui en conséquence sont soumis au sens intérieur, trouvent dans le cerveau le premier agent de leur action : c'est lui qui leur distribue les forces motrices, qui émanent néanmoins de ce point que nous avons dit être situé dans le centre de la machine, et qui les dirige à sa volonté, ou plutôt selon la détermination qu'il reçoit de l'impression des sens extérieurs.

Le cerveau préside aux fonctions animales, mais il est toujours subordonné à l'action des organes, en qui réside le principe de toutes les forces, et desquels il reçoit toutes celles dont il jouit. Nous voyons qu'un engorgement apoplectique dans ce viscere, en troublant les fonctions animales, paroît peu influer sur les fonctions vitales : ces dernieres conservent assez long-temps leur force et leur action, quoique la résistance qu'opposent alors à la circulation du sang les fluides embarrassés dans le cerveau, et le défaut de réaction de la part de cet organe, dussent bientôt les faire succomber. Nous voyons au contraire, qu'aussi-tôt que les forces centrales diminuent, celles du cerveau éprouvent à l'instant le même sort, et il en résulte une foiblesse générale dans toute la machine.

L'action de tous les muscles qui obéissent au sens intérieur m'avoit toujours paru inexplicable, avant que d'avoir reconnu la propriété élastique de la fibre animale ; je ne pouvois me prêter au systême reçu, que leur mouvement étoit entretenu par l'émanation continuelle d'une matiere fournie par le cerveau à chacun d'eux, et dont la distribution devoit être telle ; qu'elle se portoit alternativement aux muscles extenseurs et fléchisseurs d'un membre, pour en opérer la flexion et l'extension. La plupart de ces mouvements se font sans que le sens intérieur paroisse y participer. Je marche, ma volonté a déterminé mon premier pas ; mais j'ai changé de lieu, sans penser à l'action qui m'a transporté de celui que j'ai quitté à celui où je suis parvenu : puis-je croire que le sens intérieur a continué cette action, à laquelle il n'a du tout point été appliqué ? Tous les physiologistes ont senti cette difficulté, et aucun n'a pu la résoudre ; tandis que l'explication semble couler d'elle-même dans l'hypothese établie de l'élasticité de la fibre animale. Les muscles doués de cette élasticité sont en état de conserver le mouvement qui leur a été communiqué, jusqu'à ce qu'une nouvelle force vienne le suspendre ; et cela par la simple réaction alternative des antagonistes, qui operent la flexion et l'extension de chacun d'eux ; de maniere que pour déterminer la marche de l'animal, il suffit au sens intérieur de communiquer le premier mouvement aux muscles extenseurs de la jambe ; les antagonistes, qui réagissent à leur tour, établissent à l'instant un mouvement progressif, qui doit subsister par ses propres forces, jusqu'à ce que le sens intérieur, par une action plus forte, les oblige au repos.

Nous avons dit que le sens intérieur avoit la faculté de recevoir les différentes impressions que les sens extérieurs lui communiquoient. Il differe donc de ces derniers, en ce que la disposition de la fibre animale y est telle, qu'elle devient sensible à différentes impressions ; ce qu'on ne remarque dans aucun des sens extérieurs, dont chacun n'est susceptible que d'une seule impression. L'oeil, qui apperçoit les rayons de lumiere, est insensible aux vibrations de l'air qui forment le son ; et l'oreille ne sauroit être ébranlée par les rayons de lumiere. Le sens intérieur est donc l'organe général du sentiment, dont on a mal-à-propos borné la modification à cinq sensations ; car , lorsqu'on fait réflexion sur toutes les manieres de sentir des différents organes de l'animal , on est tenté de croire qu'il y a autant de différentes sensations , qu'il y a dans l'animal de différentes parties ; du moins est-on forcé de convenir que l'appétit et le dégoût sont , ainsi que la soif , des sensations qui n'ont aucun rapport avec les cinq sens connus. Chaque organe est doué d'une sensation particuliere , qui en dirige , augmente ou ralentit l'action , parce que chaque organe porte dans la texture de sa fibre un arrangement particulier , qui le dispose à tel mouvement nécessaire à ses fonctions. Or , comme toute sensation , quelle qu'elle soit , vient toujours d'un mouvement communiqué à la fibre organique par l'action d'un corps , et que les modifications de ce mouvement peuvent varier à l'infini , en direction , intensité et vîtesse , il en doit résulter une infinité de sensations différentes , que je crois devoir être rapportées à autant de sens différents.

Je ne pense pas cependant que la sensation proprement dite , soit , comme plusieurs auteurs l'ont avancé , de l'essence de la fibre animale , comme l'est l'élasticité vivante dont nous avons parlé. Je crois au contraire qu'elle n'est qu'un accident , ou plutôt un effet secondaire de cette élasticité. Nous aurons lieu de remarquer dans la suite de cet ouvrage, que la sensibilité peut être détruite dans une partie, et même dans plusieurs à la fois, sans que le mouvement vital y soit altéré.

Cette abolition de sensibilité devient cependant un très-mauvais signe dans les maladies aiguës : ce qui a fait dire aux observateurs que, lorsqu'un malade, travaillé d'une maladie grave, ne sent pas son mal, il est dans un très-grand danger : c'est qu'alors la fibre organique a perdu une grande partie de son ressort, et que les forces centrales sont si abattues, qu'elles ne peuvent plus communiquer au sens intérieur le ton nécessaire pour percevoir facilement les sensations, et que lorsque les forces centrales sont réduites à ce degré de foiblesse, les fonctions vitales sont très-dérangées, et tendent bientôt à leur destruction, à moins qu'une crise heureuse et prompte ne devienne victorieuse de la cause morbifique.

Les usages que nous venons de reconnoître dans le cerveau, ne nous permettent plus de le regarder comme l'origine des nerfs ; ils viennent au contraire s'y terminer, et principalement ceux destinés à exécuter les mouvements que le sens intérieur doit déterminer : aussi voyons-nous que le grand nerf intercostal, qui se distribue dans les organes destinés aux fonctions vitales, n'envoie au cerveau qu'un très-mince filet, qu'on ne peut raisonnablement regarder comme l'origine de ce nerf.

Peut-être les nerfs tirent-ils du cerveau la substance nécessaire à leur nourriture ; ce qui semble
l'annoncer, c'est la quantité de sang que reçoit
ce viscere, quantité qui surpasse de beaucoup celle
qui seroit suffisante pour sa seule nourriture ; de
sorte qu'il est vraisemblable que l'excédent est
employé à une secrétion qui fournit au genre
nerveux la matiere qui le nourrit.

C'est donc dans l'action réciproque des quatre
principaux organes de l'animal, qui sont le coeur,
le diaphragme, le canal intestinal et le cerveau,
que consiste tout le jeu de la machine : c'est
dans le juste équilibre de leur réaction alternative que réside l'état parfait de la santé. Dès que
quelque cause détruit cet équilibre, en augmentant ou diminuant l'élasticité vivante de quelques-
uns de ces organes, il survient nécessairement
un dérangement dans l'économie animale, proportionné à l'intensité de la cause : de-là naît
cette affection contre nature que l'on nomme
maladie.

C'est sur ce plan simple, analogue à la nature,
et qui doit servir de base à toutes les recherches
sur l'économie animale, que seront fondés les
principes des maladies des nerfs, dont j'ai entre-
pris le traité. Cet ouvrage devant me fournir des
occasions de multiplier les preuves du système
que je viens d'établir, j'y ai répandu les observations qui en démontrent la solidité, en assez

grand nombre pour laisser à cet égard peu de chose à désirer.

NOTES.

(1) On a toujours confondu l'irritabilité avec la sensibi- lité; et presque toujours on a identifié les phénomenes qu'elles présentent : cependant, comme on le verra dans le cours de cet ouvrage, il est entre elles une différence essentielle, puisque ce lqu'on a appellé jusqu'à présent irritabilité, et que je crois être mieux désigné sous le nom d'*élasticité vi- vante*, est une qualité essentielle à la fibre animale, sans laquelle cette fibre, si je puis ainsi m'expliquer, n'est plus animale, mais un simple corps physique; tandis que la sen- sibilité n'en est qu'un accident, qui l'accompagne assez ordinairement, sans cependant résider toujours avec elle. On remarque même que la fibre, qui jouit le plus éminemment de cette élasticité vivante, n'est pas toujours celle en qui la sensibilité est plus exquise. Le coeur, qui est l'organe le plus mobile de l'animal, n'est certainement pas le plus sensible. On a vu des membres insensibles au point de pouvoir être calcinés sans aucune douleur, et qui cependant jouissoient de tous leurs mouvements.

L'élasticité vivante réside dans la fibre animale, et lui est inhérente; la sensibilité, qui n'en est qu'un accident, dé- pend de certaines conditions qui peuvent être regardées comme étrangeres à l'élasticité vivante, puisque, pour avoir lieu dans une partie animée, il faut qu'elle conserve avec le sens intérieur, seul organe de la sensibilité, un certain rapport qui la fasse participer à l'ébranlement que la partie peut recevoir des corps qui l'environnent. Tout ceci se trouve confirmé par les expériences multipliées de M. le Baron de Haller, qui prouvent clairement que l'irritabilité se rencontre dans plusieurs parties de l'animal sans aucune sensibilité. Par conséquent, quelqu'ingénieux que puisse paroître le systême sur la sensibilité, que l'on donne pour une qualité essentielle et inhérente à la fibre animale, il ne pourra jamais se soutenir contre des faits dont on peut tous les jours se remettre l'évidence sous les yeux.

L'homme qui est, sans contredit, de tous les animaux celui qui est doué de la sensibilité la plus exquise, n'est pas cependant celui en qui l'élasticité vivante soit poussée au plus haut degré : nouvelle preuve que la sensibilité est différente de cette élasticité. On remarque dans le reptile, le plus vil des animaux, celui qu'on peut regarder avec raison comme le moins sensible, une élasticité vivante supérieure à celle de tous les autres. J'ai conservé un cœur de vipere pendant douze heures avec un mouvement sensible de dilatation et de contraction, qui n'a cessé que lorsque la souplesse de la fibre a été détruite par son desséchement : la pointe du coeur commença à se dessécher ; mais le mouvement se conserva toujours depuis l'endroit qui avoit encore de la souplesse jusque vers sa base, qui, étant plus épaisse, se dessécha la derniere, et conserva un mouvement bien apparent jusqu'au moment qu'elle fut entiérement seche.

Ce mouvement, conservé si long-temps dans un organe particulier, séparé du corps de l'animal, ne seroit-il pas mal spécifié sous le nom d'*irritabilité*, puisqu'il n'est l'effet d'aucun stimulant ? Ne paroît-il pas au contraire annoncer un corps doué de cette éminente élasticité qui lui fait long-temps garder le mouvement qui lui a été une fois communiqué, malgré la résistance que les milieux peuvent lui opposer ?

(1) Tous les mouvements dans l'animal ne s'exécutent

que par la contraction et le relâchement de la fibre organique : dans la contraction, sa fibre se raccourcit ; elle s'allonge
par le relâchement. Il est donc aisé de connoître quel doit
être le mouvement d'un organe, par l'inspection de l'arrangement de la fibre qui le compose.

La disposition de la fibre musculaire qui compose le coeur
est telle, qu'en se raccourcissant elle diminue dans tous les
sens ses ventricules ; en sorte que le coeur, dans le temps de
sa contraction, se raccourcit et se rétrécit en même temps.
Cet effet est dû à la différente direction de trois plans de
fibres musculaires qu'on observe dans cet organe, dont l'un
est longitudinal, l'autre spiral, et le troisieme circulaire.

La tunique de l'artere a deux plans de fibres musculaires,
l'un longitudinal, et l'autre circulaire : les fibres ne peuvent
donc se raccourcir, sans aussi raccourcir l'artere et diminuer
son diametre.

M. Lamur, d'après Weitbrecht, nous a démontré que la
pulsation de l'artere étoit l'effet de son déplacement, et non
celui de la dilatation de ses parois, comme tous les physiologistes l'avoient pensé jusqu'alors.

Selon le calcul qu'il a fait de la dilatation, que la pression latérale du sang peut produire sur les parois de l'artere,
il est prouvé que cette dilatation ne peut être sensible ni au
doigt ni à l'oeil, que par conséquent la pulsation de l'artere,
qu'on a regardée jusqu'à présent comme un effet de la dilatation de ses parois, doit avoir nécessairement une autre
cause.

Cette vérité, qui renverse le système généralement adopté, n'a cependant pas encore reçu de ces deux savants auteurs
tout le développement dont elle est susceptible, puisqu'en
l'indiquant ils ont laissé subsister une erreur qui tient encore
à l'ancien préjugé sur la dilatation des arteres.

Avant de relever cette erreur, je dois à ceux qui n'ont

pas eu l'avantage de lire le précieux ouvrage de M. Lamur un précis des observations et des moyens dont il s'est servi pour démontrer cette importante découverte.

La plus forte pression latérale, dit-il, n'excede pas la moindre de plus d'un quatre-vingtieme, (calcul fait d'après les propres expériences des partisans de la pression latérale) : donc le diametre intérieur de l'artere ne peut s'augmenter de plus d'un quatre-vingtieme. En supposant que le diametre de l'aorte soit de dix lignes, son augmentation, dans le temps de la plus forte pression latérale qu'éprouvent ses parois, ne sera que d'un huitieme de ligne. En donnant aux artérioles du premier ordre, qui rampent sur les inteſtins, un diametre d'un dixieme de ligne, la pression latérale ne causera sur leurs parois qu'une dilatation de la quatre-vingtieme partie d'un dixieme de ligne. Cette dilatation s'opere dans l'espace d'une demi-seconde, en partageant le mouvement de systole et de diastole en deux temps égaux : or, un mouvement qui ne parcourt en une demi-seconde que l'espace d'une quatre-vingtieme partie d'un dixieme de ligne, ne sauroit être sensible à l'oeil, puisque le mouvement de l'aiguille des minutes d'une montre ordinaire, qui parcourt en une seconde un quatre-vingtieme de ligne, qui est par conséquent cinq fois plus accéléré que celui de l'artere, n'est du tout point sensible ni à l'oeil, ni au tact.

Il eſt donc bien naturel de conclure que la pulsation sensible de ces arteres ne peut être l'effet de la dilatation de leurs parois par la pression latérale, et que par conséquent elle doit être attribuée à leur déplacement.

Ce fait reconnu, il restoit à découvrir la cause de ce déplacement des arteres. Les expériences que M. Lamur a faites pour parvenir à cette découverte, sembloient devoir l'y conduire sans détour ; mais il s'eſt égaré aux portes de la vérité.

Après avoir mis à nu l'artere crurale d'un grand chien vigoureux, il y fit faire deux ligatures distantes d'un grand pouce l'une de l'autre ; le diametre de l'artere entre les deux ligatures étoit égal à celui de la partie supérieure aux ligatures : il appliqua le doigt sur la partie de l'artere comprise entre les ligatures, et sentit alors une pulsation aussi forte en cet endroit, que dans celui qui étoit au-dessus de la ligature. Cette expérience répétée lui a toujours donné le même résultat, sinon dans le cas où la portion d'artere comprise entre les ligatures se trouvoit moins pleine et moins tendue que celle de la même artere au-dessus de la ligature.

Ces expériences, qui prouvent d'une maniere bien évidente que la pulsation des arteres n'est point l'effet de la pression latérale du sang sur leurs parois, devoient en même temps lui faire soupçonner que le mouvement du coeur n'étoit pas la cause immédiate de cette pulsation ; cependant il ne fait point difficulté d'adopter cette cause, et c'est sur le raisonnement suivant qu'il fonde son opinion.

« L'on n'a point, dit-il encore, vu d'artere se soulever
» et battre lorsque le coeur avoit cessé son action, ou lors-
» qu'elles en étoient sépasées ; et l'on voit tous les jours
» des coeurs isolés séparés de leurs arteres se soulever, se
» déplacer, et frapper les corps que l'on présente dans une
» direction opposée à celle de leur mouvement : donc le
» déplacement du coeur est la cause, et non l'effet du dé-
» placement et du soulevement des arteres. »

Dans la supposition de M. Lamur, si le coeur souleve les arteres en se soulevant lui-même, toutes les fois que l'aorte, dont toutes les arteres ne sont que des ramifications, se trouvera dans un état à ne pouvoir obéir à cette action du coeur, il ne doit plus y avoir de pulsation dans tout le système artériel, puisque la communication du mouvement du coeur leur est alors interceptée ; de plus, le mouvement des arteres doit être parfaitement congénere avec celui du coeur. Ces deux suppositions sont-elles bien confirmées par l'expérience ? Nous trouvons dans plusieurs auteurs des observations absolument contraires.

Harvé a vu dans un cadavre une portion de l'aorte et des arteres crurales ossifiée dans la longueur de douze pouces ; il assure avoir très-souvent observé durant la vie du sujet la pulsation des arteres au-dessous de l'ossification. Il est peu d'anatomistes qui n'aient eu l'occasion de remarquer de pareilles ossifications. J'en ai vu deux, une à la souclaviere et l'autre à l'aorte, depuis le commencement de sa courbure jusqu'à sa sortie de dessous les piliers du diaphragme. Peut-on douter que les rameaux de ces arteres ossifiées fussent, pendant la vie des sujets, sans mouvement ? Cependant, dans le principe de M. Lamur, ils devoient tous être immobiles, puisque l'ossification devoit nécessairement intercepter la communication du mouvement du coeur aux rameaux inférieurs à la portion d'arteres ossifiées. Si l'expérience nous apprend que dans ces cas la pulsation a toujours lieu, peut-on raisonnablement regarder le soulevement du coeur et son déplacement, comme la cause immédiate de celui des arteres ?

M. Lamur prétend que le soulevement de l'artere est congénere avec celui du coeur. Les expériences qu'il a faites à ce sujet, ne s'accordent pas avec celles de plusieurs personnes de l'art. Zimmerman, cité par M. Lamur, a observé très-souvent l'inégalité du pouls, tant par rapport à sa force, que par rapport à sa vîtesse, dans différentes parties du corps ; il cite à cette occasion l'exemple d'une veuve âgée de trente-neuf ans, attaquée depuis nombre d'années de fortes douleurs rhumatismales, accompagnées d'un sentiment de froid depuis le haut de la cuisse droite jusqu'au pied, qu'il guérit par l'application des vésicatoires : il rapporte avoir compté pendant plusieurs semaines à l'artere du poignet du côté droit cinquante-cinq pulsations par minute, et à celle du côté gauche quatre-vingt-dix à quatre-vingt-douze dans le même temps.

J'ai pendant six ans touché très-souvent le pouls à un malade, en qui j'ai remarqué une pareille irrégularité. J'ai plusieurs fois observé que tandis que l'artere du bras droit battoit réguliérement, celle du bras gauche avoit des intermittences qui laissoient battre l'artere droite jusqu'à trois fois avant de donner sa pulsation. M. le comte de *** présente une variété des plus sensibles dans le battement de l'artere du bras droit avec celui de l'artere du bras gauche ; la premiere bat avec beaucoup plus de force et de vîtesse que l'autre.

Toutes ces observations, qui contredisent formellement le système de M. Lamur, démontrent d'une maniere évidente, que le mouvement du coeur dans sa systole n'est point et ne peut être la cause de celui qu'on remarque dans les arteres, puisque le mouvement des arteres peut être plus accéléré ou plus lent que celui du coeur.

Comment seroit-il possible de concevoir qu'un corps qui ne reçoit son mouvement que par l'action d'un autre, pût avoir, ou plus de vîtesse, ou plus de lenteur dans son mouvement, que dans celui de qui il le reçoit ?

Mille raisons, que ne sauroit comporter une simple note, s'élevent également contre cette hypothese ; mais je crois les preuves que je viens de donner suffisantes pour ne laisser aucun doute sur cet objet.

L'artere frappe le doigt qui la touche en se déplaçant, et non en se dilatant ; c'est un fait très-bien prouvé par les expériences de M. Lamur : le coeur en se soulevant dans son mouvement, ne peut causer le déplacement qu'on remarque dans l'artere ; c'est encore un fait attesté par les observations que je viens de citer : c'est donc dans la propre tunique de l'artere qu'il faut rechercher la cause de son mouvement.

Si nous examinons la structure du coeur, nous observerons que cet organe, par la direction de ses différents plans de fibres musculaires, que nous avons décrite à la tête de cette note, doit dans sa contraction se soulever et se porter, en faisant un demi-cercle, vers les fausses côtes ; de même, la tunique de l'artere, composée de deux plans de fibres, l'un longitudinal et l'autre circulaire, doit par la contraction de ces deux plans, rétrécir et en même temps raccourir l'artere : elle ne peut être ainsi raccourcie sans opérer le déplacement qu'on y remarque. L'artere ainsi que le coeur, ne sauroient donc être déplacés que par la contraction de leur fibre musculaire.

Dans cette hypothefe, la réaction de l'artere sur le coeur, sa dilatation et sa contraction alternative, ne sont plus une chimere qu'ont encensé les anciens et les modernes, comme le prétend M. Lamur ; et tous les phénomenes qu'ils ont entrevus dans l'action des arteres, soit pour entretenir la circulation du sang, soit pour en rapprocher par la trituration les globules divifés, atténuer les humeurs, et convertir le chyle en sang, auront toujours la même probabilité.

On se sera, il est vrai, trompé sur un objet essentiel, en prenant pour l'effet de la dilatation de l'artere, ce qui ne peut être que celui de sa contraction ; mais le méchanisme reconnu ne sera point pour cela changé.

Il me reste encore une objection à résoudre. Si la pulsation de l'artere est l'effet de sa contraction, elle ne doit pas être fimultanée avec la contraction du coeur, comme M. Lamur prétend s'en être affuré par ses expériences. J'ai multiplié les miennes à cet effet, et j'ai cru découvrir que la contraction du coeur précede le soulevement de l'artere : l'intervalle est, il est vrai, très-court ; mais le méchanisme de ces deux mouvements semble l'exiger.

Si l'on applique une main sur l'endroit des fausses côtes où la pointe du coeur se fait sentir, et que de l'autre on touche une des arteres du corps ; l'instant immédiat après que le battement du coeur s'est fait sentir, le doigt appliqué sur l'artere du corps se sent frappé par l'artere. J'ai répété cette expérience sur plusieurs sujets, et j'ai toujours observé la même chofe, sinon dans certaines personnes en qui le mouvement du pouls n'étoit pas bien régulier ; dans celles-ci j'ai remarqué que l'artere battoit souvent avant, pendant ou après le mouvement du coeur.

Comme l'intervalle du battement de l'artere avec celui du coeur eſt infiniment court, il n'eſt pas étonnant que plusieurs observateurs aient regardé ces mouvements comme simultanés, quoiqu'ils ne le ſoient réellement pas.

L'intervalle du battement du coeur avec celui de l'artere doit être infiniment court, parce que l'espace que le coeur parcourt dans son mouvement de contraction, est infiniment plus grand que celui que parcourt l'artere en se soulevant ; et comme l'inſtant où la pointe du coeur frappe les fauſſes côtes est celui où son entiere contraction est achevée, tout le sang reçu dans le ventricule gauche du coeur a été dans ce moment poussé dans l'artere, qui doit par conséquent réagir sur le champ, c'eſt-à-dire, presque dans l'inſtant que le coeur a frappé de sa pointe les fauſſes côtes.

J'ai prouvé que le déplacement de l'artere ne pouvoit être causé ni par la dilatation de ses parois, ni par le mouvement de systole du coeur : il doit donc être nécessairement l'effet de la contraction de ses tuniques, qui réagissent sur l'impulsion du sang que fait éprouver à l'artere la contraction du coeur. Cette impulsion alonge l'artere, qui, dans ce moment, devient insensible au tact, parce qu'elle s'éloigne alors du doigt qui la touche ; mais dès l'instant que l'action impulsive du coeur cesse , les fibres distendues le contractent, l'artere raccourcie se souleve , et frappe le doigt par un mouvement qui est d'autant plus prompt , que l'espace qu'il parcourt est beaucoup plus petit que celui du coeur dans sa contraction. On remarque que le sang qui sort par une artere s'éleve plus haut dans le moment de la pulsation de l'artere, que dans celui de son repos ; phénomene qu'on a regardé jusqu'à présent comme l'effet de l'impulsion du sang dans l'artere par la contraction du coeur , mais qui cependant n'est dû qu'à la propre contraction des parois de l'artere, qui agit dans ce moment sur le sang quelle vient de recevoir, par une pression de tous les sens; tandis que le coeur, en poussant le sang dans l'artere, ne le presse que dans une seule direction , et cela pendant que l'artere qui s'allonge et se dilate se prête facilement à son entrée, ce qui doit nécessairement diminuer la force de son impulsion.

Je ne vois dans aucun phénomene que nous présente le méchanisme de la circulation, rien qui contredise ce que je viens de démontrer sur le mouvement contractif des arteres ; j'en découvre au contraire plusieurs qu'on ne sauroit expliquer sans admettre ce principe : telles sont les inégalités des pulsations d'une artere comparées avec celles d'une autre dans le même sujet ; les intermittences dans le pouls , qui rendent ses pulsations inégales avec celles du coeur ; la force et la vîtesse du battement des arteres dans les parties enflammées, tandis que les autres demeurent dans leur état naturel , lorsque les inflammations ne sont pas accompagnées de fievre ; enfin, les différents états dans le pouls que les médecins cliniques observent dans les différentes maladies.

J'ai démonté plus haut que l'inégalité qu'on a souvent

occasion

occasion de remarquer dans la pulsation des arteres , comparée avec le battement du coeur, que les inégalités mêmes qu'on observe dans leurs pulsations, comparées entre elles , devenoient un problême insoluble dans l'hypothese de M. Lamur : je vais maintenant faire voir que , dans le systême que j'annonce , ces inégalités ne présentent aucunes difficultés qui le contrédisent.

L'artere ayant dans son organisation la faculté de se contracter comme le coeur, cette faculté peut croître ou diminuer en raison composée de la plus ou moins grande élasticité organique de leurs tuniques, et de la plus ou moins grande impulsion que leur fait éprouver le sang poussé par la contraction du coeur. Si donc quelques dérangements diminuent l'élasticité organique des arteres qui se distribuent dans une partie , tandis que dans une autre cette élasticité conserve son état naturel ; les pulsations de l'artere seront dans la premiere nécessairement plus foibles que dans celle-ci , et sur-tout si quelques obstacles diminuent dans les arteres moins élastiques l'impulsion du sang : si au contraire cette impulsion reste la même , les arteres affoiblies se sont obligées , pour dominer et pousser dans les veines le sang qu'elles reçoivent, de réitérer leurs pulsations , comme on le remarque dans le coeur , qui entre en palpitation toutes les fois que son mouvement de systole n'est point assez fort pour expulser entiérement le sang reçu dans ses ventricules : de maniere qu'on peut dire que les arteres sont sujettes aux palpitations comme le coeur, et par les mêmes causes.

Lorsqu'il survient une inflammation dans une partie , ce qui est toujours l'effet d'une irritation particuliere sur les nerfs de cette partie qui les fait contracter , dont il résulte un étranglement dans les vaisseaux que gêne la circulation; dans cet état , les arteres dont l'élasticité se trouve augmentée par l'irritation , souffrant aussi de la part du sang une plus forte pression latérale, doivent réagir avec plus de force et de vîtesse que celles qui n'éprouvent pas les mêmes accidents. Nous ne voyons jamais d'inflammation considérable sans que tout le système artériel n'accélere son mouvement, parce que la circulation gênée dans une partie considérable, fait éprouver dans toutes les autres une plus grande pression du sang ; ce qui excite les arteres à une plus vive contraction. Ces effets peuvent encore être augmentés par l'irritation que souffre la partie enflammée, et qui ne sauroit être bien vive sans se communiquer à tout le genre nerveux.

Ceux qui regarderoient l'explication de ces différents phénomenes comme peu intéressante à l'art de guérir, ignoreroient sans doute que l'état du pouls dans toutes les maladies est un des premiers signes qui caractérisent leur nature, leur danger et leur terminaison. La découverte que j'annonce me paroît bien faite pour jeter de nouvelles lumieres sur cette matiere, qui a déjà fait l'objet des plus profondes recherches de nos grands maîtres ; et nous ne saurions multiplier trop nos efforts pour acquérir de nouvelles connoissances sur cet objet.

La réaction de l'artere sur l'action du coeur, que je viens de démontrer, confirme et s'accorde très-bien avec tout ce que j'ai dit sur l'élasticité organique ou vivante de la fibre animale, et donne en même temps une solution claire d'un problême qu'on avoit regardé jusqu'à présent comme insoluble, qui consiste à trouver la cause du mouvement perpétuel qu'on remarque dans l'animal vivant. D'après mes principes elle réside dans la réaction alternative des différents organes, qui, tant que la fibre qui les compose se trouve douée de cette élasticité vivante, ne sauroient perdre par le frottement des milieux la plus petite portion du mouvement qui leur a été imprimé.

(3) L'élasticité dépend de deux propriétés, dont l'une

est essentielle à la matiere en général, et l'autre particuliere à celle du feu. Par la premiere, qu'on nomme *gravitation,* tous les corps tendent à se réunir, en s'attirant les uns par les autres avec une force relative à leur densité ; de maniere qu'en considérant la matiere sous ce point de vue, on la conçoit toujours agissante : les corps qui nous paroissent en repos, ne le sont qu'à l'égard de ceux qui passent d'un lieu à un autre ; d'ailleurs ils agissent toujours de toute la faculté gravitante dont ils sont doués, à raison, comme je l'ai dit, de leur densité.

L'inertie qu'on avoit regardée comme essentielle à la matiere, n'existe donc et n'a pu jamais exister en elle, puisqu'au contraire il est de l'essence de la matiere d'être toujours en action.

Le feu jouit d'une faculté toute opposée à l'effet de la gravitation : celle-ci tend à réunir tous les corps, l'action du feu tend au contraire à les séparer. Il résulte de ces deux puissances, toujours agissantes, une combinaison de mouvement et d'action aussi variée que l'est dans la nature la différente densité des corps, qui augmente ou diminue leur force gravitante ; aussi variée que la matiere du feu varie par sa rareté ou son abondance : de-là le principe de solidité et de fluidité de tous les corps.

La force d'attraction, ou, ce qui est la même chose, la force gravitante agit sur la matiere en raison composée de la densité des corps, et des points de contact que leurs molécules se présentent entre eux ; en sorte que plus ces molécules ont de densité, et plus leurs points de contact sont multipliés, plus alors ils tendent par leur réunion à former un corps solide, et moins par conséquent ils cedent à l'action du feu qui tend à les séparer ; *et vice versâ.* Ce dernier agit donc sur les corps avec plus ou moins d'efficacité, selon que la force d'attraction s'y trouve plus ou moins énergique :

mais il n'en est point en qui ses effets puissent jamais devenir nuls ; l'or, le fer et tous les métaux, les pierres même les plus dures sont dilatées par le feu.

Son effet est plus sensible sur ceux qui ont moins de solidité ; il en divise quelques-uns jusqu'à la fluidité, toujours avec d'autant plus de facilité que la gravitation qui les réunit a moins de force, et que les points de contact de leurs molécules sont moins multipliés. C'est pourquoi nous voyons des corps presque toujours fluides, comme l'eau et tous les liquides dont cet élément est la base : ils reprennent de la solidité dès que le feu cesse jusqu'à un certain point d'agir sur eux, parce qu'alors la force d'attraction, qui tend toujours à les réunir, devient plus énergique.

Le mercure ne doit sa fluidité qu'au feu, qui tient ses molécules séparées : son absence lui laisse acquérir de la solidité, comme on l'a vu dans les pays extrêmement froids.

C'est par l'action mutuelle de ces deux puissances, qui ne cessent d'agir sur la matiere, que les éléments se combinent entre eux en mille et mille manieres, pour former cette multitude de corps composés que la Nature nous présente.

Les corps organisés donnent à ces deux puissances une nouvelle modification, qui en dirige l'action selon la différente texture des fibres qui les composent ; en sorte qu'ainsi que la même force appliquée à deux machines différentes, leur imprime deux mouvements qui peuvent différer tant en direction qu'en force et en vîtesse, à raison de la différente méchanique de chacun ; de même les effets de celles-ci varient et donnent de différents produits, selon l'impression qu'elles reçoivent dans la différente texture des corps organisés.

Il paroît que la nouvelle élaboration qu'éprouvent les éléments, lorsqu'ils ont passé dans les corps organiques, tend à combiner la matiere du feu avec l'eau, l'air et la terre, de maniere à le laisser de plus en plus jouir de l'élasticité et de la mobilité dont il est doué, et qu'il communique aux autres éléments, selon les différentes combinaisons résultantes de l'union qu'il contracte avec eux; en sorte que par leur derniere élaboration, qui s'accomplit dans les organes de l'animal, ils sont convertis en une substance si élastique, et par conséquent si mobile, que la fibre animale qui en est composée a la plus grande aptitude au mouvement.

En effet, on ne connoît aucun corps aussi élastique que les substances animales, et spécialement celle qui compose les nerf. J'ai souvent distendu des nerfs autant qu'ils pouvoient l'être sans se rompre, et je les ai toujours vu revenir à leur premier point sans avoir souffert aucun alongement, du moins sensible. Je ne connois aucune substance qui ne demeure sensiblement alongée lorsqu'on la met à la même épreuve.

(4) On coupe la tête au limaçon incoque, sans que pour cela l'animal périsse : sa tête se reproduit en moins de six semaines; un cerveau, des fibres, des nerfs, des vaisseaux reprennent naissance par l'action des autres organes du corps. D'après cette observation, regarderons-nous la tête comme le principe du mouvement et de la vie de ces animaux ? Si on coupe un limaçon, ou qu'on le blesse simplement dans cette partie qui sépare sa poitrine d'avec le ventre, et qui est ordinairement marqué par une ligne noire, l'animal périt toujours en peu de temps, parce qu'on attaque alors le centre du mouvement et de la vie, qui réside en cet endroit. On coupe la tête à une mouche, elle vole et vit encore long-temps; si avec une épingle on la pique vers l'endroit du corps où les ailes s'inserent, elle tombe sur le champ sans mouvement et sans vie.

Tout le méchanisme animal dépend donc de la faculté réactive des différents organes, qui entretient en eux un mouvement perpétuel, dont la force et la vîtesse dépendent de la texture particuliere de chacun d'eux, et de l'action qui les met en jeu; d'où il résulte que leur mouvement doit augmenter en raison des résistances que les fluides leur opposent, parce que la résistance des fluides devient, à l'égard des solides, le principe d'une réaction qui accélere leur mouvement; ce qui se remarque sensiblement dans la fievre, où la force et la vîtesse de l'oscillation du coeur et des arteres, augmentent en proportion de la résistance qu'oppose le sang à leur action.

C'est dans cette propriété singuliere de la fibre animale, sans laquelle la circulation seroit non-seulement dérangée au plus petit obstacle, mais cesseroit bientôt, pour peu qu'il subsistât, que l'on trouve la cause des différents phénomenes que présente l'économie animale, tant en santé qu'en maladie. Il n'est point nécessaire de recourir à cet être chimérique, qu'on a gratuitement placé dans l'animal pour veiller à sa conservation, et que différents auteurs désignent sous le nom de *nature*. Selon eux, cette nature préside à toutes les fonctions vitales, combat l'ennemi qui voudroit leur nuire, chasse ou détruit les causes des maladies, et porte dans chaque partie les secours que son état exige.

Les partisans de cette vigilante protectrice des corps animés, sont cependant forcés de convenir qu'elle agit souvent d'une maniere très-désavantageuse à l'individu qu'elle protege, puisque souvent elle porte dans un organe des secours qui lui deviennent pernicieux ; que quelquefois elle augmente les progrès d'une inflammation par les oscillations trop vives qu'elle excite dans la partie enflammée, et cause dans l'économie animale le plus grand trouble, à l'occasion d'une irritation particuliere qui réside dans une partie peu essentielle à la vie ; que si l'on compare le bien qu'on lui attribue, au mal qu'elle occasionne, on seroit tenté de la croire plus nuisible que salutaire.

La plupart des médecins ont adopté cette chimere, sous le voile de laquelle il leur est facile de cacher leur ignorance, et ont l'avantage de déraisonner en pompeux verbiages. Demandez-leur ce que c'est que la fievre : ils vous répondront d'un air scientifique, que c'est une accélération dans la circulation du sang, excitée par la nature pour corriger ou expulser un vice quelconque, qui tendoit à la destruction du corps : mais cette fievre, si charitablement excitée par la nature, tue le sujet ; c'est que la nature a été plus foible que l'ennemi qu'elle avoit à vaincre : mais avant la fievre le sujet n'étoit pas malade ; autant et mieux auroit valu laisser l'ennemi tranquille.

Cet argument auquel il est impossible de répondre

rien de pertinent, prouve la fausseté du système et la nécessité de rechercher une cause plus naturelle aux phénomenes que nous présente l'économie animale, tant en santé qu'en maladie. On la trouvera cette cause dans les propriétés de la fibre animale, dans cette élasticité vivante que nous venons de lui reconnoître, qui la met en état de réagir avec une force qui augmente en raison des résistances. Cette force, qui n'est cependant pas invincible, se perd ou cede lorsque l'intencité de la résistance vient à surpasser celle de son élasticité ; de ces deux effets résulte le triomphe de la nature, ou celui de la maladie. Un obstacle quelconque venant à augmenter la résistance des fluides, détermine dans les solides une plus vive réaction, d'où naît cette accélération dans l'oscillation des vaisseaux, que nous nommons *fievre*. Dans cet état, ou l'action des solides atténue et détruit l'obstacle, et alors tout se remet en équilibre et la fievre cesse ; ou bien l'obstacle, devenant de plus en plus considérable, oppose une résistance invincible, qui anéantit le ressort des solides : le malade alors succombe. C'est ainsi que tout homme périt ou guérit de la fievre, de quel genre qu'elle puisse être ; c'est ainsi que la crise de toutes les maladies qui en sont susceptibles, s'opere à l'avantage ou au désavantage du malade ; c'est ainsi qu'elle se prépare pour se manifester à certains jours fixes, dont Hippocrate a si bien observé la marche, sans cependant en connoître la cause.

Telle humeur viciée d'une telle ou telle manière, résiste tel ou tel temps à l'action des solides, avant d'être corrigée ou mise en état d'être expulsée. Sept jours d'élaboration par l'oscillation redoublée des vaisseaux, suffisent pour la corriger et la remettre dans son état naturel, si elle en est susceptible; la maladie se termine alors par résolution, c'est-à-dire, sans évacuation bien sensible : mais si l'humeur est altérée au point de devenir indomptable à l'action des solides, il faut alors quatorze, vingt-un, et quelquefois quarante jours pour la rendre perméable aux organes excrétoires, qui doivent, par son évacuation, en débarrasser la nature, si elle se trouve en état de résister à un travail aussi laborieux.

L'ouvrage que je traite ne me permet pas de donner plus d'étendue aux principes que je viens d'établir; mais j'espere un jour les faire servir de base à un traité de pathologie et de thérapeutique, qui contribuera peut-être à dissiper les nuages, que tant de faux systêmes ont jetés sur la médecine, et au milieu desquels le médecin marche rarement sans s'égarer.

On a vu dans mon essai sur les vrais principes de l'animalité, que les premiers éléments du foetus sont d'abord tous sous une forme liquide; que la substance, qui doit composer la partie solide de son corps, venant à se développer par la chaleur, prend bientôt une forme concrete; alors les premiers linéaments de tous les organes de l'animal sont sous le plus petit volume possible renfermés dans l'embrion. Ces premiers linéaments, qu'on doit regarder comme la fibre génératrice de toutes celles dont le corps sera composé lors de son plus grand accroissement, jouissent au plus haut degré de cette élasticité que nous avons reconnue dans la fibre animale, parce que dans ce premier état elle est encore toute nerveuse, et que c'est dans la fibre nerveuse que réside spécialement cette élasticité. Toutes les fibres dont le corps du fœtus est alors composé, jouissent donc de la plus grande mobilité; mobilité d'autant plus nécessaire, que le principe moteur est encore en lui bien foible. Dans cet état, les organes se développent et acquierent peu-à-peu les forces nécessaires pour exercer les fonctions que la Nature leur a destinées. C'est dans ce développement des organes, qui se fait plus ou moins réguliérement, que nous devons rechercher les premiers principes des tempéraments. D'abord nous observerons que lorsque ce développement s'est fait bien réguliérement, chaque organe acquiert toute la force, et en même temps toutes les facultés requises pour le parfait exercice de ses fonctions. Ils conservent entre eux un exact équilibre, qui fait qu'aucun d'eux n'est accablé par un autre ; c'est-à-dire, qu'ils agissent et réagissent les uns envers les autres par une action toujours proportionnée à leurs forces relatives.

Celui qui naît avec une pareille constitution, porte avec lui le germe de la plus parfaite santé ; et si son éducation répond aux vues de la Nature à son égard, ce qui malheureusement est très-rare, il parviendra, à l'âge viril, doué de tous les avantages qu'on peut attendre du tempérament le mieux constitué, et dont l'excellence doit servir de modele pour désigner l'état le plus parfait de la santé. C'est ce tempérament que les anciens ont désigné sous le nom de *sanguin*, en qui on reconnoît un parfait équilibre entre les fluides et les solides ; en qui chaque humeur, sans jamais dominer l'une sur l'autre, conserve sa qualité naturelle. Cet état, que nous venons de reconnoître être le résultat d'un parfait équilibre qui regne entre les différents organes qui composent l'animal, peut cependant exister de deux manieres. Dans un être en qui la fibre est délicate, et dans celui en qui elle est plus solide, l'un sera plus foible et l'autre plus fort ; mais ils jouiront tous les deux d'une santé également parfaite : c'est ce que nous démontrent l'un et l'autre sexe. La fibre est plus forte et plus solide dans l'homme que dans la femme, et cependant ils peuvent jouir l'un et l'autre d'un tempérament également parfait. Cette différence dans la force ou la foiblesse de la fibre, peut même exister dans deux individus du même sexe, sans que pour cela le degré de santé ait dans l'un ou l'autre d'autres avantages que celui de résister plus, et l'autre moins aux causes capables de l'altérer. Les anciens ont donné à ce tempérament le nom de *sanguin*, parce qu'ils ont remarqué dans les sujets qui en sont doués, un tein coloré et une carnation animée, qui leur faisoient présumer que le sang étoit en eux l'humeur dominante ; tandis qu'ils auroient dû considérer que la santé parfaite ne pouvant exister que par l'équilibre parfait, tant dans les solides que dans les fluides, aucune humeur, même celle qu'ils regardoient comme la plus salutaire, c'est-à-dire le sang, ne pouvoit dominer dans un tempérament parfait, tel qu'ils regardoient le tempérament sanguin.

Il résulte de ce premier principe, établi sur l'origine des tempéraments, que la distinction des anciens à leur égard est absolument fautive ; puisqu'au lieu de la fonder sur l'état de la fibre animale dans chaque individu, et sur l'équilibre plus ou moins parfait entre les solides et les fluides, qui doit résulter de l'état de cette fibre, ils ne l'ont fondé que sur la nature des humeurs qu'ils ont trouvées ou cru trouver dominantes. Comme ils ont distingué quatre humeurs principales, qui sont le sang, la bile, la mélancolie et le flegme, ils ont fait quatre especes de tempéraments, qu'ils ont désignés sous les noms de ces quatre prétendues humeurs, le *sanguin*, le *bilieux*, le *mélancolique* et le *flegmatique* : cette définition que tant de siecles ont consacré, ne sera point celle que j'adopterai dans cet ouvrage.

C'est à la nature de la fibre animale, c'est à l'équilibre plus ou moins parfait qui regne entre les solides que composent cette fibre, et les fluides qu'ils contiennent, que nous devons incontestablement la différence que l'on remarque dans les tempéraments. La nature des humeurs ne sauroit entrer pour rien dans leur constitution, parce que la nature, bonne ou mauvaise des humeurs, dépend, comme nous le ferons voir bientôt, de la texture des solides, et de l'action plus ou moins réguliere qu'ils exercent sur elles. Nous voyons que les humeurs se vicient dans tous les organes, où les solides perdent, ou augmentent de leur action naturelle; qu'elles y reprennent leur premiere qualité lorsque cette action redevient réguliere.

Les végétaux offrent une preuve bien sensible de ce principe. Mille plantes, d'un genre différent, naissent sur le même seuil; elles tirent toutes de ce seuil la même substance : chacune cependant, selon la texture de la fibre qui la compose, renferme une seve dont les qualités varient autant que leur genre. Celui qui croiroit que chacune de ces plantes se nourrit et s'accroît de substances particulieres répandues dans ce seuil, ne niera pas du moins que le fruit d'un arbre enté, dont la forme, la saveur et l'odeur different si sensiblement de celui qu'il auroit naturellement porté sans l'art de la greffe, ne doive cette différence à la texture de la fibre qui composoit l'ente insérée sur cet arbre. Les mêmes sucs que ses racines ont tiré de la terre, eussent produit un fruit acerbe et sauvage, s'ils n'eussent passé dans le jet de l'ente, qui, par sa texture particuliere, les a convertis en un suc doux et agréable. Nous ne pouvons donc douter que la nature des humeurs ne dépende de l'état de la fibre animale, de la texture des solides qui leur donne telle ou telle qualité, à raison de leur force, de leur activité plus ou moins grande, et encore à raison de la structure particuliere de chaque organe. C'est à cette structure particuliere des différents organes qui composent l'animal, que l'on doit les différentes humeurs qui s'observent en lui, comme la bile, la salive, les sucs gastriques, pancréatiques, et généralement toutes celles qui émanent du sang. Elles ont chacune des qualités particulieres et distinctes ; cependant elles tirent toutes leur origine du même principe qui est le chyle, fourni par les aliments, et préparé par la digestion. La nature des aliments peut bien, il est vrai, faire varier la nature du chyle jusqu'à un certain point ; mais à moins que les aliments ne tiennent de la qualité des poisons, ou qu'ils ne soient absolument in-

digestibles, les organes de la disgestion, dans un
sujet bien constitué, les convertiront toujours
en un chyle homogene, propre à l'entretien de la
santé. Cette vérité se démontre tous les jours
dans les personnes robustes qui se nourrissent
d'aliments grossiers, que des sujets délicats ne
pourroient digérer. On voit des animaux se
nourrir de substances qui sont de vrais poisons
pour d'autres; ces poisons sont dénaturés dans
leurs organes au point de devenir alimenteux.

L'influence que peuvent avoir les fluides sur les
solides, étant infiniment inférieure à celle que les
solides exercent à leur égard, on ne peut donc
sans erreur faire dépendre la différence des tempéraments de la nature des humeurs qu'on observe en eux; ce seroit prendre l'effet pour la
cause : et quoique des siecles aient consacré cette
erreur, on ne peut blâmer celui qui s'en affran-
chit. Je ne suis pas le premier qui ait senti le
vice de la définition des anciens à l'égard des
tempéraments; mais la difficulté de leur en substituer une plus intelligible, l'a toujours fait conserver : je tâcherai de surmonter cette difficulté;
et si je le fais sans me rendre obscur, j'aurai
vaincu un préjugé qui a toujours embarrassé, et
plus souvent encore trompé les auteurs qui ont
traité cette matiere.

Le tempérament, considéré sous son acception
générique, est une disposition particuliere du

corps qu'il tient de la combinaison des principes dont il est composé ; mais comme cette combinaison peut varier à l'infini, il en doit résulter dans la différence des tempéraments autant de variétés ; d'où l'on peut conclure, avec vérité, que comme on ne vit jamais deux individus parfaitement ressemblant, de même on ne sauroit rencontrer deux tempéraments exactement semblables. Il est donc impossible de saisir toutes les nuances insensiblement graduées que nous présente la différence des tempéraments ; cette difficulté insurmontable nous oblige d'abandonner les détails, pour saisir les caracteres principaux, c'est-à-dire, les nuances les plus frappantes qui établissent entre elles une différence bien sensible.

Nous venons de faire voir que la nature des tempéraments dépend de l'état de la fibre animale : c'est donc dans ses différentes propriétés qu'on doit trouver la cause de leur variété. La fibre animale, considérée dans son état de simplicité, c'est-à-dire, isolée et séparée des organes, dans la composition desquels elle entre lorsqu'elle est réunie avec ses semblables pour former différents tissus, dont l'assemblage constitue ce que nous entendons par corps animé : cette fibre, dis-je, ainsi considérée, jouit d'une certaine force d'adhérence entre les molécules qui la constituent, qui fait que ces molécules résistent plus ou moins à leur désunion ; c'est ce que j'appellerai la force proprement dite de la fibre animale. L'analyse chimique de cette fibre nous apprend que ses principes constituants, du moins ceux que nos sens peuvent appercevoir, se réduisent en une matiere purement terrestre, qu'une substance gélatineuse, une espece de colle, lie ensemble. Dès que ce gluten est détruit par le feu ou tout autre agent capable de le décomposer, on voit la fibre conservant sa forme, mais sans aucune adhérence entre ses parties, tomber en poussiere au plus léger contact : c'est donc à ce gluten que la fibre doit sa cohésion. On remarque encore une propriété singuliere dans ce gluten, qui est celle de donner à la fibre animale la faculté de se prêter à un certain degré d'alongement, sans se diviser, et de revenir ensuite dans son premier état, lorsque l'effort qui la distendoit vient à cesser : c'est à cette propriété que nous devons l'élasticité de la fibre animale. Voilà donc dans la fibre animale deux forces bien caractérisées, celle de cohésion et celle d'élasticité. La force de cohésion peut varier depuis un premier degré donné d'énergie jusqu'à celui qu'on peut concevoir s'approcher de zéro ; ce qui donne lieu, en négligeant tous les degrés intermédiaires, de considérer la fibre animale comme forte ou foible. A l'égard de sa force élastique, elle peut se prêter plus ou moins facilement à l'extension, et revenir plus ou moins promptement dans son premier état : elle sera donc considérée comme souple et parfaitement élastique, si elle se prête aisément à l'extension, et qu'en même temps elle revienne promptement dans son premier état. Si, au contraire, elle cede difficilement à son extension, et qu'elle reprenne avec énergie son premier état, elle prend le caractere de roide et de rigide ; si elle s'alonge facilement, et qu'elle reprenne lentement sa premiere forme, elle est alors considérée comme foible et lâche : voilà les trois principaux caracteres de la fibre animale, qui constituent trois dispositions particulieres du corps, chacune bien caractérisée. Il en est encore une autre qu'on peut regarder comme mixte, parce qu'on observe en elle des propriétés analogues aux trois précédentes. Dans celle-ci, la fibre animale, composée de molécules très-déliées, unies par un gluten qui s'alonge difficilement, est en même temps foible, rigide, très-élastique, et d'une ténuité qui la rend susceptible de la plus grande mobilité.

Si je me suis fait entendre dans l'explication que je viens de donner des différentes propriétés de la fibre animale, il me sera aisé de démontrer qu'il en doit nécessairement résulter quatre tempéraments bien distincts, à chacun desquels se rapporteront naturellement toutes les variétés qu'une infinité de combinaisons doit nécessairement produire dans chaque individu.

La fibre animale qui réunit la force, la souplesse, à une parfaite élasticité, présente les propriétés les plus avantageuses dont elle puisse être
douée ; elle renferme toutes les qualités les plus
propres à remplir les fonctions auxquelles elle est
destinée. Le corps qui se trouve formé de pareilles
fibres, en qui les différents organes jouissent
chacun du degré d'activité proportionné à leur
usage, nous offre le modele du tempérament le
plus heureux et le plus parfait qui puisse exister.
La souplesse de la fibre fait qu'elle se prête facilement à l'impulsion des fluides : son élasticité
la fait réagir sur eux avec cette intensité proportionnée à celle de l'impulsion ; ce qui établit nécessairement le parfait équilibre entre les solides
et les fluides, d'où dépend le libre exercice de
toutes les fonctions animales qui constituent l'état
parfait de santé.

Nous avons fait voir que la bonne ou mauvaise qualité des humeurs, dépendoit de l'action
plus ou moins réguliere des solides, de leur texture plus ou moins souple, plus ou moins rigide,
plus ou moins solide, foible ou lâche ; il est
donc aisé de comprendre que dans le tempérament dont nous parlons, chaque humeur doit
acquérir la qualité la plus propre à ses fonctions,
puisque dans ce tempérament les solides jouissent,
par la propriété de la fibre qui les compose, de
tous les avantages qui concourent à rendre leur
action réguliere.   R 2

L'oscillation des vaisseaux n'est ni trop forte, ni trop foible, ni trop lente, ni trop accélérée ; la souplesse de leurs parois donne au sang et à toutes les humeurs un passage libre qui ne permet aucune stagnation ; d'où il résulte un bien-être, une alacrité habituelle qui se manifeste dans le caractere des personnes douées de ce tempérament. Un sang bien élaboré, de couleur vermeille, ni trop foncée, ni trop pâle, circule librement dans des vaisseaux amples, et parvient aisément jusqu'aux extrémités des vaisseaux capillaires de la peau, ou se mariant avec l'humeur lymphatique dont elle est abreuvée, il présente une carnation vive et animée, parsemée de lys et de roses. Le corps muqueux bien abreuvé de la lymphe que les vaisseaux capillaires y portent avec facilité, donne à la peau cette souplesse et cet air de fraîcheur qu'on remarque dans les personnes de ce tempérament, en qui l'embonpoint, aussi éloigné de l'obésité que de la maigreur, présente un corps bien dessiné, dont les muscles charnus sont agréablement prononcés, et annoncent en même temps la force et l'agilité.

Le systême nerveux qui participe aussi nécessairement des bonnes qualités de la fibre qui le compose, se trouve pourvu de la force et du ton qui conviennent à ses fonctions. Destiné à porter la vie, la sensibilité et le mouvement dans toûs les organes qui reçoivent, par son intermede, cette élasticité vivante dont nous avons parlé plus haut, et sans laquelle le mouvement vital ne sauroit subsister, il reçoit facilement les impressions qui lui sont communiquées, sans en être trop ébranlé; il résiste aux impulsions fortes, sans pour cela se montrer insensible aux plus légeres : ce qui rend les sujets, ainsi constitués, d'un caractere sensible sans foiblesse, voluptueux sans excès, enclin à l'amour sans opiniâtreté, moins constants dans leur goût, leur passion et leurs plaisirs, qu'empressés d'en multiplier les jouissances. Une mémoire facile, un jugement prompt donnent plus d'agrément à leur esprit, que de solidité et de profondeur : la facilité de leur conception qui les accoutume à peu réfléchir, les rend moins propres aux sciences abstraites, mais très-ingénieux dans les ouvrages d'imagination, où ils excellent par la légéreté de leur style, par le beau coloris dont ils ornent leurs pensées, par les comparaisons et les allégories fines qu'ils emploient toujours avec profusion dans leurs ouvrages.

Leur caractere est celui de la douceur : vifs sans emportement, jamais la vengeance n'est chez eux que l'effet du premier mouvement : aussi incapables de conserver long-temps de la haine que de l'attachement, ils aiment sans affection, et l'indifférence prend bientôt chez eux la place de la haine. R 3

Tels sont les caracteres auxquels on reconnoît le tempérament que je viens de décrire. On voit qu'il se rapporte assez bien à celui que les anciens ont désigné sous le nom de *sanguin*. Ce tempérament est celui qui résiste le mieux à tout ce qui tend à en altérer la constitution, qui supporte le plus aisément tous les excès auxquels l'homme peut se livrer, sans en être d'abord affecté d'une maniere bien sensible ; ce qui fait que celui qui en est doué, s'y livre inconsidérément sans en prévoir les dangers : cependant comme ce tempérament n'est pas inaltérable, il cede insensiblement aux attaques multipliées de la débauche et du mauvais régime : les infirmités qu'on n'avoit point connues surviennent alors, et l'on est tout étonné d'un changement auquel on croyoit avoir lieu de ne point s'attendre ; cependant le mal est d'autant plus grand, que la cause qui le produit a plus long-temps et plus sourdement miné les organes, et en a épuisé les forces par des degrés plus insensibles.

C'est par cette raison que les maladies aiguës, ainsi que les chroniques qui surviennent aux personnes de ce tempérament, sont presque toujours plus dangereuses que dans celles d'un tempérament plus foible. La cause morbifique ayant séjourné long-temps avant d'être en état de produire un dérangement sensible dans l'économie animale, elle s'y renforce, et y acquiert un degré d'énergie qui la met en état d'opérer les plus grands ravages, lorsqu'elle vient enfin à se développer.

Les maladies endémiques, c'est-à-dire naturelles à ce tempérament, sont la pléthore sanguine, l'inflammation, l'hémorragie, les fievres aiguës et inflammatoires, les coups de sang, et enfin tous les accidents qui accompagnent ces différentes maladies, selon leur nature et le siege qu'elles occupent.

La pléthore naît de la force des organes digestifs, qui extrait des aliments beaucoup de sucs nutritifs, et les convertit facilement en un sang bien élaboré, par conséquent peu chargé d'humeurs excrémentielles, lequel venant à remplir outre mesure les vaisseaux, ne peut manquer d'en gêner l'action. L'engourdissement, la pesanteur du corps, l'embarras de la tête et l'assoupissement, sont les symptômes de la pléthore. La diete, l'exercice, en sont les remedes naturels; l'art peut y suppléer, mais toujours moins efficacement, par la saignée.

L'inflammation dont le danger dépend de son intensité et de l'importance de l'organe où elle se forme, est ordinairement une suite de la pléthore et de la souplesse que nous avons reconnu dans les vaisseaux qui se prêtant facilement à la dilatation, permettent au sang qui en force les parois, d'enfiler les vaisseaux lymphatiques qui ne sont pas destinés à le recevoir ; il y devient un corps étranger qui en trouble l'action jusqu'à ce que leur oscillation redoublée l'ait forcé de reprendre sa route naturelle, ou l'ait atténué de maniere à le rendre perméable aux vaisseaux excrétoires qui le transmettent ensuite au-dehors; ou qu'enfin ces deux changements n'ayant pu avoir lieu, il soit converti en une matiere purulente, qui brise la texture des vaisseaux où il s'est introduit, et s'accumule dans le tissu cellulaire, où il forme un dépôt, dont la partie affectée ne peut alors se débarrasser que par la rupture des enveloppes qui le contiennent.

Si des obstacles insurmontables s'opposent enfin à tous ces changements, l'action vitale de la partie enflammée succombe et s'anéantit ; alors la gangrene, c'est-à-dire la mortification, devient une suite nécessaire de la maladie. Le calme du repos, la diete, l'usage des boissons délayantes et rafraîchissantes, les saignées réitérées et proportionnées à l'intensité de l'inflammation, sont les remedes généraux qui concourent à favoriser la cure de cette maladie, où nous voyons que la Nature a toujours plus de part que l'art.

L'hémorragie, qui est aussi l'effet de la pléthore, que nous avons reconnu être une des maladies propres au tempérament dont nous traitons, devient le plus souvent un moyen de soulagement à cet état, par la diminution qu'elle opere dans le volume du sang, à moins qu'elle ne soit excessive, ou qu'elle ne s'établisse dans quelques capacités, de manière que le sang épanché ne puisse s'écouler au-dehors.

Les fievres aiguës et inflammatoires naissent de la pléthore ; mais non de cette pléthore simple que nous nommons *sanguine*, et en qui nous ne reconnoissons aucune altération dans les humeurs : celle-ci n'est point capable d'exciter d'autres accidents que ceux dont nous avons parlé ci-dessus ; mais cette pléthore, si on la laisse subsister long-temps, ne manque pas de dégénérer ; parce que les vaisseaux surchargés et gênés dans leur action ne pouvant plus agir avec la même énergie, il en résulte nécessairement une altération dans le sang et les humeurs, qui leur fait perdre cette qualité balsamique, ou, pour m'expliquer plus clairement, cette douceur qui les rend incapables d'irriter les vaisseaux dans lesquels elles circulent ; l'âcreté qu'elles acquierent alors, venant à aiguillonner le genre nerveux, il se forme dans tous les vaisseaux capillaires des crispations qui opposent à la circulation des obstacles ; d'où naît une plus grande résistance de la part des fluides envers les solides, ce qui détermine, par le principe que nous avons expliqué plus haut, une oscillation plus vive et plus accélérée dans les vaisseaux ; et dès-lors la fievre est établie. C'est par cette oscillation redoublée des vaisseaux, que le sang et les humeurs sont atténués, que les obstacles sont détruits, et qu'enfin l'équilibre se rétablit. La fievre est donc dans l'état des choses, une maladie nécessaire, sans laquelle les obstacles s'accroîtroient nécessairement de plus en plus, et la résistance des fluides deviendroit insurmontable à l'action des solides, qui succomberoient dans leurs efforts, et entraîneroient la perte du malade.

C'est faute de connoître, ou du moins de faire attention à ce principe, qu'on voit des médecins faire tous leurs efforts pour arrêter et détruire la fievre, qu'ils regardent comme la cause, et non comme l'effet du mal : par cette manoeuvre mal entendue, ils aggravent la maladie au lieu de la guérir ; et trop souvent ils la rendent mortelle par leur art, tandis que la nature étoit en état d'en opérer seule la cure.

Les coups de sang, c'est-à-dire l'affluence subite de ce fluide sur une partie quelconque du corps, sont encore l'effet de la pléthore ; cependant ils ne peuvent avoir lieu, que lorsque la partie sur laquelle le sang est porté vient à perdre tout-à-coup son ressort, tandis que les autres conservent le leur. Il est difficile de déterminer la cause de cette perte subite de ressort : un léger embarras qui se forme proche du nerf destiné, comme nous l'avons dit, à porter la vie et à entretenir l'élasticité vivante de la fibre animale dans cette partie, suffit pour enlever à ce nerf sa faculté, et priver la partie de l'influence qu'elle en reçoit : dénué alors de son action vitale, les vaisseaux n'ont plus la force de réagir, et se laissent facilement distendre par le sang qui s'y porte.

Si cette partie ainsi accablée se trouve être un organe essentiel à la vie, comme, par exemple, le cerveau, la mort devient bientôt la suite de cet accident, que nous devons regarder comme la cause la plus ordinaire des morts subites. C'est par de copieuses saignées, par des ventouses appliquées sur différents endroits du corps, qu'on doit chercher à modérer la fougue du sang, et à décharger la partie de celui dont elle se trouve engorgée.

On voit par ce que je viens de dire sur les différentes maladies naturelles au tempérament que je traite, qu'elles doivent presque toutes leur origine à la pléthore sanguine ; parce qu'en effet la pléthore est le vice le plus fréquent de ce ce tempérament, en qui la force des organes digestifs tend à tirer, comme je l'ai dit, des aliments beaucoup de sucs nutritifs ; ce qui démontre combien il est intéressant pour ceux qui en sont doués, d'observer la sobriété, ou du moins de faire choix d'aliments moins nourrissants. D'ailleurs, pour conserver ce tempérament dans toute son intégrité, il est inutile de suivre aucun régime particulier, de s'astreindre à aucune précaution ; il suffit d'éviter tout excès, parce que ne tendant par lui-même à aucune détérioration, il n'est pas nécessaire de prévoir les changements fâcheux auxquels tend toujours la constitution moins parfaite des tempéraments dont je vais traiter.

Par la description que je viens de faire du tempérament le plus parfait qui puisse exister, on voit que c'est dans la souplesse et l'élasticité de la fibre animale, douée en même temps de cette adhérence entre ses molécules constituantes, qui les fait fortement résister à sa rupture, que gîte cette heureuse constitution de la machine animale, qui la dispose à maintenir l'équilibre entre les solides et les fluides, et à remplir avec facilité toutes les fonctions qui constituent la parfaite santé. Plus la fibre animale s'éloigne de ces trois qualités, plus le corps qu'elle forme est éloigné de la perfection que nous avons remarqué dans le tempérament que je viens de décrire ; d'où l'on peut conclure, avec vérité, qu'il n'est que ce tempérament en qui puisse résider l'état constant d'une véritable santé, et que dans tous les autres, elle est toujours plus ou moins altérée. Cependant comme l'état de santé, depuis son plus haut degré de perfection jusqu'à celui qui donne accès à la maladie, présente des nuances variées à l'infini, il faut, comme nous l'avons déjà dit, saisir les plus fappantes pour en faire des objets de comparaison , auxquels l'on puisse rapporter celles qu'il seroit impossible de suivre dans leur détail.

Lorsque la fibre animale , au lieu de cette souplesse si favorable à son action , conserve une rigidité qui la fait résister à son alongement , il en résulte, dans la constitution du corps qu'elle forme , plusieurs phénomenes qu'il est important d'observer : d'abord la texture des organes et de toutes les parties qui les composent , comme les os , les cartilages , les tendons , les muscles , les ligaments , les membranes , la tunique des vaisseaux , est plus serrée et par conséquent plus dence que dans le tempérament précédent , le calibre des vaisseaux est plus étroit , et leurs parois résistent plus fortement à la dilatation , en même temps qu'ils se resserrent avec plus de force et de vîtesse. Il résulte de ces dispositions dans les solides une idiosyncrasie particuliere dans les fluides , qui ne sauroit se rencontrer dans tout autre tempérament ; le sang et les humeurs qui en émanent doivent être plus atténués , parce que les parois des vaisseaux moins amples présentent au sang plus de points de contact , qui multiplient les frottements : d'ailleurs les vaisseaux qui se prêtent peu à l'impulsion du sang , et qui réagissent au contraire avec beaucoup de force et de vîtesse , lui font éprouver , par leur action, toujours accélérée, de vives collisions qui ne peuvent manquer d'en beaucoup atténuer les molécules, et d'en augmenter la chaleur : ses parties aqueuses sont bientôt dissipées par cette chaleur, de maniere que les molécules constituantes des humeurs sont très-rapprochées ; cependant elles n'en conservent pas moins beaucoup de fluidité, parce qu'elles sont, comme je viens de le dire, extrêmement atténuées par l'action des vaisseaux. Une autre cause qui ne contibue pas moins à entretenir leur fluidité, c'est que toutes les substances graisseuses et huileuses du sang, y sont bientôt réduites en un état savonneux par leur mélange avec les sels volatils, que le mouvement et la chaleur développent très-promptement ; ce qui divise et dissous le gluten des humeurs, qui, sans ce moyen, seroient très-visqueuses.

Cette ténuité et cette fluidité dans les humeurs, en facilitent singuliérement la circulation, qui se trouve encore accélérée par leurs sels, qui aiguillonnent la tunique nerveuse des vaisseaux et en excitent l'action. La coction des humeurs doit donc se faire promptement ; c'est-à-dire, que le chyle extrait des aliments doit, par la prompte élaboration qu'il subit, être bientôt converti en la propre substance du sang, et de-là parvenir à ce dernier degré d'atténuation, qui le volatilise et le convertit en un esprit subtil, doué de la plus grande mobilité. Les graisses qui ne peuvent

long-temps subsister sous leur forme naturelle,
ne s'accumulent point dans le tissu cellulaire ; ce
qui fait que l'embonpoint ne sauroit exister dans
ce tempérament. La bile que l'on sait être le résultat du mélange des sucs graisseux et huileux,
avec les sels développés dans le sang, domine
dans toutes les humeurs, et leur donne une
teinte jaunâtre qui se manifeste sur la peau ; elle
donne cette même teinte à toutes les humeurs
excrémentitielles. Les urines sont très-colorées, les
matieres fécales sont d'un jaune très-foncé ; et
comme la bile coule avec abondance dans les
intestins, elle tient les matieres fécales humectées, et facilite leurs déjections, en sollicitant
l'action péristaltique du canal intestinal ; ce qui
maintient le ventre toujours libre dans les personnes de ce tempérament.

La salive imprégnée de la bile qui domine dans
les humeurs, excite la soif, et donne un goût
d'amertume dans la bouche, qui se fait principalement sentir le matin à jeûn. Les sucs gastriques qui agacent vivement la tunique nerveuse
de l'estomac, excitent l'appétit, et contribuent à
dissoudre les aliments, et à en opérer promptement la digestion ; ce qui fait que les personnes
de ce tempérament supportent difficilement le
jeûne. Elles ont d'ailleurs besoin de réparer plus
souvent les pertes de substances qui sont en elles
toujours plus promptes et plus abondantes, par

la vive action, la forte collision, et les frottements multipliés qui s'exercent entre les solides et les fluides ; ce qui fait tendre promptement le sang et toutes les humeurs qui en émanent, à leur décomposition.

La fibre qui compose l'organe du cerveau, et spécialement celui du sens intérieur, réagissant avec beaucoup de force, fait vivement sentir à l'ame les impressions qu'il reçoit des sens extérieurs ; ce qui donne aux personnes de ce tempérament beaucoup de vivacité dans l'esprit, une conception facile, un jugement prompt, mais peu approfondi ; une mémoire aisée, mais peu solide ; parce que toutes les sensations qui sont très-vives, et qui se succedent chez elles avec rapidité, s'affoiblissent bientôt les unes par les autres. Leur goût ainsi que leurs passions, sont extrêmes, mais changent souvent d'objet. La gaieté qui n'est pas, comme dans le premier tempérament, l'effet du bien-être physique, ne naît chez elles qu'avec le plaisir, et s'éclipse aussi avec lui : l'agitation et l'inquiétude qui en remplissent les intervalles, les disposent à l'emportement et à la colere, qu'elles poussent quelquefois jusqu'à la cruauté.

Tels sont les caracteres auxquels on reconnoît ce second tempérament ; on voit qu'il se rapporte à celui que les anciens ont indiqué sous le nom de *bilieux*. Dans un tel tempérament, la santé ne sauroit être bien constante, parce que le moindre vice dans le régime, le moindre défaut dans la conduite, ne peuvent manquer d'altérer un état si voisin de la maladie ; les solides par leur rigidité, les fluides par leur degré d'atténuation, ne sauroient supporter aucun changement, sans perdre l'équilibre qui doit régner entre eux pour favoriser les fonctions animales.

Les maladies endémiques de ce tempérament, sont les fievres ardentes, inflammatoires, putrides et malignes. Les inflammations, et particuliérement celles connues sous le nom d'*érésipélateuses*, qui ont leur siege dans l'extrémité des petits vaisseaux de la peau, des membranes, des aponevroses, des tuniques de l'estomac, des intestins, de la vessie, des enveloppes des visceres, comme le péritoine, la plevre, le médiastin, la dure et la pie-mere : cette inflammation porte toujours un caractere assez dangereux, soit par rapport à la nature de l'humeur qui la forme, soit par rapport à la texture serrée et entortillée des parties qu'elle attaque. On doit encore compter au nombre des maladies propres à ce tempérament, les rhumatismes, les coliques bilieuses, les vomissements et les flux bilieux, qui dégénerent quelquefois en coléra morbus, maladie connue en françois sous le nom de *trousse-galant*.

Les fievres ardentes, inflammatoires, putrides

et malignes, naissent de la grande atténuation que nous avons remarquée dans les humeurs de ce tempérament. Tant que ces humeurs circulent librement dans tous les vaisseaux, qu'aucun obstacle n'en retarde la marche progressive, et que tous les organes excrétoires sont bien disposés à transmettre au-dehors celles qui sont parvenues à leur entiere décomposition, l'équilibre qui regne alors entre les solides et les fluides, maintient les fonctions animales dans cette intégrité qui constitue la santé : mais si quelque obstacle vient à s'opposer à leur libre cours, ou que leur mouvement soit simplement retardé dans quelques parties, la prompte tendance que nous avons reconnue à leur décomposition, leur fait bientôt acquérir un degré plus ou moins grand d'altération, qui en augmente l'âcreté par le développement de leurs sels ; le genre nerveux, irrité par leur acrimonie, crispe le système vasculaire, c'est-à-dire, resserre le calibre des vaisseaux, qui présentent alors au sang plus de difficulté à les parcourir ; ce qui excite, selon le principe déjà établi, cette accélération dans le mouvement des vaisseaux, qui constitue la fievre. La fievre est simplement ardente, lorsque l'humeur n'a acquis qu'un certain degré d'acrimonie, capable d'aiguillonner les vaisseaux et d'accélérer leur mouvement, sans cependant en troubler considérablement l'action ; elle devient inflammatoire, lorsque cette même humeur plus âcre, excite encore plus vivement l'oscillation des vaisseaux, et force le sang de s'engorger dans les capillaires artériels, contre lesquels il est poussé avec trop de vivacité, pour pouvoir se dégager assez promptement dans les veines.

Lorsque les humeurs excrémentitielles ou récrémentielles, comme la bile, les sucs gastriques et pancréatiques, ceux qui lubrifient le canal intestinal, la lymphe qui s'élabore dans les différentes glandes, tant conglobées que conglomérées de la machine animale, les urines, l'humeur de la transpiration viennent à se corrompre par une stagnation contre nature, et qu'ensuite elles se mêlent dans la masse du sang; alors elles établissent cette espece de fievre, que les auteurs ont désignée sous le nom de *putride*, qui est ordinairement caractérisée par tous les signes qui annoncent l'abonnance des sabures dans les premieres voies, et la putridité dans les humeurs.

La fievre maligne naît de l'altération poussée à son dernier degré dans l'humeur destinée à la nourriture des nerfs. Dès que cette humeur, connue sous le nom de *suc nerveux*, et de qui dépendent leur souplesse et leur élasticité, vient à s'altérer, le genre nerveux est bientôt troublé dans ses fonctions importantes de vivifier toute la machine animale, qui tombe alors dans l'affaissement : dans cet état, au lieu de voir augmenter la force et l'activité de l'oscillation des vaisseaux, comme dans toutes les fievres qui ne tiennent point de ce caractere, le pouls devient foible, et conserve, quant à la vîtesse, le mouvement qui lui est naturel dans l'état de santé ; ce qui trompe le plus souvent le médecin peu instruit, et lui fait envisager un malade dans cet état comme sans danger, tandis que le péril le plus évident menace ses jours. En effet, dans cette espece de fievre, le principe vital attaqué ne laisse à la nature aucune ressource pour élaborer et transmettre au-dehors la matiere délétaire qui la cause ; aussi cette maladie est-elle toujours mortelle, et l'art n'a encore jusqu'à présent trouvé aucun remede capable de la guérir.

Les inflammations auxquelles ce tempérament est sujet, sont ordinairement accompagnées de symptômes plus dangereux que celles qui surviennent au tempérament précédent, parce que les humeurs dans celui-ci étant, comme nous l'avons fait voir, d'une nature plus âcre, elles subissent dans la partie enflammée qu'elles irritent vivement, une plus prompte altération, qui en augmente encore la dépravation ; ce qui donne à ces inflammations une grande tendance à la mortification.

L'inflammation érésipélateuse, que nous avons dit être la plus commune de ce tempérament, naît de la grande atténuation dans le sang et les humeurs qui en émanent , qui les dispose à se fourvoyer dans les petits vaisseaux capillaires de la peau et des membranes , dont le tissu très-délié , et en même temps très-serré et très-entortillé , ne leur permet pas de se dégager facilement : elles y acquierent bientôt un degré de dépravation qui les rend assez corrosives , pour détruire l'organisation de la partie enflammée , et y produire , ou des ulcérations opiniâtres , ou la gangrene , à moins qu'une prompte résolution ne dégage l'humeur avant qu'elle se soit totalement altérée.

C'est à cette espece d'inflammation qu'on doit rapporter toutes celles qui se forment intérieurement , soit à la plevre , au médiastin , aux membranes du cerveau , au canal intestinal , au diaphragme , à la vessie , ect. ; elles sont presque toujours caractérisées par des symptômes dangereux , et qui entraînent immanquablement la perte du malade , si elles ne se terminent , comme je viens de le dire , par la résolution.

Ce tempérament est sujet aux rhumatismes , parce que l'humeur de la transpiration qui est en lui d'une nature très-âcre , par rapport à la rancidité des matieres graisseuses dont le sang est chargé , reflue, lorsqu'elle vient à être supprimée, dans le tissu cellulaire , et pénetre jusque dans l'interstice des fibres musculaires , où elle irrite vivement la fibre nerveuse. Dès qu'une fois cette humeur a été déterminée à prendre cette route, elle la reprend bientôt au premier obstacle qui s'oppose à sa libre évacuation ; ce qui rend cette maladie sujette à retour. Lorsqu'elle s'est fixée un certain temps sur une partie, son acrimonie, qui en tient les vaisseaux dans une crispation habituelle, empêche les sucs nutritifs de parvenir dans cette partie pour la nourrir ; de maniere qu'elle se desseche, et perd quelquefois pour toujours le libre exercice de ses fonctions.

Les coliques, les vomissements et les flux bilieux, sont les effets de la bile, qui, dans ce tempérament, abonde toujours dans les premiéres voies. On sait que cette humeur s'altere aisément, qu'elle devient alors très-âcre et très-irritante : lorsqu'elle est trop épaisse, elle coule difficilement dans les différents replis du canal intestinal, et adhere fortement à ses parois, qu'elle irrite par son acrimonie ; ce qui produit les vives douleurs d'entrailles, qu'on nomme *co-lique*, qui ne se terminent ordinairement que lorsque la bile reprenant sa fluidité, vient à se dégager et à s'évacuer par les selles ou par le vomissement ; ce qui établit alors le flux et le vomissement bilieux dont j'ai parlé plus haut. Quelquefois la bile, par un trop long séjour dans les premieres voies, y acquiert un si grand degré de dépravation, que lorsqu'elle vient à se déve-lopper, elle irrite si vivement la tunique ner-

veuse de l'estomac et des intestins , qu'il en résulte une évacuation abondante et subite par le
haut et par le bas , qui fait tomber le malade , en
peu de temps , dans le plus grand affaissement , et
le fait quelquefois périr dans l'espace de vingt-
quatre heures , sans qu'il soit possible à l'art de
s'opposer aux pernicieux effets de cette bile , parvenue à un pareil degré de corruption et d'acrimonie. Cette maladie est connue sous le nom de
coléra morbus , et vulgairement sous celui de
trousse-galant , qui exprime la promptitude avec
laquelle elle enleve les sujets qu'elle attaque.

Toutes les maladies dont je viens de tracer
une légere esquisse , ayant pour cause la grande
atténuation que le sang et les humeurs qui en
émanent acquierent dans ce tempérament ; et cet
état des humeurs étant le produit de la forte
collision qu'elles éprouvent de la part des solides ,
qui sont en même temps trop rigides et trop élastiques , l'indication générale qui se présente dans
leur traitement , offre deux objets principaux à
saisir : l'un , d'adoucir et d'émousser l'acrimonie
des humeurs ; et l'autre , de diminuer la tension et
la rigidité des solides. C'est par les boissons adoucissantes qu'on remplit la premiere indication ,
telles que l'eau de veau , le petit-lait , l'eau de
poulet ; les décoctions de plantes mucilagineuses ,
comme la mauve , la violette , les chicorées , la
laitue ; les plantes acidules , comme l'alléluia ,

l'oseille ; les fruits aigrelets, tels que le citron, l'orange, la groseille, l'épine-vinette. On remplit la seconde indication par les bains tiedes, les bains de vapeurs, les fomentations émollientes, etc.

Par tout ce que je viens de dire de la nature de ce tempérament, il est facile de comprendre que la santé ne sauroit être en lui un état bien constant, à moins qu'elle ne soit conservée par la plus scrupuleuse attention, à ne point s'écarter du régime qui lui convient : ce régime, on peut le dire, ne differe guere de celui qu'on prescrit à un malade ; puisqu'en effet il s'agit d'opposer sans cesse des obstacles à la dépravation des humeurs, et à l'accroissement de la rigidité des solides. De la part des aliments, il faut les choisir, autant qu'on le peut, dans la classe des végétaux ; et parmi ceux-ci, il faut préférer les fruits et les légumes reconnus pour les plus rafraîchissants, et par conséquent les moins chargés de sels, d'esprits aromatiques et de sucs amers : si l'on se permet l'usage de la viande, ce doit être avec sobriété, et l'on doit choisir la chair des jeunes animaux, de la volaille blanche, et s'interdire, comme très-pernicieuses, toutes viandes noires et à fumet.

Il faut s'abstenir de tous les aliments qui renferment beaucoup de graisse ou de principes huileux, parce que, comme je l'ai expliqué plus haut, ces substances éprouvent dans ce second tempérament, une altération qui les dispose en peu de temps à la rancidité, qu'on sait être de toutes les dépravations dans nos humeurs, celle dont l'acrimonie est la plus irritante, et par conséquent la plus dangereuse. Les viandes grasses, les huiles, le beurre, et généralement tous les aliments en qui ces substances abondent, ne sauroient donc convenir à ce tempérament.

A l'égard de la boisson, il est d'autant plus intéressant de faire connoître celles qui lui sont salutaires et celles qui lui sont nuisibles, que nous avons fait voir que les personnes de ce tempérament, naturellement altérées, boivent beaucoup : elles nuiroient donc infiniment à leur santé, si elles faisoient usage de boissons contraires à leur constitution.

L'eau pure, qui jouit de toutes les qualités que nous avons indiquées dans le chapitre qui traite de la boisson, est celle qui doit être généralement préférée. Ceux qui ne sauroient se contenter de ce breuvrage, aussi salutaire que naturel, parce qu'ils le trouvent trop insipide, ne doivent du moins en relever le goût que par une petite quantité de liqueur fermentée, telles que le vin, la biere et le cidre, ces liqueurs pures ne pouvant que leur être nuisibles, par les raisons données dans l'article qui traite de leurs propriétés ; en général, toutes les boissons qui agitent le sang, et spécialement le café, sont diamétralement contraires à ce tempérament.

Il n'en est pas de même des liqueurs acides, comme le vinaigre, le jus de citron, celui d'orange, de groseille, d'épine-vinette ; ces liqueurs mêlées avec de l'eau, forment une boisson rafraîchissante et agréable, qui convient parfaitement à ce tempérament, parce qu'en neutralisant les sels volatils qui abondent dans le sang, elles l'adoucissent, en même temps qu'elles s'opposent à la corruption des humeurs.

J'ai connu un particulier qui se flattoit d'avoir des connoissances en médecine : il prétendoit que les acides étoient généralement salutaires à la santé ; parce qu'il en faisoit un grand usage, et qu'il s'en trouvoit bien, il les conseilloit à tout le monde, sans faire attention que tout le monde n'étoit pas de son tempérament, qui se trouvoit de la nature de celui dont je traite. Cependant les acides, qui sont en effet très-favorables à ce tempérament, deviennent très-pernicieux au troisieme tempérament dont je ferai bientôt l'analyse.

C'est l'abus où tombent toutes les pessonnes peu instruites, de croire que ce qu'elles ont éprouvé d'avantageux à leur santé, doit l'être nécessairement pour tout le monde. On voit beaucoup de personnes devenir les victimes de ces conseils indiscrets, faute de connoître les principes d'Hygiene, qui les en garantiroient infailliblement.

L'air vif, sec et chaud n'est point favorable à ce tempérament ; celui qu'on respire dans des plaines fertiles, au bord des rivieres et des eaux vives qui ne sont point sujettes à se corrompre, lui convient beaucoup mieux que celui des pays montagneux et arides, exposés au midi et dans des climats chauds. Les temps nébuleux, si contraires aux autres tempéraments, rétablissent souvent les indispositions de celui-ci, en relâchant la fibre qui peche toujours par trop de roideur et de rigidité. Les bains légérement tiedes operent le même effet.

Quant à l'exercice, il doit être modéré, parce que les humeurs ont moins besoin d'agent extérieur pour faciliter leur élaboration, qui, dans ce tempérament, s'opere toujours assez promptement : il exige par ce même principe plus de repos et de sommeil, pour réparer les pertes de substances qui sont toujours promptes et abondantes.

La constitution de la fibre qui s'alonge facilement, et reprend lentement son premier état, établit un tempérament diamétralement opposé à celui que nous venons de décrire. Dans celui-ci, le sang et les humeurs sont foiblement et lentement élaborés, parce que l'action des vaisseaux qui agit sur eux avec peu d'énergie, ne sauroit exciter que foiblement cette chaleur, premier principe de leur coction, qui naît du mouvement des solides sur les fluides, et des frottements multipliés qui en résultent. Les humeurs qui éprouvent peu de dissipation de leurs parties aqueuses, restent dans un état de crudité qui les rend peu propres à solliciter l'action des solides, déjà peu disposés au mouvement. La machine demeure donc dans une espece d'inertie, qui rend les secrétions et les excrétions très-paresseuses. La bile n'acquiert point cette activité et cette propriété dissolvante, qui la met en état de dissoudre les aliments de maniere à en opérer la parfaite digestion : elle est, ainsi que le sang, d'une couleur pâle, parce que leurs principes sont trop divisés par la surabondance des parties aqueuses ; ce qui fait que les personnes de ce tempérament ont un teint peu animé, et la peau d'une blancheur livide : les urines sont pâles, les matieres stercorales peu colorées ; la graisse qui remplit les vésicules du tissu cellulaire, peu dégagée des matieres mucilagineuses, qui originairement se trouvent mêlée avec elle dans les aliments, n'acquiert point la consistance qui lui est naturelle ; elle reste molle, et s'accumule quelquefois beaucoup dans le tissu graisseux, sans donner à la peau le ton de fermeté et d'élasticité qu'on remarque dans les personnes grasses du premier tempérament ; elle contribue même à augmenter le relâchement de la fibre musculaire, dans l'interstice de laquelle elle s'insinue : aussi les personnes de ce tempérament sont aussi foibles que peu actives. Les fibres du cerveau qui participent du vice de celles de tout le corps, ne sauroient être que foiblement ébranlées ; le sens intérieur qui réside en elles, peu sensible à l'action des sens extérieurs, n'en consesve que momentanément les impressions ; ce qui rend la mémoire courte, l'esprit borné, la conception difficile, et les passions foibles.

Au caractere du tempérament que je viens de dépeindre, on reconnoîtra facilement son analogie avec celui que les anciens ont nommé *pituiteux*. La santé que nous avons démontrée être le résultat du parfait équilibre entre les solides et les fluides, ne sauroit pleinement exister dans ce tempérament, puisque tout paroît concourir à détruire cet équilibre. Ce tempérament peut donc être regardé comme un état habituel de maladie, et le régime qui lui convient, comme un traitement suivi, destiné à en prévenir les progrès : mais avant d'entrer dans les détails de ce régime, il est important de jeter un coup-d'oeil sur les affections propres à ce tempérament ; elles naissent toutes du relâchement des solides et de la crudité des fluides.

La fievre qui n'est jamais bien vive dans ce tempérament, survient rarement ; elle lui est presque toujours plus avantageuse que nuisible, parce qu'elle facilite la coction des humeurs, dont la crudité est toujours la premiere cause de toutes les maladies qui l'assaillent ; telles sont les fluxions oedémateuses, la leucophlegmatie, la paralysie, la léthargie, la cachexie, les catarres : dans les femmes, les fleurs blanches, le relâchement du vagin et celui de la matrice.

Loedeme qu'on pourroit regarder comme une inflammation blanche, naît d'un sang abondant en sérosité, circulant lentement dans ses vaisseaux. Parvenu aux extrémités des capillaires artériels, la lenteur de son mouvement laisse à sa partie aqueuse le temps de s'infiltrer à travers les fibres relâchées de ces petits vaisseaux, pour se répandre dans le tissu cellulaire, qu'elle engorge et rend pâteux ; en sorte que la peau conserve l'impression du doigt qu'on appuie sur elle, ce qui annonce le peu d'élasticité dont jouit la fibre.

La leucophlegmatie qu'on peut regarder comme un oedeme universel, naît de la même cause que l'oedeme partiel ou borné ; elle dépend aussi du relâchement des solides, et des sérosités dont le sang est chargé ; mais ce vice dans les solides et dans les fluides, est alors porté à son plus haut degré, lorsque la leucophlegmatie n'a pas pour cause antécédante l'obstruction de quelques visceres du bas-ventre, la suppression de quelques évacuations, comme celle des urines, de la transpiration, du flux hémorrhoïdal, ou enfin la cachexie qui survient quelquefois à la suite des

fievres intermittentes, ou de quelques longues
maladies. La leucophlegmatie commence par
l'enflure des parties naturellement plus molles,
et dans lesquelles le sang circule plus lentement
ou plus difficilement, comme autour des che-
villes, aux paupieres, aux bourses dans les hommes, aux grandes levres dans les femmes : elle
gagne ensuite insensiblement tout le corps, qui
paroît alors boursoufflée ; la peau devient luisan-
te, et d'une couleur extrêmement pâle : lorsqu'elle
paroît livide et verdâtre, c'est un signe de corruption dans les humeurs, qui augmente singuliérement le danger de cette maladie, qui n'est
pas ordinairement mortelle, sur-tout lorsqu'elle
est la suite des causes que je viens de décrire. On
la guérit assez facilement, en rétablissant les évacuations supprimées, en sollicitant l'action des
solides par des stimulants et des toniques, tels
que les purgatifs cathartiques, les diurétiques
chauds, les amers, les martiaux, ect.

La paralysie qui laisse les membres qu'elle
affecte sans mouvement, et quelquefois sans sentiment, n'est, généralement parlant, une maladie
affectée à ce tempérament, qu'autant qu'elle dépend d'un relâchement dans les nerfs, qui les
met hors d'état de vivifier la partie où ils se distribuent ; relâchement qui participe à celui de
tous les solides ; en sorte que le moindre obstacle
devient capable d'anéantir le peu d'élasticité qui

leur reste pour exercer leurs fonctions. La paralysie peut survenir à toutes sortes de tempéraments ; mais une cause légere la fera naître dans celui-ci plus facilement que dans un autre.

On reconnoît deux causes principales dans la léthargie , l'affaissement du cerveau et sa compression ; mais ce n'est que celle qui est produite par affaissement qu'on doit regarder comme une maladie affectée à ce tempérament ; puisque la compression du cerveau , à laquelle une fracture du crâne , une inflammation des méninges , un engorgement , un épanchement peuvent donner lieu , est un accident auquel sont exposés tous les hommes , de quelle constitution qu'ils se trouvent.

La léthargie par affaissement du cerveau dans le tempérament que je traite , naît du relâchement des fibres médullaires de ce viscere , qui, venant à perdre le peu de ressort dont elles jouissent , s'affaisent sous le poids du cerveau , qui comprime alors l'origine des nerfs , et les tient dans l'engourdissement du sommeil ; quelquefois les sérosités s'épanchent dans ses ventricules , et operent, en le comprimant, le même effet ; ce qui constitue alors une autre maladie , connue sous le nom d'*hydropisie du cerveau* : la léthargie compliquée de cette derniere maladie , est toujours mortelle.

Pour prendre une juste idée de la cachexie, que

nous

nous avons dit être une maladie affectée à ce tempérament, il est important d'observer que cette
maladie, qui dépend d'une dépravation générale
dans les humeurs, peut avoir deux causes diamétralement opposées, dont une seule peut se
rencontrer dans le tempérament que je traite.

Les humeurs sont susceptibles de se dépra-
ver, ou par l'action immodérée des solides, qui,
en les atténuant trop promptement, les décompose, et développe en elles les sels volatils qu'elles
contiennent, ce qui les rend très-âcres, et par
conséquent très-irritantes; ou par le peu d'activité dans le système vasculaire, qui les laisse crou-
pir et fermenter; en sorte qu'elles se décomposent
d'elles-mêmes, et parviennent bientôt à la corruption. C'est à ce dernier genre de dépravation qu'on
doit rapporter la cachexie dont nous parlons; elle
diffère de la première, en ce que c'est toujours à
la crudité des humeurs qu'elle doit son origine :
on la reconnoît cette crudité par les rapports
aigres qui s'élèvent de l'estomac, et qui se manifestent quelquefois jusque dans l'humeur de la
transpiration; par les urines claires et peu colorées, les matieres fécales de couleur grisâtre et
peu fétides; par la bouffissure et la pâleur de la
peau, dont le tissu cellulaire est imbibé de sérosité
comme une éponge.

Dans la premiere, au contraire, l'acrimonie, signe
de la grande atténuation des humeurs, se manifeste

par les rapports rances et putrides, par la couleur
briquetée des urines qui coulent en petite quantité, par la salive épaisse et amere qui cause souvent des aphtes et des ulceres à la bouche, par
la transpiration qui est fétide, par la couleur de
la peau qui est jaune ou olivâtre, et enfin par
une altération continuelle que l'âcreté de la salive et
des urines excite.

On voit combien il est intéressant de connoître ces deux principales causes de la cachexie,
dont chacune exige un traitement aussi opposé
qu'elles le sont entre elles : dans l'une, il faut
employer tous les moyens que l'art indique pour
solliciter l'action des solides, et faciliter la coction
des humeurs ; dans l'autre, au contraire, il faut
modérer leur action, et retarder, autant qu'il
est possible, l'atténuation des humeurs : les stimulants, les corroboratifs sont indiqués dans la
premiere ; les tempérants, les relâchants et les
adoucissants, sont les remedes de la seconde.

Les catarres naissent dans ce tempérament de
la crudité des humeurs et du relâchement des
vaisseaux lymphatiques, qui se laissent facilement
engorger ; aussi cette maladie se manifeste-t-elle
toujours dans les endroits où ces vaisseaux sont
plus multipliés, comme vers les parotides, autour du col, dans la gorge, dans la membrane
pituitaire, vers les articulations. La lymphe qui,
dans ce tempérament que nous traitons, est très-

visqueuse, parce qu'elle est peu atténuée par l'action des vaisseaux, s'embarrasse facilement dans les petits vaisseaux destinés à la recevoir : la plus petite cause suffit pour déterminer son engorgement ; un air froid ou humide, une frayeur dont l'effet est toujours, dans les sujets délicats, de suspendre ou du moins de ralentir la circulation du sang, suffisent pour donner lieu à cet engorgement, qui se manifeste par l'enflure de la partie, accompagnée dans les commencements de douleurs plus ou moins vives, selon qu'il se forme plus ou moins promptement ; mais comme ces vaisseaux ont peu de ressort, et qu'ils se prêtent facilement à l'extension, la douleur cesse bientôt, et l'enflure continue sans aucune espece d'inflammation.

Les catarres qui se jettent dans la gorge ou dans la membrane pituitaire, sont ordinairement accompagnées d'un flux abondant d'humeurs pituiteuses, que les glandes de ces parties distillent. Cette maladie, qui n'est pas dangereuse, se guérit en appliquant sur la partie de la laine ou de la mousseline bien chaude, en excitant la transpiration par des diaphorétiques chauds, tels que la fleur de sureau, la squine, la salsepareille, le gaïac : il faut éviter tous les topiques humides qui en augmenteroient le mal, en relâchant les vaisseaux de la peau, déjà trop disposés naturellement au relâchement.

Nous venons de dire que cette maladie n'est pas dangereuse ; cependant lorsque la catarre se jette sur le poumon, elle engorge quelquefois si subitement ce viscere, que la respiration devient très-difficile, et que le sujet périt bientôt suffoqué, si l'on ne vient à bout de détourner l'humeur par les remedes les plus actifs, tels que l'émétique, les vésicatoires, les ventouses, et tout ce qui peut opérer une prompte révulsion ; c'est à cette catarre qu'on nomme *suffocant*, qu'on doit rapporter la plupart des morts subites. Elle se confond souvent avec l'apoplexie, dont elle differe cependant en ce que dans l'apoplexie, la perte de connoissance précede toujours l'oppression ; et que dans la catarre la suffocation se manifeste toujours avant la perte de connoissance. Les enfants du premier âge et les vieillards, y sont plus sujets que les personnes du moyen âge.

Les fleurs blanches, maladie particuliere au sexe, et que nous avons dit être commune aux femmes qui sont de ce troisieme tempérament, doivent souvent leur existence à des causes bien différentes les unes des autres, parmi lesquelles il est important de distinguer celle à laquelle la constitution que je traite peut donner lieu. En effet, le tissu de la matrice, organisé de maniere à permettre une issue au sang superflu qui s'engendre dans l'intervalle d'un mois, comme nous l'avons fait voir en traitant de l'évacuation périodique du sexe, se trouve naturellement disposé à servir d'émonctoire aux autres humeurs qui émanent du sang, et principalement quand elles se trouvent viciées. Les vaisseaux qui s'ouvrent pour donner issue au sang qui les engorge, se resserrent ensuite lorsqu'ils sont dégorgés; mais si à l'engorgement sanguin, succede celui d'une humeur quelconque, cette humeur s'épanchera par les mêmes ouvertures qui laissoient couler le sang. Si cet écoulement n'a lieu que parce que les vaisseaux dont nous venons de parler manquant de ressort, ne se resserrent pas assez promptement après le dégorgement sanguin, en sorte qu'ils se laissent ensuite remplir par la lymphe qui prend la place du sang; alors l'écoulement qui se fera de cette humeur, sera précisément l'espece de fleurs blanches, analogue au tempérament que je traite. Comme le simple relâchement des vaisseaux donne lieu à cet état, la matiere qui s'écoule n'a ordinairement aucune mauvaise qualité; ce n'est le plus souvent qu'une humeur lymphatique ou laiteuse, qui n'entraîne d'autres accidents que celui d'affoiblir le sujet, de le priver d'une partie des sucs nourriciers qui devoient être employés aux réparations et à l'entretien du corps; ce qui fait que les personnes affectées de cette maladie, sont presque toujours maigres, ont les chairs molles et pâles, et sont peu disposées à la conception.

T 3

Il est bien d'autres causes de cette maladie, qui n'ont point de rapport avec le sujet que je traite ; telles qu'une lymphe altérée par quelque virus qui se décharge par la matrice, qui, comme nous l'avons dit, devient souvent un émonctoire par où s'échappent les humeurs viciées du sang ; mais ces écoulements different du précédent par la couleur jaune ou verdâtre qu'ils présentent ; tandis que le premier est blanc, et sans presque aucune odeur.

On guérit cette maladie par les toniques et les astringents employés avec prudence ; je dis avec prudence, car il est dangereux de supprimer trop subitement cette évacuation, sur-tout si la matiere en est viciée. Une tisane faite avec l'aigremoine, la renouée, l'argentine et la rhu-barbe, à la dose de deux gros dans un pot d'eau, et une petite poignée de chacune de ces plantes, convient parfaitement dans les fleurs blanches, qui ne sont compliquées d'aucun vice dans le sang. J'ai fait prendre cette tisane toujours avec le plus grand succès ; et si elle ne guérit pas radicalement dans certaine circonstance, du moins modere-t-elle beaucoup l'écoulement.

Ce troisieme tempérament qui n'est, proprement parlant, qu'un état valétudinaire, exige le régime le plus régulier et le plus analogue à sa constitution, pour le garantir des maladies auxquelles il tend si naturellement.

Nous avons fait voir que les organes digestifs étoient en lui très-foibles ; que les humeurs, comme la bile, les sucs gastriques et pancréatiques, ne jouissoient pas des propriétés requises pour dissoudre et pénétrer les substances huileuses et gommeuses contenues dans les aliments. Il est donc important aux personnes de ce tempérament, de ne faire usage que d'aliments d'une digestion facile, c'est-à-dire, qui résistent peu à leur solution ainsi qu'à leur trituration, et qui, en même temps, portent avec eux un certain stimulant capable d'agacer la tunique nerveuse de l'estomac et des intestins, et d'en solliciter l'action. Tous les farineux en qui la coction, ou une légere torréfaction a diminué cette viscosité qui les rend tenaces et glutineux, au point d'être propres à faire de la colle, forment une nourriture favorable à ce tempérament, sur-tout lorsqu'ils ont été assaisonnés par une certaine quantité de sel, qui, en aidant leur dissolution, excite l'action des organes digestifs.

Le pain qui est généralement l'aliment le plus commun, et dont on use habituellement en plus grande quantité, pour le rendre plus salutaire aux personnes de ce tempérament, doit être bien cuit, et en même temps salé. Il est des pays où on ne le mange qu'ainsi assaisonné : cependant cet aliment, qui convient parfaitement à ce troisieme tempérament, est très-contraire au second, ainsi qu'au quatrieme dont nous parlerons bientôt.

Les légumes, tels que les feves, pois, haricots, lentilles, sont pour ce tempérament d'une trop difficile digestion ; ils engendrent, ainsi que la plupart des fruits et des plantes potageres, trop de crudité et de flatuosités : parmi ces dernieres, il faut en excepter les plantes qui contiennent des sucs amers ou aromatiques, des sels volatils ou fixes, qui se manifestent par un goût acerbe ou piquant ; tels que le céleri, le cerfeuil, le persil, l'artichaut, la carotte, la chicorée amere, le cresson de fontaine, la roquette, et généralement toutes les plantes potageres tirées de la famille des ombelliferes, des cruciferes et des aromatiques : elles conviennent singuliérement à ce tempérament, par les sucs très-atténués et les sels développés qu'elles contiennent, qui raniment l'action des organes digestifs, et sollicitent, lorsqu'ils sont passés dans le sang, l'oscillation des vaisseaux. J'ai souvent guéri la leucophlegmatie par le simple usage des sucs exprimés de cresson de fontaine, de cerfeuil, de céleri et de chicorée amere.

La viande qui contient, comme nous l'avons fait voir à l'article des aliments, une substance nutritive, déjà atténuée dans les organes de l'animal qui la fournit, seroit très-propre à ce tempérament, si la foiblesse des organes de la digestion ne la laissoit trop long-temps séjourner dans les premieres voies, et ne l'exposoit par-là à s'y corrompre avant d'avoir été digérée ; mais on peut par des assaisonnements en faciliter la digestion. Celle du poisson seroit préférable, parce qu'elle est d'une plus facile digestion, si elle n'avoit pas l'inconvénient de se corrompre plus promptement ; mais on peut aussi en retarder la corruption par des assaisonnements : les épices, telles que le poivre, la canelle, le girofle, la muscade, les plantes aromatiques, etc. conviennent parfaitement dans les apprêts qu'on peut en faire : ces ingrédiens operent dans ce tempérament deux effets salutaires ; l'un de retarder la corruption des viandes, et l'autre de solliciter l'action des organes de la digestion ; de plus leur qualité échauffante, qui les rend pernicieuses dans toute autre constitution, convient à celle-ci qui est naturellement froide.

Par les principes déjà expliqués sur l'atténuation des substances alimenteuses, on voit que la chair des animaux qui ont acquis leur accroissement, est préférable à celle des animaux nouvellement nés, et que rôtie ou grillée, elle est d'une digestion plus facile que bouillie.

Nous avons dit que les digestions se faisoient difficilement et lentement dans ce tempérament : il est donc important de laisser entre chaque repas assez d'intervalle, pour que la digestion de l'un soit achevée quand on commence l'autre. Les déperditions qui sont peu abondantes, n'exigent pas de grandes réparations ; on peut donc, sans craindre de nuire à sa santé, s'habituer à peu manger. Les aliments introduits en petite quantité dans l'estomac, se digéreront mieux, et fourniront au sang un chyle mieux élaboré, et plus propre à en réparer les déperditions. C'est peut-être aux personnes de cette constitution que conviendroit le régime que nous avons blâmé dans le général, de ne faire qu'un seul repas dans les vingt-quatre heures ; la faim qui n'est jamais pressante dans ce tempérament, n'exciteroit pas à surcharger son estomac d'aliments ; ils auroient le temps d'être bien digérés et bien élaborés, avant qu'un autre repas vînt troubler la digestion du précédent.

A l'égard de la boisson, celle qui est la plus convenable à ce tempérament, doit être aiguisée d'une liqueur fermentée, mais dont le degré de fermentation soit parvenu à ce point, où l'esprit vineux a acquis toute sa maturité, ne tenant rien, ni de l'acerbe de la verdure, ni de l'acide d'une fermentation poussée trop loin. Un vin vieux, généreux et bien conservé, sera donc préférable au vin nouveau et foible de qualité ; il sera bu avec égale quantité d'eau, et pur dans de certaines circonstances ; c'est-à-dire, lorsqu'on s'appercevra de foiblesse dans l'estomac, ou qu'on aura eu l'imprudence de manger des aliments froids et

indisgestes. Un verre de vin pur après chaque repas, loin de nuire à ce tempérament, ne peut
que contribuer à aider la digestion ; sans avoir
intention d'exciter les personnes de ce tempérament
à faire abus de cette liqueur, je ne craindrai pas
de dire que c'est la constitution qui résiste le
mieux à ses effets pernicieux.

Mais si les liqueurs fermentées leur sont peu
nuisibles, toutes celles qui sont acides leur sont
infiniment contraires ; ils doivent donc les éviter
comme des poisons.

Tout ce que je viens de prescrire pour la conservation de la santé dans ce tempérament, sera
peu utile, si l'on n'y joint pas les bons effets de
l'exercice, qui est indispensable dans cette constitution ; on ne sauroit donc trop s'y livrer. Si
la foiblesse du corps, qui n'est jamais robuste,
ne permet pas d'en entreprendre de trop laborieux, du moins faut-il le rendre presque continuel ; il n'est que le mouvement qui puisse réveiller cette machine, qui tend toujours au repos. Les personnes oisives succombent bientôt à
cette constitution, tandis que celles que la nécessité force au travail, se conservent en santé,
et améliorent même leur rempérament. J'ai vu
un jeune homme de la campagne, que ses parents avoient envoyé à la ville pour lui faire
apprendre à lire et à écrire, tomber dans l'intervalle de deux ans, qu'il mena une vie sédentaire,

dans un état de dépérissement si considérable, qu'il fut condamné par tous les gens de l'art à ne jamais se rétablir. L'anasarque la plus complete dont il étoit atteint, sembloit confirmer leur opinion de la maniere la plus infaillible. Cependant ce jeune homme rappellé auprès de ses parents, se remit aux travaux de la campagne, qui le rétablirent insensiblement et parfaitement, sans le secours d'aucun remede.

L'air vif, sec et chaud est aussi favorable à ce tempérament, que l'air humide et froid lui est nuisible ; aussi le rencontre-t-on rarement dans les pays méridionaux ; et les personnes qui en sont douées s'y portent beaucoup mieux, que celles qui habitent des climats froids et humides.

Lorsque la fibre se trouve composée de molécules très-déliées et unies par un gluten qui s'alonge difficilement, elle est alors foible, rigide, très-élastique, et d'une ténuité qui la rend susceptible de la plus grande mobilité. Cette disposition dans la fibre établit une constitution particuliere, qui la fait participer en même temps, et aux vices du second tempérament, et à ceux du troisieme ; d'où il résulte une idiosyncrasie particuliere, tant dans les solides que dans les fluides, qui constitue le quatrieme tempérament.

On peut l'envisager plutôt comme un état

habituel de langueur, que comme une constitution naturelle.

Dans ce tempérament, le pouls est dur, petit
et tardif. Les vaisseaux qui sont peu susceptibles
de développement, et dans lesquels circulent un
sang grossier, se présentent au doigt lors du mouvement de diastole, plutôt comme une corde
frêle et tendue, que comme un canal souple qui
contient un fluide : le mouvement de systole qui
est peu sensible, ne peut réagir que lentement
sur un sang qui, par la grossiéreté de ses molécules, oppose beaucoup de résistance à son développement. Dans ce tempérament le sang est
épais, parce que ses molécules sont peu atténuées
dans des vaisseaux dont le jeu n'est point assez
développé ; le gluten des humeurs qui n'est point
assez divisé par la chaleur, toujours trop foible
dans une machine en qui le mouvement de la
circulation est aussi lent, demeure dans un état
de condensation, qui ne contribue pas peu à
augmenter leur ténacité.

La couleur du sang, qui dépend de la densité
et de la rondeur réguliere de ses molécules,
qualité qu'il n'acquiert et ne reçoit que de l'action
réguliere et énergique des vaisseaux, au lieu de
ce rouge vif et vermeil qu'on remarque dans le
premier tempérament, est dans celui-ci d'un
rouge obscur et foncé ; ce qui communique à la
peau une teinte basanée et peu vermeille.

Le sang et les humeurs dans cet état de crudité, ne sauroient acquérir dans les organes secrétoires les qualités requises à leur destination. La salive, les sucs gastriques et pancréatiques, la bile, ne deviennent point assez actifs et assez dissolvants pour dissoudre convenablement les aliments, et en opérer une prompte digestion, qui, dans ce tempérament, est toujours tardive. Par la même raison le ventre est très-paresseux, parce que la bile n'est point assez active pour en solliciter l'action : d'ailleurs les intestins qui sont tapissés d'une humeur muqueuse très-épaisse, deviennent peu sensibles à son action, qui ne peut que foiblement se faire sentir à travers cette mucosité. De cette lenteur dans la digestion dont nous avons assigné les raisons, il arrive souvent que les aliments se dépravent dans l'estomac, et que la fermentation les y fait aigrir : de-là les rapports acides, les flatuosités, les gonflements d'estomac, qui, en soulevant le diaphragme, gênent la respiration, et causent les hoquets fréquents dont les personnes de ce tempérament sont ordinairement tourmentées.

La transpiration, cette excrétion si utile à la dépuration du sang, n'est jamais abondante ni réguliere ; ce qui entretient dans le sang et les humeurs une acrimonie qui se manifeste souvent par des irruptions cutanées, comme boutons, dartres seches ou vives, gerçures et autres semblables : les urines qui suppléent à la transpiration sont très-abondantes, mais peu colorées, parce qu'elles sont peu chargées des principes excrémentitiels dont les humeurs ont de la peine à se débarrasser ; d'ailleurs ces principes excrémentitiels se forment lentement, parce que les humeurs lentement élaborées par l'action trop foible des vaisseaux, parviennent aussi lentement à cet état de décomposition qui les dispose à s'échapper au travers des vaisseaux excrétoires ; ce qui fait que les personnes de ce tempérament peuvent plus long-temps que les autres garder l'abstinence, sans en être sensiblement incommodées.

Le sang qui circule encore plus lentement dans la veine-porte que dans tous les autres vaisseaux, s'embarrasse dans toutes les ramifications de cette veine, y acquiert par son défaut de mouvement plus de ténacité, et en même temps s'y altere ; ce qui cause dans le sujet un état habituel de malaise, d'où naît la tristesse, si naturelle à ce tempérament.

L'esprit qui participe toujours au physique du corps ne peut être ni vif ni bien pénétrant ; cependant la mobilité de la fibre du cerveau rend leur imagination très-susceptible de toutes les impressions qu'elle reçoit du dehors ; elle est sujette à s'exagérer les objets, et à s'en faire souvent des fantômes aussi grotesques qu'extravagants, d'où naissent les terreurs paniques, la crainte et la défiance qu'on remarque en eux.

Leur esprit embrasse peu d'objets à la fois, mais fixant sur eux toute son attention, il les médite beaucoup, ce qui rend assez sûr le jugement des personnes de ce tempérament : elles sont en même temps d'une prudence dans leur conduite, qui va presque toujours jusqu'à la sollicitude. Comme elles n'adoptent que les idées qu'elles ont bien méditées, s'il arrive qu'elles aient embrassé une erreur, elles la conservent avec beaucoup d'opiniâtreté. Naturellement portées vers ce qui frappe le plus vivement leur imagination, elles volent au-devant de tout ce qui leur paroît merveilleux ; et les choses les plus extraordinaires, qui s'éloignent le plus des loix connues de la nature, trouvent chez elles des partisans aussi chauds qu'entêtés, pour peu qu'elles croient entrevoir des raisons de les croire. C'est aussi, parmi les personnes de ce tempérament, qu'on rencontre le plus de superstitieux, de gens qui s'adonnent aux sciences chimériques de l'alchimie, de l'astrologie judiciaire et de la cabale : erreurs que nous voyons aujourd'hui renouvellées sous la doctrine du martinisme, qui embrasse à la fois toutes ces vaines sciences, ainsi que celle du prétendu magnétisme animal, qui semble n'avoir été inventé que pour mettre le comble aux absurdités dont les hommes sont capables.

Les maladies naturelles à ce tempérament sont les affections hémorrhoïdales, le gonflement des hypocondres,

hypocondres, de l'estomac et des intestins, les rapports aigres, les maladies psoriques, les vertiges, les affections scorbutiques, les varices, etc.

Les affections hémorrhoïdales naissent de la difficulté qu'éprouve le sang à circuler dans la veine-porte, ce qui le fait refluer dans les vaisseaux hémorrhoïdaux, qui ne sont que des ramifications de cette veine, dont le tissu plus lâche, se laisse distendre et engorger par le sang qui y aborde. Ces vaisseaux ainsi gonflés distendent les fibres nerveuses qui les avoisinent, et causent des douleurs vives dans le fondement et aux environs de l'anus, qui deviennent très-cruelles lors des déjections des matieres fécales. Les accidents de cette maladie augmentent par la dureté de ces matieres; ce qui exige, pour la soulager, que le sujet ait la précaution de se tenir le ventre libre. Les vaisseaux hémorrhoïdaux ainsi gonflés par le sang qui s'accumule dans leurs parois, s'ouvrent quelquefois, et laissent couler le sang en plus ou moins grande abondance : ce qui procure un grand soulagement en dégorgeant la veine-porte de la pléthore où elle se trouve. Cette évacuation qu'on nomme *flux hémorrhoïdal*, étant salutaire, et revenant quelquefois très périodiquement à des intervalles plus ou moins éloignées ou rapprochées, on sent combien il seroit dangereux d'en arrêter le cours, combien au contraire il est important de le seconder, lorsque quel-

V

ques obstacles viennent à s'y opposer. Les moyens indiqués pour cet objet, sont les bains de siege avec la décoction de plante émolliente, comme la mauve, la pariétaire, l'épinard, etc. avec le lait; les bains de vapeur, avec les plantes ci-dessus ; les fomentations, les cataplasmes émollients et anodins : quand ces remedes n'ont pas suffi pour déterminer le dégorgement des vaisseaux hémorrhoïdaux, il faut avoir recours aux sangsues, ou prendre le parti d'ouvrir ces vaisseaux avec la lancette.

Le gonflement des hypocondres, de l'estomac et des intestins, dépend des vents qui se dégagent des aliments, que leur trop long séjour dans les différents organes de la digestion laisse fermenter et décomposer avant d'être digérés : l'air qui entroit dans la composition de ces aliments, et qui dans cet état ne jouissoit point de sa propriété expansive, rompt, à l'aide de la fermentation, les liens qui le retenoient, il s'échappe et reprend l'élasticité qui lui est naturelle, occupe alors un volume beaucoup plus considérable, qui est encore augmenté par la chaleur qui regne dans les premieres voies. Dans cet état, l'estomac et les intestins distendus par son expansion, non-seulement sont gênés dans leurs fonctions, mais ils gênent encore celles des autres visceres contenus dans la capacité du bas-ventre, en les comprimant. Ces vents qui tendent à s'échapper par toutes les voies qui leur sont offertes, s'élancent fréquemment par l'ouverture supérieure de l'es-tomac ; ce qui constitue les rapports auxquels sont sujettes les personnes de ce tempérament : le sentiment d'aigreur dont ils sont accompagnés, devient la preuve de la cause qui les produit ; c'est-à-dire, que c'est à la fermentation des ali-ments qui les fait tourner à l'aigre, qu'on doit rapporter leur formation dans les premieres voies. On comprendra par ce que je viens de dire, combien ces flatuosités deviennent nuisi-bles à l'économie animale, puisqu'outre les mau-vais effets qu'elles produisent sur l'estomac et les intestins dans lesquels elles s'engendrent, c'est qu'il en résulte dans toutes les parties voisines, une compression et une tension qui gênent la circu-lation du sang, dérangent les secrétions dans les visceres destinés à cette opération, comme le foie, le pancréas, les reins, et les différentes glandes contenues dans le mésentere et les in-testins : le diaphragme soulevé contre la poitrine, en rétrecit la capacité, de maniere que le pou-mon n'a plus assez d'espace pour se dilater dans le mouvement d'inspiration ; le sang qui doit passer du ventricule droit du coeur par l'artere pulmonaire, pour revenir dans le ventricule gauche par la veine du même nom, ne trouvant plus dans le poumon un passage assez libre, reflue vers le coeur, et fatigue cet organe si essentiel à la vie, qui est obligé de redoubler ses efforts pour s'en débarrasser. Le sang qui revient du cerveau ne pouvant aisément se dégorger par rapport aux obstacles dont nous venons de parler, s'embarrasse dans ce viscere, y cause un sentiment de pesanteur, des étourdissements et des vertiges ; maladies que nous avons reconnues propres à ce tempérament. Tous ces accidents multipliés, qui prennent leur source dans les mauvaises digestions , annoncent combien il est important de veiller et d'être attentif tant à la qualité, qu'à la quantité d'aliments dont on doit faire usage. Les regles à suivre sur cet objet, seront indiquées à l'article du régime qui convient à ce tempérament; quant à présent, il suffit d'indiquer les moyens de remédier aux accidents dont nous venons de parler. Les carnimatifs sembleroient devoir être les remedes les plus efficaces ; cependant ils sont le plus souvent nuisibles par leur qualité échauffante, qui nuit presque toujours à ce tempérament, en qui la fibre est très-irritable ; ceux qui ont la vertu d'absorber et de neutraliser les matieres aigres de l'estomac et des intestins, lesquelles servent de levain très-propre à accélérer la fermentation vicieuse des aliments, doivent presque toujours être préférés. Parmi ces remedes, beaucoup trop multipliés dans les pharmacie, j'ai constamment éprouvé que la magnésie blanche, donnée à la dose d'un ou deux gros, remplissoit mieux que tout autre l'indication qu'on se propose, sur-tout lorsqu'on la fait prendre dans une infusion amere de chicorée ou de petite centaurée : j'ai, avec ce remede, calmé le plus souvent différents accidents, dont la cause se rapportoit à la fermentation acide des aliments, et aux vents qu'elle engendroit dans les premieres voies.

Pour prescrire un régime convenable à ce tempérament, il faut avoir égard à l'état des solides et à la nature des humeurs. La rigidité et la mobilité de la fibre, jointe à sa grande ténuité, demande à être adoucie et en même temps fortifiée ; deux indications difficiles à remplir, parce que les adoucissants se rencontrent rarement avec les fortifiants ; que le plus souvent leurs effets sont détruits l'un par l'autre, puisque les adoucissants relâchent, tandis que les fortifiants roidissent la fibre.

La nature des humeurs que nous avons reconnu épaisses, glutineuses et chargées de crudité, demande un régime délayant, humectant, et en même temps d'une coction et d'une digestion faciles ; qualités qui se rencontrent aussi difficilement réunies dans les mêmes aliments : toutes ces contrariétés présentent de grandes difficultés à établir des principes généraux sur le régime qui convient à ce tempérament ; aussi voit-on toutes les personnes qui en sont douées, éprouver des indigestions fréquentes, et un mal-être presque habituel, entretenu par l'usage des aliments peu propres à leur constitution, quoiqu'ils soient de la nature de ceux dont use le commun des hommes, parce que ce tempérament, qui ne peut être regardé que comme un état maladif habituel, exige un régime qui tende toujours à combattre le vice de sa constitution.

En général, les aliments qui sont naturellement, ou par assaisonnement, âcres, salés, épicés, qui renferment des principes volatils, aromatiques, huileux ou alkalins, lui sont extrêmement pernicieux, parce qu'ils agacent et tendent la fibre, qui, dans ce tempérament, est, comme nous l'avons fait voir déjà, trop rigide et trop mobile.

Les farineux légers en qui on a diminué la ténacité de leur gluten par une légere torréfaction, tels que le riz, l'orge, l'avoine, le maïs, la semoule, le salep, le pain recuit ; la viande des jeunes animaux rôties, comme le veau, l'agneau, la jeune volaille ; le poisson de la classe des saxatils, tels que le brochet, le barbot, la perche, la truite, la sole, la limande, le hareng frais, etc. Parmi les légumes, celles dont le parenchisme tendre contient des sucs doux et rafraîchissants, telles sont la laitue, la carde-poirée, la chicorée, l'épinard, la courge, le concombre, et quelques autres de cette nature, assaisonnées de maniere à leur donner un goût un peu relevé pour en faciliter la digestion , sont en général les aliments qui conviennent à ce tempérament.

Comme nous avons fait voir que la digestion étoit tardive , il est nécessaire de mettre des intervalles qui donnent le temps aux aliments de se digérer avant d'en reprendre d'autres , qui troubleroient infailliblement la digestion des premiers. Les personnes de ce tempérament doivent donc se restreindre à deux repas dans les vingt-quatre heures , et toujours les faire avec tempérance.

J'ai remarqué que l'appétit , qui est ordinairement chez elles très-déréglé , les engageoit quelquefois à manger copieusement ; qu'ensuite elles prenoient un dégoût qui leur faisoit répugner toute espece d'aliment , et les forçoit à une abstinence souvent très-longue , pendant laquelle le corps souffroit une déperdition qui en affoiblissoit considérablement tous les ressorts , et le jetoit quelquefois dans une espece de marasme ; ce qu'elles éviteroient infailliblement , en se modérant dans le manger lors de leur appétit démesuré.

L'eau pure est la boisson la plus avantageuse pour ce tempérament : ce n'est qu'avec la plus grande sobriété qu'elles doivent faire usage du vin et de toutes les liqueurs fermentées , qui ne manqueroient pas d'agacer la fibre , que nous avons observé être chez elles très-irritable.

V 4

Cette irritabilité qui dépend de la rigidité et de la délicatesse de la fibre qui compose leurs organes, interdit tout exercice violent, mais en exige un habituel et modéré, qui, en facilitant la circulation du sang et des humeurs, opere leur coction, et fortifie en même temps le genre nerveux.

Les personnes de ce tempérament ont plus besoin que les autres de dissipation, parce que naturellement portées à la mélancolie, elles se livrent toujours trop à leurs réflexions tristes; elles recherchent la solitude, qui a pour elles plus de charmes que les plaisirs de la société. Cette humeur sombre s'accroît encore par l'application qu'elles donnent volontiers à l'étude des sciences abstraites et mystérieuses, qui flattent snguliérement leur genre d'esprit, tout tourné du côté du merveilleux; ce qui ne contribue pas peu à augmenter tous les vices que nous avons reconnus dans ce tempérament. Elles doivent donc plus que personne éviter la lecture des ouvrages sérieux, et rechercher, au contraire, celles qui sont capables d'amuser et de récréer l'esprit sans l'appliquer.

L'air tempéré, plus sec que humide, plus froid que chaud, convient à ce tempérament : on le trouve dans les climats découverts, proche des montagnes, sous les zones tempérées.

Tels sont les quatre principaux tempéraments

de la constitution humaine : mais quoique ce soit toujours à l'un d'eux que se rapporte celui de chaque individu, qu'on n'imagine pas les trouver parfaitement caractérisés dans aucun sujet ; il n'en est pas dont la constitution dominante ne soit corrigée ou altérée par quelques nuances qui tiennent à quelques-uns des tempéraments que nous venons de décrire : je dis corrigée ou altérée, parce qu'en effet de ces quatre tempéraments, le premier est le seul qui puisse être donné comme le vrai modele d'une santé parfaite ; que le second, moins avantageux que lui, est néanmoins préférable au troisieme, qui, quoique très-vicieux, l'est encore moins que le dernier, qui doit être regardé comme le pire, et avec lequel la santé est presque incompatible.

Par les caracteres que nous avons assignés à chacun des quatre tempéraments principaux, il est aisé de voir que le premier est l'antagoniste du quatrieme ; que le second est celui du troisieme, *et vice versâ.* Le premier ne peut donc s'allier qu'avec le second et le troisieme, dont il corrige alors plus ou moins les vices, selon le degré d'influence qu'il conserve sur eux ; mais il ne peut jamais se rencontrer dans le quatrieme. Le second qui s'allie avec le premier et le quatrieme, se trouve incompatible avec le troisieme : celui-ci admet le premier, quelquefois le quatrieme, mais jamais le second. Le quatrieme admet le second, rarement le troisieme, et jamais le premier.

D'après ces principes, qui semblent devoir aplanir bien des difficultés sur la connoissance des tempéraments, on reconnoîtra sans doute plus aisément le caractere dominant de celui de chaque individu ; il ne s'agit que de bien observer, par les signes particuliers qui distinguent entre eux les quatre principaux tempéraments, celui qui, dans chaque sujet, se prononce plus énergiquement ; et après avoir saisi le tempérament dominant, on examinera ensuite, toujours d'après les mêmes principes, avec lequel des trois autres il se trouve allié.

Si, par exemple, on a reconnu le premier pour dominant, comme on a vu que ce tempérament ne peut exister avec le quatrieme, il ne restera plus qu'à rechercher auquel des deux, du second ou du troisieme, il se trouve uni ; je dis auquel des deux, car il est impossible qu'il soit uni en même temps à tous les deux ensemble, puisque nous avons fait voir que le second tempérament étoit l'antagoniste du troisieme ; que par conséquent ils ne pouvoient tous les deux se rencontrer dans le même individu ; il sera donc, en se servant des termes des anciens, ou sanguin bilieux, ou sanguin phlegmatique.

Si les signes du second dominent dans un

sujet, il ne s'agit plus que de reconnoître avec lequel du premier ou du quatrieme il se trouve allié, puisque le troisieme est incompatible avec lui ; il sera donc, ou bilieux sanguin, ou bilieux mélancolique ; mais jamais l'un et l'autre ensemble, puisque le sanguin ne peut admettre le mélancolique. Comme les mêmes principes dirigent sur les deux autres tempéraments, il seroit inutile de s'étendre davantage à leur égard.

L'âge apporte encore beaucoup de changements au tempérament. Les enfants naissent tous, ou sanguins, ou phlegmatiques, ou sanguins phlegmatiques, ou phlegmatiques sanguins. Ceux qui sont purement sanguins, prennent à l'âge viril le caractere du tempérament bilieux ; ceux qui sont purement phlegmatiques, deviennent phlegmatiques sanguins, ou conservent leur tempérament originel ; ceux qui sont sanguins phlegmatiques, deviennent purement sanguins ; les phlegmatiques sanguins, deviennent sanguins phlegmatiques. Le bilieux sanguin dégénere souvent en mélancolique ; mais on ne rencontre jamais ce tempérament dans le premier âge ; et le bilieux ne commence à se manifester que vers la fin de l'adolescence.

J'ai cru devoir entrer dans tous ces détails sur les tempéraments combinés, afin de simplifier et de faciliter en même temps, autant qu'il est possible, les moyens d'acquérir à leur égard les connoissances les plus exactes, parce qu'il est très-important à toute personne qui prise assez sa santé pour veiller avec soin à sa conservation, de commencer par bien s'assurer du vrai caractere de son tempérament ; puisque c'est sur cette connoissance acquise, que doivent être fondées toutes les regles à suivre pour cet objet, et sans laquelle on est exposé à commettre des erreurs dangereuses dans le régime qu'on croiroit propre à son tempérament, et qui pourroit lui être très-contraire.

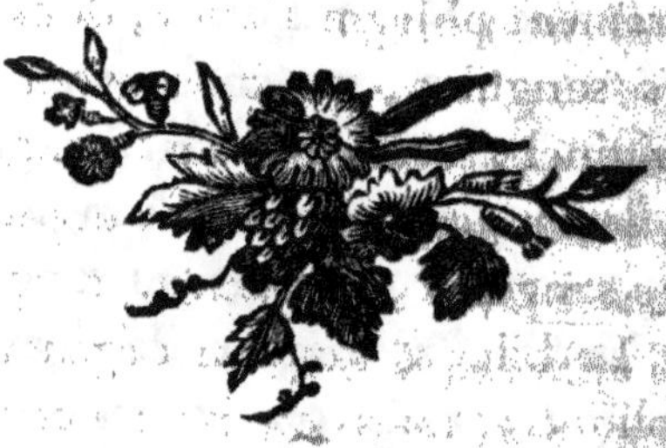

CHAPITRE VII.

ON a vu au commencement du chapitre précédent, que la différence des tempéraments dépendoit du développement de la fibre animale qui se faisoit dans le foetus plus ou moins réguliérement, que la fibre dans ce développement acquéroit plus ou moins de souplesse, plus ou moins de rigidité, plus ou moins d'élasticité ou de foiblesse ; et nous n'avons considéré ce développement que comme agissant uniformément sur toutes les fibres qui composent généralement les organes de l'animal ; en sorte qu'elles participent toutes également de la bonne ou mauvaise qualité qu'il étoit susceptible de leur communiquer, selon le degré d'énergie dont il jouissoit.

Mais comme il arrive souvent que ce développement ne se fait pas d'une maniere aussi réguliere sur chaque organe en particulier, parce qu'il s'en trouve en qui il rencontre des obstacles qui s'opposent ou contrarient son action ; alors les organes qui n'ont pu acquérir la même force que les autres, restent dans un état de foiblesse qui les fait, tôt ou tard, succomber à l'action des autres ; d'où il est aisé de comprendre, que si ces organes ainsi affoiblis se trouvent du nombre de ceux qui importent à la vie , le sujet ne peut manquer d'en devenir bientôt la victime. Des exemples sans nombre nous démontrent la vérité de ce principe. Combien de personnes périssent dans un âge prématuré ; les unes par la mauvaise constitution de leur poitrine ; les autres par celle du foie, ou de quelques autres visceres du bas-ventre ; par celles du cerveau, du coeur, des gros vaisseaux , qui, n'ayant pas la force de résister à l'action du sang qu'ils contiennent, se dilatent insensiblement , et forment bientôt ces maladies connues sous les nom d'*anévrisme* , de *polype* , et quelquefois de *rupture de vaisseaux* ; maladies qui sont toutes nécessairement mortelles. Les parties molles ne sont pas les seules exposées à ce vice de développement : nous voyons souvent la charpente osseuse y participer , c'est-à-dire, ne pas acquérir la force et la solidité nécessaires pour soutenir le poids du corps sans fléchir. On voit alors les os des jambes, des cuisses, des hanches , et sur-tout la colonne vertébrale , s'arquer et prendre une conformation difforme , connue sous le nom de *rachitique.*

Tous ces vices , qu'on peut regarder comme inhérents au tempérament des sujets qui en sont affectés , ne sauroient être radicalement détruits par les secours les mieux appliqués de l'art , au pouvoir duquel il n'est point donné de réformer la nature ; mais en écartant les causes qui tendent à aggraver le mal, et en employant les moyens propres à fortifier les parties foibles, on vient quelquefois à bout, sinon de leur restituer les forces requises, du moins de retarder leur en—tiere défection.

Ce que je viens de dire sur les maladies qui résultent du vice dans le développement des dif-férents organes de l'économie animale, ne regarde que les personnes en qui ce vice se manifeste d'une maniere bien sensible ; car quoiqu'il y ait peu de sujets qui n'apportent en naissant quel-ques parties foibles, on en voit cependant un grand nombre échapper aux dangers que je viens de décrire ; mais il n'en est pas moins important à celui qui veut conserver et même améliorer sa santé, de s'assurer quelle est la partie foible de son corps, afin de la fortifier, ou du moins de la ménager de maniere à empêcher qu'elle ne succombe sous l'action des autres organes. Je dois donc, pour compléter ce traité, indiquer les signes auxquels on reconnoîtra quels sont les organes essentiels à la vie qui peuvent être en nous plus foibles que les autres, et quels sont en même temps les moyens de prévenir les maladies et les dangers qui peuvent en résulter.

Un des vices originels le plus fréquent, sur-tout dans nos climats, est celui de la poitrine : on peut, sans craindre d'être taxé d'exagération, assurer que le dixieme des enfants apporte en venant au monde une poitrine foible, qui en fait périr un grand nombre quelquefois dans l'enfance, mais le plus ordinairement depuis l'âge de puberté jusqu'à l'âge de trente-cinq ans.

Le poumon est un viscere dont le tissu est très-délicat, et dont l'organisation est plus compliquée qu'aucun des autres organes du corps; ses fonctions qui sont, comme nous l'avons fait voir, des plus importantes à la vie, le tiennent dans une action continuelle : il reçoit lui seul tout le sang qui doit ensuite se distribuer dans toutes les autres parties du corps; il est à chaque instant dilaté et resserré dans le mouvement de la respiration; et quoique renfermé dans la capacité de la poitrine, il est néanmoins exposé au contact immédiat de l'air extérieur qui le penetre, lors de l'inspiration, jusque dans ses plus petites parties; ce qui le rend susceptible de toutes les impressions de l'atmosphere. Est-il donc surprenant que cet organe succombe aussi souvent sous le poids du travail auquel il est soumis? Et si lors même qu'il jouit de la plus forte constitution, on lui voit souvent éprouver des maladies fâcheuses, telles que la pleurésie, la péripneumonie, les rhumes opiniâtres, etc. combien, lorsque cet organe est naturellement foible, n'est-il pas exposé à devenir la victime de ces différentes maladies, et d'une infinité d'autres accidents, auxquels l'intempérie de l'atmosphere,

les

les mouvements violents du corps, celui des passions, un mauvais régime, l'exposent sans cesse.

Une autre cause, trop ordinaire de la perte de cet organe, se trouve dans les différents vices du sang que les enfants tiennent de leurs pere et mere, ou qu'ils contractent, après leur naissance, de leurs nourrices, ou du mauvais régime qu'on leur a fait observer, tels que les vices scrofuleux, scorbutique, dartreux, vénérien et autres. Comme le poumon est, ainsi que nous l'avons fait voir, un des émonctoires de la machine animale, par lequel le sang tend à se débarrasser des humeurs altérées ou viciées, il arrive que ces humeurs, imprégnées des vices dont nous venons de parler, en alterent bientôt l'organisation, en irritant, obstruant, ulcérant et rongeant son tissu délicat.

Toutes ces observations nous apprennent combien il est intéressant de veiller à la conservation d'un viscere aussi nécessaire à la vie, que l'est le poumon, puisque, comme on vient de le remarquer, sa texture délicate, son organisation compliquée, et les fonctions laborieuses auxquelles il est destiné, l'exposent à une infinité de différents accidents, qui tous peuvent entraîner sa perte.

La délicatesse et la foiblesse du poumon s'annoncent par une voie frêle, par une respiration courte, qui ne permet pas un exercice de corps

X

un peu animé, sans causer un sentiment de suffocation ; par des palpitations fréquentes, par une
disposition toujours prochaine à s'enrhumer aux
moindres intempéries de l'atmosphere, par celle
au crachement de sang, par une toux fréquente
et presque habituelle, quelquefois seche, quelquefois suivie d'un crachement d'humeurs pituiteuses ; enfin, par des couleurs vives et quelquefois âcres, qui se font remarquer sur les joues,
et qui deviennent plus animées au moindre exercice que fait le sujet, ou au plus petit mouvement de fievre qui lui survient.

Ceux qui, aux signes que je viens de décrire,
ont lieu de soupçonner leur poitrine foible et
délicate, doivent observer un régime doux, éviter
tous les aliments chauds, âcres et salés ; les liqueurs
fermentées et spiritueuses ; les acides, tels que le vinaigre, les sucs de limon, et généralement de tous
les fruits acidules et acerbes : ils doivent s'abstenir
de tout exercice violent ; celui du cheval et de
la voiture leur est très-salutaire, parce qu'il agite
doucement la machine sans la fatiguer, sans accélérer trop vivement la circulation du sang, qu'il
est intéressant de tenir toujours dans un mouvement doux et modéré, pour prévenir son irruption
dans les parois délicats des vaisseaux du poumon : ils doivent, autant qu'il est possible, se
garantir des intempéries de l'atmosphere, éviter
avec le plus grand soin les changements subits

du chaud au froid , se vêtir de manière à entretenir et favoriser la transpiration insensible.

Si à la foiblesse de la poitrine se trouvent
joints quelques-uns des vices dans le sang dont
nous avons parlé ci-dessus , il faut les combattre
par les remedes qui leur sont propres , mais qu'il
n'est pas de mon sujet d'indiquer ; je me bornerai
à observer que les remedes les mieux adminis-
trés , en corrigeant ces vices , n'en détruisent
jamais radicalement les levains ; qu'il est donc
important de leur pratiquer des issues par où le
sang puisse habituellement s'en décharger , telles
sont les cauteres ou les sétons , qui déterminent
les humeurs viciées à s'échapper avec le pus qui
se forme dans ces plaies artificielles. On les place
dans les parties où le tissu cellulaire se trouve
plus épais , afin d'obtenir une suppuration plus
abondante , et en même temps pour éviter les
parties tendineuses , musculeuses et nerveuses ,
qu'il seroit dangereux d'endommager. Je n'indi-
querai point les endroits où l'on doit placer ces
sortes de plaies , puisque c'est aux gens de l'art
à en faire le choix. Guidés par l'anatomie , ils
sauront les placer , sans exposer les sujets aux
accidents , quelquefois très-fâcheux , dont j'ai vu
plusieurs exemples dans des cauteres que l'ignorance avoit établis sur des parties tendineuses ou
nerveuses.

Le foie est un viscere situé immédiatement

sous le diaphragme , au côté droit de la région du ventre. Son volume , assez considérable , s'étend depuis l'estomac jusqu'à l'hypocondre droit ; ses fonctions sont de séparer du sang la bile destinée , avec d'autres humeurs dont nous avons déjà parlé , à opérer la disgestion des aliments. Il est important que ce viscere , dont la texture glanduleuse est naturellement délicate , ait acquis , dans le développement de la machine animale , toute l'énergie nécessaire à ses fonctions , sans quoi il sera sujet à des gonflements et à des engorgements , qui , le plus souvent , dégénerent en obstructions incurables : les obstructions du foie sont d'autant plus dangereuses , qu'elles causent dans l'économie animale une multitude d'accidents , contre lesquels échouent presque toujours tous les secours de l'art.

Le sang qui revient des différents visceres du bas-ventre , comme de l'estomac , de la rate , du pancréas , du mésentere , et de tout le canal intestinal , par des vaisseaux dont la réunion forme ce que les anatomistes appellent la *veine-porte* , parvient au foie par un mouvement qui est naturellement lent , et qui ne répond du tout point à celui qui regne dans les autres parties , puisqu'il dépend de l'action particuliere de cette veine : si cette action vient à se ralentir , le sang s'y accumule nécessairement ; sa stagnation donnera lieu à son épaississement ; et l'embarras qui en résultera, causera le gonflement des hypocondres, l'anxiété et la pesanteur de ces parties, et enfin la corruption du sang arrêté.

Dans cet état, si le sang ne peut se procurer une issue, comme il le fait quelquefois, par les vaisseaux hémorrhoïdaux vers l'anus, par les vaisseaux courts dans l'estomac, par les vaisseaux mésentériques dans les intestins; les accidents augmentent alors de plus en plus, et l'obstruction successive des différents visceres du bas-ventre, seront les suites nécessaires de la stagnation du sang dans la veine-porte.

De plus, l'obstruction du foie dérange la secrétion de la bile, fait éprouver sur les reins, sur l'estomac et les intestins, une pression proportionnée à l'augmentation de son volume et de son poids, qui les blesse d'autant plus, que ce viscere a acquis plus de dureté : elle distend les nerfs hépatiques; ceux de l'estomac, de la rate et du mésentere, participent aussi, plus ou moins, à cette distension.

Tels sont les différents maux qui peuvent résulter de l'obstruction du foie; ils sont tous de nature à entraîner la perte du sujet, après l'avoir fait languir, plus ou moins long-temps, dans les douleurs et les angoisses.

Si l'on réfléchit que tous ces accidents tendent encore à détruire le ressort des forces centrales, si nécessaires pour maintenir l'équilibre de toute la machine animale, on sentira combien il est important de les prévenir.

On reconnoîtra la foiblesse du foie, ainsi que celle des autres visceres du bas-ventre, d'abord dès l'enfance au boursouflement habituel du ventre, au gonflement des hypocondres, aux digestions lentes, qui laissent engendrer dans les premieres voies beaucoup de flatuosités aux excré-ments de couleur grisâtre, qui annoncent que la secrétion de la bile se fait mal, et n'est point assez abondante pour pénétrer et dissoudre par-faitement les aliments, et donner aux matieres fécales cette couleur jaunâtre qu'on remarque dans la bile.

On remarque encore que les personnes en qui le foie fait mal ses fonctions, sont sujettes à l'ictere ou jaunisse, maladie qui naît du reflux de la bile dans le sang, lorsque cette humeur, devenue trop visqueuse, ne peut se décharger par les vaisseaux excrétoires du foie, dans les conduits qui doivent la transmettre dans le canal intestinal.

Les dispositions qu'on découvre dans certains, sujets à l'hydropisie, la leucophlegmatie et l'anasarque, sont aussi des signes bien caracté-ristiques de la foiblesse du foie, et des différents visceres du bas-ventre.

Nous avons dit que la cure des obstructions étoit très-difficile et très-douteuse; il faut donc avoir la prudence de les prévenir par l'usage des boissons délayantes et savonneuses , telles sont le petit-lait, les infusions de chiendent , de saponnaire , et des plantes chicoracées qui contiennent des sucs fondants et savonneux ; par celui des plantes appéritives , telles que le cerfeuil , le cresson , le céleri , les racines de fenouil , d'asperge , etc.

L'usage des eaux ferrugineuses et acidules , telles que celles de Passy , de Saint-Alban , de Charbonniere , etc., ont encore des vertus plus éminentes.

A ces remedes , il est important de joindre l'exercice ; celui du cheval sera spécialement avantageux , par les secousses qu'il communique à tous les visceres contenus dans le bas-ventre ; ils tendent efficacement à favoriser la circulation du sang , naturellement très-lente dans ces parties , à faciliter la secrétion de la bile , et à en atténuer la viscosité.

Il est à propos de répéter ces remedes au moins une fois tous les ans , jusqu'à ce qu'on ait lieu d'être persuadé que le foie et les autres visceres du bas-ventre , aient enfin assez acquis de force et d'énergie pour opérer réguliérement leurs fonctions.

J'aurois peu de chose à dire sur la foblesse originelle du cerveau , qui est un organe d'une texture si délicate , et dont le méchanisme des fonctions est si peu connu , qu'on chercheroit en vain les moyens d'en corriger les vices, et sur-tout ceux qu'on peut apporter en naissant : ils sont malheureusement assez fréquents ; nous voyons beaucoup d'enfants périr dans le bas-âge de cette foiblesse dans le cerveau, qui cause en eux des hydropisies, des léthargies, des coma, des douleurs de tête aiguës ; et lorsque la mort les épargne, l'imbécillité est assez ordinairement la suite de la foiblesse originelle dans cet organe.

Le cœur et les gros vaisseaux qui aboutissent à ce viscere, doivent jouir de la force et de l'énergie nécessaires à leur action. La texture de leurs parois doit être telle, qu'ils soient en état de résister à l'impulsion du sang, qui, dans mille occasions, est porté avec plus de force qu'à l'ordinaire ; ce qui arrive toutes les fois qu'il survient dans la machine animale quelque cause qui accélere subitement la circulation du sang, comme un exercice violent, une course précipitée, une vive émotion, une frayeur poussée jusqu'à la terreur, etc.

Toutes ces causes font refluer vers le cœur une abondance de sang, dont la colonne poussée avec vigueur, distend les parois des gros vaisseaux, les oreillettes du cœur, ainsi que ses ventricules. Dans cet état, il faut, de la part du cœur et des gros vaisseaux, une force réactive capable de repousser ce sang avec la même vigueur qu'il y a été porté ; sans quoi leur ressort, bientôt forcé , laisseroit engorger le sang dans leurs parois ; et le coeur, pour se débarrasser , est alors obligé de redoubler son mouvement de systole, c'est-à-dire de contraction , pour opérer en deux mouvements le même effet qu'il eût dû opérer en un seul. Les auteurs ont donné à cette contraction redoublée du coeur, le nom de *palpitation.*

Les mauvais effets qui peuvent résulter de cet embarras dans la circulation , doivent bien nous inviter à prévenir tout ce qui peut y donner lieu, puisque tous les accidents , ou plutôt toutes les maladies qui en sont les suites , sont nécessairement mortelles ; telles sont les anévrismes dans les gros vaisseaux , les dilatations des oreillettes du coeur , de ses ventricules , les polypes qui s'y engendrent par la stagnation du sang qui laisse coaguler sa partie fibreuse. Si personne n'est à l'abri d'éprouver de pareils accidents , lorsque la cause qui les produit a une forte intensité , combien , à plus forte raison, ceux qui apportent en naissant une foiblesse dans les principaux organes de la circulation , courent-ils plus de dangers ! J'ai vu périr de cette maladie une demoiselle à l'âge de vingt ans : quoique d'une complexion délicate , qui la rendoit extrêmement sensible à toutes les émotions de l'ame , elle avoit cependant paru jouir jusqu'à cet âge d'une bonne santé ; cette sensibilité la disposa sans doute à éprouver l'accident funeste qui devint la cause de sa mort. Une de ses compagnes tomba subitement devant elle dans un accès d'épilepsie : elle ne put supporter l'aspect inattendu des symptômes effrayants qui caractérisent cette maladie, sans éprouver la plus vive émotion ; cette émotion fut suivie d'une palpitation qui ne cessa plus qu'à la mort. Les accidents augmenterent sensiblement, et parvinrent en moins de six mois à leur dernier période ; elle mourut dans les angoisses d'une violente oppression, causée par l'augmentation considérable des oreillettes du coeur, qui comprimoient fortement les deux lobes du poumon, et en gênoient extrêmement les fonctions. Les fréquentes défaillances qu'elle éprouva dans les deux derniers mois de sa maladie, annonçoient que la circulation du sang étoit souvent suspendue par les obstacles qu'opposoit à l'action du coeur l'engorgement du sang dans ses oreillettes.

L'aorte se trouva considérablement dilatée aux dépens de ses parois, qui étoient devenus plus minces qu'une feuille de papier ; le péricarde étoit plein de sérosités, et présentoit un volume presque double de son état naturel. Cette maladie fut suivie, dès son origine, par des médecins instruits, qui ne purent en retarder les progrès ; ce qui prouve que le ressort des principaux organes de la circulation une fois forcé, se rétablit toujours difficilement, parce que le sang qui s'y porte de toutes les parties du corps, s'il n'est repoussé par le coeur avec la même vigueur qu'il y aborde, s'engorge dans ses ventricules, et principalement dans ses oreillettes, dont la texture est beaucoup plus lâche ; ce qui distend de plus en plus ces organes, et ne leur permet plus de revenir dans leur premier état.

On reconnoît les dispositions à cette maladie aux palpitations fréquentes que la plus légere émotion fait naître, à l'anxiété qu'on ressent, de temps en temps, dans la région du coeur, et qui s'aggrave après une marche précipitée, ou un exercice un peu forcé. On la prévient en évitant tout ce qui peut émouvoir trop fortement, et agiter trop vivement la circulation du sang : pour cela il faut s'accoutumer, autant qu'il est possible, à conserver sa tranquillité et son sang-froid sur tous les événements de la vie ; tâcher d'acquérir cette force d'esprit qui délivre et garantit des terreurs paniques, dont les esprits foibles sont sans cesse affectés ; il faut s'abstenir de tout exercice violent, en un mot, de tout ce qui peut exciter dans l'économie animale de trop vives commotions. Ces préceptes ne regardent que les personnes qui, par les signes que je viens de décrire, ont lieu de reconnoître en elles les dispositions prochaines à cette maladie, qui est une des plus rares de toutes celles qui affectent l'humanité. Ce seroit une pusillanimité pour les autres de s'observer aussi scrupuleusement dans l'intention d'éviter ces accidents ; ce qui nuiroit infailliblement à leur santé par le défaut d'exercice, que nous avons démontré être si utile à sa conservation.

Beaucoup d'enfants apportent en naissant une disposition au rachitisme. Tous ceux qui naissent de parents foibles, valétudinaires, cacochymes ou atteints de quelques vices dans le sang, comme le scrofuleux, le scorbutique et le vénérien, sont disposés à devenir les tristes victimes de cette maladie, qui, outre les difformités qu'elle cause dans la forme de leur corps, les fait souvent périr avant l'âge de puberté. On remarque encore que les enfants qui naissent de parents trop jeunes, et qui n'ont pas encore acquis tout leur accroissement, y sont aussi sujets ; ce qui démontre que cette maladie n'a d'autre cause prédisposante qu'une foiblesse originelle dans le tempérament, et d'autre cause prochaine que la foiblesse et le ramollissement des os, qui les fait courber sous le poids du corps

Cette maladie est plus commune dans les pays septentrionaux, que dans ceux du midi ; dans les régions froides et humides, que dans celles qui sont chaudes et seches. En Hollande, en Angleterre on voit beaucoup de rachitiques ; on prétend même que cette maladie a pris naissance en Angleterre, où l'athmosphere est presque toujours chargée de brouillards et d'exhalaisons froides et humides. On remarque aussi que les habitants des grandes villes qui menent une vie sédentaire et oisive, qui acquierent par conséquent un tempérament très-délicat, engendrent beaucoup plus de rachitiques que les habitants de la campagne, dont la vie plus laborieuse et l'air plus sain qu'ils respirent, fortifient le tempérament.

La foiblesse que nous venons de reconnoître pour cause prédisposante du rachitisme, peut aussi venir, après la naissance, de la mauvaise nourriture que reçoit un enfant de la nourrice à qui on le confie : si elle lui donne un lait trop vieux, si elle l'allaite pendant qu'elle est grosse, si elle est atteinte de quelques vices dans le sang, tels que ceux dont j'ai parlé ci-dessus ; si enfin elle donne à son nourrisson, comme cela n'est que trop commun, des aliments grossiers et visqueux, que son estomac délicat ne sauroit digérer qu'imparfaitement, comme sont les soupes et principalement les bouillies, dont la farine forme une colle très-gluante qui empâte leur estomac, et fournit un chyle épais et glutineux, très-propre à obstruer les glandes du mésentere : ces glandes sont destinées à recevoir et à élaborer la substance nutritive des aliments avant d'être portée par le canal thorachique dans la souclaviere pour s'unir avec le sang ; c'est pourquoi tous les enfants en qui les glandes mésentériques se trouvent obstruées, dépérissent insensiblement, et tombent dans la plus grande maigreur, parce que les aliments qu'ils prennent faute de pouvoir passer dans le sang, ne leur profitent point; on a donné à cet état le nom de *chartre*, qui est une maladie très-analogue à celle du rachitisme.

On pourroit encore compter au nombre des causes éloignées du rachitisme, les révolutions et les dérangements considérables que causent dans l'économie animale des enfants, la dentition et les maladies vénériennes; mais c'est toujours en affoiblissant le sujet, en mettant obstacle à la nutrition, que ces causes agissent et sont capables de produire le rachitisme.

Il est constant par tout ce que je viens d'établir, que le rachitisme ne peut avoir lieu que dans un sujet d'un tempérament foible et extrêmement délicat, dans lequel les os n'acquierent pas la solidité et la force nécessaires pour soutenir le corps sans se courber sous son poids. Cette vérité bien démontrée, il sera aisé de comprendre combien sont inutiles tous les moyens proposés par différents auteurs pour redresser les os courbés. Toutes les machines que l'art a inventées, et que le charlatanisme met en usage, loin de produire les bons effets qu'on en espere, ne tendent qu'à aggraver le mal au lieu de le corriger. Pour sentir l'inefficacité de ces moyens, et les mauvais effets qu'ils sont capables de produire, il suffit d'observer que les os ne fléchissent sous le poids du corps, que parce qu'ils sont trop mous et trop foibles pour en soutenir le fardeau ; il faudroit donc pour prévenir leur courbure, les délivrer de ce fardeau ; c'est bien aussi l'objet qu'on a en vue, en appliquant au corps des rachitiques différentes machines qui semblent soutenir une partie du corps, tels que la tête, les épaules, etc. ; mais ces machines ont besoin d'un point d'appui : si on le prend sur le corps du rachitique, la partie qui servira à former le point d'appui, en supportera donc seul tout le poids ; elle ne pourra résister à son effort sans fléchir à son tour ; et la difformité qu'on vouloit corriger d'un côté, se portera de l'autre : loin donc d'obtenir quelques avantages, on ne fera qu'augmenter le défaut qu'on veut corriger : l'expérience a toujours prouvé cette vérité ; on a toujours observé que les enfants en qui on s'est obstiné d'appliquer des machines pour corriger et redresser les difformités du rachitisme, sont devenus beaucoup plus contrefaits que ceux qui ont été laissés en liberté.

Pour prévenir l'inconvénient de prendre sur le corps du rachitique le point d'appui des machines qu'on lui applique, il est quelques auteurs qui en ont imaginé de très-compliquées, dont le point d'appui se trouve placé sur la machine même ; mais outre l'attitude très - gênée dans laquelle elles tiennent le sujet , et les distentions dangereuses qu'elles occasionnent dans les muscles , leur effet devient nul , parce que le sujet qu'on n'y peut assujettir que pendant quelques heures de la journée , reprend nécessairement , dans les intervalles où on le laisse libre , l'attitude vicieuse qu'on se propose de corriger : cependant on ne pourroit , sans risque de faire périr en peu de temps un sujet , le tenir constamment et sans relâche dans la gêne et la torture de pareilles machines.

Toutes ces considérations sont bien faites pour décréditer l'usage de toutes ces machines, que l'expérience a toujours montrées plus nuisibles qu'avantageuses ; cependant nous voyons tous les jours des parents trompés par l'espoir de corriger les difformités de leurs enfants , livrer ces malheureuses victimes du rachitisme à la torture que leur font éprouver ceux qui s'annoncent dans le public pour expérimenté dans l'art de redresser les os contournés. J'ai vu périr plusieurs enfants victimes de cette torture ; j'en ai vu plusieurs qu'elle a rendus plus difformes qu'ils ne l'auroient été , si on les eût abandonné à la nature , et je n'en ai point vu en qui elle ait corrigé , d'aucune maniere , la plus légere difformité.

En effet , comment espérer de corriger les accidents d'une maladie qui n'a pour cause prochaine ,

que

que la grande foiblesse du tempérament dans le sujet qui en est affecté, en tenant son corps dans une gêne et dans une inaction qui ne peuvent qu'augmenter cette foiblesse. Nous avons prouvé que l'exercice étoit le seul moyen capable de fortifier la machine animale; que sans lui le sujet le plus robuste devenoit foible, que par lui le foible acquéroit de la force : ce n'est donc pas en privant le rachitique de ce secours, qu'on améliorera son état.

L'exercice, le bon air, une nourriture légere et de facile digestion, sont les premiers remedes qu'on doit employer dans cette maladie. Au lieu de gêner les membres de l'enfant rachitique par des corps, par des machines, il faut le laisser dans la plus grande liberté, ne l'assujettir à aucune espece d'ouvrage qui le tienne long-temps dans une même attitude, le laisser agir et jouer librement de tous ses membres; il acquerra par ce moyen des forces qui arrêteront les progrès de sa difformité : c'est ce que j'ai souvent observé dans les enfants du peuple, dont les parents n'avoient pas la faculté de payer les machines vantées pour le redressement des os. La mauvaise conformation de ceux-ci loin d'augmenter, diminue ordinairement à mesure qu'ils avancent en âge; tandis que ceux qu'on soumet à la torture des machines, se contournent de plus en plus, et finissent quelquefois par en périr.

Y

Je conseille donc aux personnes riches de se
défier de toutes les belles promesses dont le charlatanisme les abuse, d'employer l'argent qu'on
leur extorque pour redresser leurs enfants contournés, à leur procurer un air sain, un
genre de vie capable de fortifier leur tempérament. S'ils habitent les grandes villes, ils
doivent les envoyer à la campagne, et choisir
celles qui sont exposées à un air vif et sec ;
les y faire soigner par des personnes pruden-
tes, qui leur fasse observer un régime convenable
à leur tempérament. Ce régime consiste à leur
donner des aliments légers, faciles à digérer, et
cependant nourrissants ; à ne leur en laisser prendre à chaque repas que la quantité que leur
estomac est en état de bien digérer. Cette précaution est d'autant plus nécessaire, que les enfants rachitiques mangent ordinairement beaucoup, ce qui les expose à de fréquentes indigestions : les sucs nourriciers introduits en trop
grande quantité dans le sang, s'y élaborent
mal, et augmentent les crudités dont leurs humeurs sont toujours trop chargées. Le laitage, la volaille rôtie, les oeufs frais, les herbages
et les racines tirées de la classe des apéritifs et
des diurétiques, tels que la chicorée, la carde,
le céleri, la pastenade, le scorsonere, le sersifi,
l'asperge, le pain bien cuit ; sont les aliments
dont on doit les nourrir. Il faut leur interdire les

farineux , ainsi que tout aliment chargé de substances grossieres et visqueuses , tels sont les pommes de terre, les châtaignes, les feves , les haricots , les pois , et généralement toutes les plantes légumineuses : leur boisson doit être aussi légérement apéritive. Pour la rendre telle , on fera infuser de la limaille de fer dans l'eau qu'on leur fera boire ; on y joindra de temps en temps de la rhubarbe à la dose d'un gros sur un pot d'eau ; on peut encore y ajouter de la racine de garance à la même dose : un peu de vin pur après chaque repas , donnera à l'estomac le ton nécessaire pour opérer une bonne digestion. A ce régime on joindra l'exercice , auquel on invitera ces enfants par tous les moyens , parce que sans lui on ne sauroit corriger la foiblesse de leur tempérament , que nous avons démontré être la cause prochaine du rachitisme. Il est des enfants en qui cette foiblesse est si grande , qu'ils ne peuvent marcher : il faut promener ceux-ci en voiture , les porter à cheval , et enfin exercer leur corps de toutes les manieres les plus convenables.

En conduisant ainsi les rachitiques , si l'on ne parvient pas à détruire la difformité de leur corps , du moins en arrête-t-on les progrès : cependant il arrive assez souvent que les os des jambes et des bras se redressent , de maniere que si la colonne vertébrale n'a point été contournée, le sujet, parvenu à l'âge de puberté, n'en montre plus aucune trace. Il n'en est pas ainsi de ceux en qui la colonne vertébrale s'est courbée ; il n'est point d'exemple qu'elle se soit jamais redressée ; mais au moins par les soins que je viens de recommander, on parvient ordinairement à arrêter les progrès de sa courbure.

FIN.

TABLE
DES MATIERES

Contenues dans ce volume.

DES ALIMENTS.

Premier corollaire.

Pages 64 et suivantes. LES caracteres physique et moral de l'homme, l'excluent de la classe des animaux carnivores, et le placent dans celles des granivores et des frugivores. L'habitude qu'il a contractée de manger de la chair, a donc dû altérer sa constitution physique, et changer son caractere moral. On ne peut douter que le régime charnel n'ait produit dans l'homme une infinité de maladies dont il auroit été exempt, s'il se fût toujours tenu au régime végétal que la nature lui avoit destiné, et que son caractere, originairement doux et pacifique, n'eût maintenu la société dans cette heureuse paix qui caractérise l'âge d'or.

Second corollaire.

Pages 80 et suiv. La substance végétale la plus nutritive, la plus propre par conséquent à la nourriture de l'homme, est celle qui donne un mucilage d'une saveur douce, où rien ne domine, et qui, dans la fermentation, est susceptible de produire l'esprit vineux : plus ce mucilage jouit éminemment de cette propriété, plus

il est nourrissant, et plus les sucs nutritifs qui en résultent sont de meilleure qualité.

Troisieme corollaire.

Pages 82 et suiv. On trouve le mucilage dont je viens de
parler, dans les graines telles que le froment, le seigle,
l'orge, l'avoine, le riz, le maïs ; et dans les fruits,
tels que la pomme, la poire, la cerise, et spécialement
dans le raisin, qui, de tous les fruits, est celui dont le
mucilage produit dans la fermentation l'esprit vineux
le plus parfait ; aussi le raisin est-il un aliment très-
salubre, recherché de presque tous les animaux, que
les carnivores même ne répugnent point.

Quatrieme corollaire.

Pages 85 et suiv. Ce mucilage est, de tous les principes
de la plante qui le fournit, le plus atténué, le plus
composé, celui par conséquent qui se rapproche le plus
des principes de la substance animale : passé dans les
organes de l'animal qui s'en nourrit, il y souffre une
nouvelle élaboration qui change son organisation végétale en organisation animale ; en sorte qu'extrait
de la plante, il donnoit dans la fermentation l'esprit
vineux ; et élaboré par les organes de l'animal, il
donne l'alkali volatil, qui est un principe plus subtil
et plus pénétrant, parce qu'il a été plus atténué.

Cinquieme corollaire.

Pages 95 et suiv. Si l'habitude que les hommes ont contractée de manger de la chair, si les ressources que le
regne animal leur présente pour satisfaire leur goût et
leur appétit, deviennent pour eux un attrait trop
puissant pour les voir jamais renoncer à ce genre d'aliment, du moins doivent-ils éviter d'en faire abus.
Quiconque est jaloux de conserver sa santé, et d'éviter
une infinité de maladies auxquelles le régime charnel
peut donner lieu, doit être sobre dans l'usage de la

viande, choisir celle que fournissent les animaux
herbivores et granivores, comme le boeuf, le mouton,
la volaille, et tous les oiseaux granivores et frugivores; s'abstenir de toutes les viandes à fumet, comme
la bécasse, la bécassine, le canard, et presque tous
les oiseaux aquatiques qui se nourrissent d'insectes ou
de poissons. Ces mets, qui font les délices des gourmands, introduisent dans le sang des levains putrides
qui disposent les humeurs à la corruption, et deviennent le principe d'une infinité de maladies.

Sixieme corollaire.

Pages 101 et suiv. Le lait que fournissent les animaux herbivores, est un aliment très-salutaire ; il a reçu dans
les organes de l'animal qui le donne, une élaboration
qui le rapproche beaucoup des principes de notre sang :
il est donc un aliment très-nourrissant, qui excede
peu les organes de la digestion, et répare promptement les pertes de substances. Il convient par conséquent aux personnes exténuées, en qui les organes de
la digestion affoiblis ne sauroient digérer qu'imparfaitement les aliments grossiers.

Septieme corollaire.

Pages 113 et suiv. La machine animale retire deux avantages
de l'usage des aliments : le premier, de relever le ton
de l'estomac qui est le centre de toutes les forces du
corps ; le second, de réparer les pertes que le mouvement et le frottement lui font éprouver. De ce principe,
il résulte qu'on doit rechercher dans les aliments deux
qualités, le poids et la substance nutritive : il faut que
ces deux qualités soient en certaines proportions. Un
aliment qui contiendroit trop de substances nutritives,
sous un volume léger, nourriroit trop, et ne fortifie-
roit pas : celui au contraire d'un trop grand et trop
pesant volume, contenant une trop petite quantité de
sucs nutritifs, fatigueroit les organes de la digestion,
et laisseroit languir le corps faute de réparation convenable.

Huitieme corollaire.

Pages 121 et suiv. Il n'est pas aisé d'évaluer la quantité d'aliments nécessaires pour la nourriture de l'homme; cette évaluation étant subordonnée à son tempérament, à l'exercice plus ou moins considérable qu'il fait, et à la qualité plus ou moins nutritive des aliments dont il fait usage; cependant la quantité des aliments nécessaires aux réparations des pertes de substances qu'un sujet fait journellement, lors même qu'il s'exerce beaucoup, est bien inférieure à celle que le commun des hommes croit devoir prendre; ce qui fait que l'abus en plus, est toujours plus fréquent que celui en moins: on a beaucoup d'exemples de personnes qu'un régime trop nourrissant avoit jeté dans un état valétudinaire, dont aucun remede n'avoit pu les tirer, et qui se sont rétablies en observant le régime le plus austere. Cornaro, sénateur de Venise, en est un exemple fameux; il se réduisit à ne prendre que douze onzes d'aliment par jour, et par ce régime il recouvra une santé dont il étoit privé depuis plusieurs années, et prolongea ses jours au-delà de quatre-vingt-dix ans. A l'âge de quatre-vingts ans, ses parents lui voulurent persuader que son âge exigeoit qu'il prît des aliments plus nourrissants, et en plus gande quantité; leur conseil, qu'il eut la complaisance de suivre, le fit retomber dans son premier état, dont il ne se tira qu'en reprenant son premier régime.

Neuvieme corollaire.

Pages 124 et suiv. On ne doit jamais prendre un repas qu'après la parfaite digestion du précédent; il faut à peu près quatre heures pour opérer cette digestion; ce temps est cependant subordonné à l'âge, à la nature du tempérament, et au genre d'exercice que fait le sujet. Les enfants digerent promptement, leur estomac ne peut contenir beaucoup d'aliments à la fois; ils doivent donc manger souvent; à l'âge de dix ans, quatre repas suffisent dans les vingt-quatre heures. Quand l'homme est parvenu au dernier degré de son accroissement, il doit se restreindre à deux repas, à moins qu'il ne s'exerce à des travaux pénibles. Ceux qui se contentent d'un repas par jour, s'exposent à tous les accidents qui résultent d'un estomac trop chargé, et d'une digestion par conséquent difficile.

Dixieme corollaire.

Pages 132 et suiv. Tous les animaux qui transpirent beaucoup, et qui vivent d'aliments peu aqueux, sont naturellement invités à avaler une certaine quantité de liquide, qui délaie les substances dont ils se nourrissent, et fournit au sang la sérosité qui lui est nécessaire : le liquide le plus convenable est l'eau pure ; celui des liqueurs fermentées est dangereux, à moins qu'il ne soit pris avec modération et détrempé dans l'eau.

Onzieme corollaire.

Pages 137 et suiv. Les eaux de pluies, celles de rivieres, et sur-tout de grandes rivieres, sont préférables à toutes les eaux de source ; l'eau de pluie sur-tout est la plus pure, la plus dégagée de toutes les substances qui lui sont hétérogenes.

Douzieme corollaire.

Pages 141 et suiv. On ne doit boire qu'en raison du besoin qui nous est indiqué par la nature ; il est rare que ceux qui ne cherchent pas à flatter leur goût dans l'usage des liqueurs fermentées, boivent au-delà de leur soif : cependant on voit quelques sujets qui contractent l'habitude de boire dans leurs repas beaucoup plus qu'il ne convient aux besoins de la nature, et d'autres beaucoup moins, ce qui est également nuisible à la digestion.

Treizieme corollaire.

Pages 142 et suiv. C'est un usage très-pernicieux que de

boire après ses repas , et pendant que la digestion s'o-
pere , parce que le liquide froid qu'on introduit alors ,
arrête ou dérange la fermentation que les aliments
doivent éprouver pour être bien digérés. Ceux qui ,
pendant la digestion, éprouvent de l'altération, doivent donc supporter la soif , qui ne manque jamais de
s'éteindre lorsque la digestion est achevée.

DE L'EXERCICE ET DU REPOS.

Premier corollaire.

Pages 143 et suiv. L'exercice est indispensable pour l'entretien de la santé ; c'est lui qui favorise la circulation du
sang , facilite les secrétions et les excrétions, et contribue à perfectionner la nutrition ; il prévient les embarras et les stagnations d'humeur , d'où naissent les
obstructions. Sans l'exercice, la santé ne sauroit se
conserver long-temps dans le tempérament le plus parfait ; par lui , une constitution foible peut être changée
en une constitution robuste.

Second corollaire.

Pages 149 et suiv. Si l'exercice est, comme nous l'avons
dit , nécessaire pour l'entretien de la santé , le repos
convient aussi pour donner aux sucs nourriciers le temps
de s'adapter à la fibre dont il doit réparer les pertes.

Troisieme corollaire.

Pages 151 et suiv. Le repos que l'on prend pendant un sommeil de six à sept heures , joint à celui qu'exige le
temps des repas , suffit pour l'entretien de la santé ,
lorsqu'on ne s'exerce pas à des travaux trop pénibles.

Quatrieme corollaire.

Pages 152 et suiv. L'exercice le plus avantageux est celui
qui met en action tous les membres du corps , sans les
excéder de fatigue.

Cinquieme corollaire.

Pages 156 et suiv. Le temps le plus avantageux pour l'exercice est celui du matin, une heure après son lever; celui que l'on fait immédiatement au sortir du lit, devient pénible et fatigant.

Sixieme corollaire.

Pages 157 et suiv. Rien ne défend mieux de l'accablement que les grandes chaleurs de l'été font éprouver, que l'exercice auquel cependant on ne se livre alors qu'avec répugnance.

DES PASSIONS.

Premier corollaire.

Pages 160 et suiv. Le méchanisme merveilleux qui fait correspondre tous nos organes avec celui du sens intérieur, fait aussi participer la substance corporelle à toutes les modifications que l'ame reçoit des causes morales.

Second corollaire.

Pages 161 et suiv. Les passions sont à l'égard du sens intérieur, ce que les aliments sont à l'égard de l'estomac et des autres organes des premieres voies; elles réveillent, soutiennent le ton et les forces du sens intérieur, qui, sans elle, tomberoit dans une inaction à laquelle la machine animale ne manqueroit pas de participer.

Troisieme corollaire.

Pages 165 et suiv. Lorsque les passions sont trop vives, elles agitent trop le sens intérieur, et en forcent le ressort; si elles sont trop modérées, elles le laissent languir.

DES SECRÉTIONS.

Premier corollaire.

Pages 167 et suiv. La salive est la premiere humeur qui prépare les aliments à subir une bonne digestion; elle est formée par le mélange d'une huile très-atténuée, mêlée avec l'eau par le moyen d'un sel alkalessent, mais parfaitement neutralisé; ce qui rend cette humeur douce et savonneuse.

Second corollaire.

Pages 171 et suiv. L'humeur gastrique conserve beaucoup d'analogie avec la salive; ses principes sont les mêmes; mais ils sont un peu plus actifs.

Troisieme corollaire.

Pages 172 et suiv. On connoît peu la nature de l'humeur pancréatique; cependant on la soupçonne analogue à celles de la salive et des sucs gastriques; elle se décharge dans l'intestin duodenum, où elle tempere par sa douceur l'activité de la bile.

Quatrieme corollaire.

Pages 173 et suiv. La bile est une humeur qui se sépare du sang dans le foie, qui de-là est portée dans l'intestin duodenum par le canal cholédoque; c'est une humeur très-savonneuse, composée de graisse animale et de sel lixiviel, dont l'activité et la qualité détersive la rendent très-propre à dissoudre les substances graisseuses et résineuses des aliments.

Cinquieme corollaire.

Pages 178 et suiv. La graisse est une substance huileuse déposée dans le tissu cellulaire qui sert d'enveloppe aux

muscles, aux vaisseaux, et par lequel tous les visceres
sont généralement réunis.

Sixieme corollaire.

Pages 183 *et suiv.* La synovie est une humeur onctueuse
destinée à lubrifier les articulations pour entretenir leur
souplesse, et empêcher que le frottement des os les uns
sur les autres ne produise une chaleur trop vive, qui
tendroit à dessécher les ligaments qui enveloppent les
articulations.

Septieme corollaire.

Pages 184 *et suiv.* Pour tempérer la chaleur que le mouvement du coeur ne manqueroit pas d'exciter, et pour
entretenir la souplesse dans les fibres de ce viscere, la
nature l'a enveloppé d'une membrane qu'on nomme
péricarde, dans laquelle se trouve une humeur lymphatique de nature albugineuse, qui a la propriété de se
coaguler par le feu, ainsi que par les acides minéraux.

Huitieme corollaire.

Pages 186 *et suiv.* Toutes les fibres dont la machine animale
est composée, ne conservent la souplesse nécessaire à
leurs fonctions, que parce qu'elles sont continuellement humectées par une humeur mucilagineuse, qui
transude à travers les pores des vaisseaux, et en pénetre
intimement la fibre.

Neuvieme corollaire.

Pages 187 *et suiv.* L'humeur prolifique ou séminale, est, en
quelque maniere, la quintessence de la matiere organique, dans laquelle est renfermé le germe de la reproduction de chaque individu : il est dangereux de prodiguer cette humeur, qu'on n'épuise jamais sans
éprouver les accidents les plus graves.

DES EXCRÉTIONS.

Premier corollaire.

Pages 190 et suiv. L'excrétion la plus abondante est celle qu'on nomme *transpiration*; c'est une vérité que nous a démontré Sanctorius. L'humeur de la transpiration est chargée des parties salines et des humeurs décomposées par l'atténuation qu'elles ont éprouvées de l'action des vaisseaux : il est donc bien important que cette évacuation ne soit point troublée, et qu'elle se fasse réguliérement.

Second corollaire.

Pages 198 et suiv. L'urine est, après la transpiration, l'évacuation la plus abondante; elle est, comme l'humeur de la transpiration, chargée des sels et des parties décomposées du sang.

Troisieme corollaire.

Pages 200 et suiv. Le résidu grossier des aliments qui n'a pu se convertir en chyle avec la partie la plus crasse des humeurs qui ont servi à la digestion, doit s'évacuer par l'anus, après avoir séjourné le temps nécessaire pour que le chyle en soit parfaitement extrait.

Quatrieme corollaire.

Pages 202 et suiv. Le sexe, dès l'âge de puberté, est sujet à une évacuation périodique, dont la régularité ne contribue pas moins à entretenir la santé, qu'à favoriser la fécondité : il est donc bien important aux femmes d'éviter tout ce qui peut supprimer ou déranger cette évacuation. Les violentes passions de l'ame, comme la colere, un vif chagrin, une frayeur subite, une émotion, sont capables d'arrêter subitement le cours de cette évacuation ; des imprudences telles que celles de mettre les pieds dans l'eau, de prendre des bains froids, de s'exposer à la pluie, de boire à la glace dans le temps que cette évacuation est établie, ou prête à l'être, sont autant de causes qui suppriment ou dérangent cette évacuation. Les femmes ne sauroient donc trop s'observer dans ces moments, qui sont réellement très-critiques pour elles, puisque les plus dangereux accidents sont presque toujours les suites de ces imprudences. Les remèdes propres à rappeller l'évacuation menstruelle supprimée, et à calmer les accidents qui accompagnent leur suppression, sont la saignée de pied, l'application des sangsues aux cuisses, les bains de pieds, les demi-bains dans une décoction d'armoise, les fumigations avec cette décoction, les boissons éménagogues, appropriées à l'état et au tempérament du sujet, mais dont l'administration ne doit être confiée qu'à un médecin instruit.

DES DIFFÉRENTS TEMPÉRAMENTS.

Premier corollaire.

Pages 249 et suiv. C'est dans le parfait équilibre entre les fluides et les solides, que réside l'état parfait de santé.

Second corollaire.

Pages 253 et suiv. C'est dans la constitution de la fibre animale, qu'on doit rechercher le principe des différents tempéraments.

Troisieme corollaire.

Pages 255 et suiv. La fibre animale la plus avantageusement constituée, est celle qui est en même temps souple, élastique, susceptible de s'alonger facilement sans se rompre, et de revenir ensuite dans son premier état avec énergie ; c'est cette fibre qui constitue le premier tempérament, celui en qui réside toujours l'état le plus parfait de santé.

Quatrieme corollaire.

Pages 269 et suiv. Si au lieu de cette souplesse, si favorable à son action, la fibre animale est rigide de maniere qu'elle résiste trop à son alongement, elle constitue alors le second tempérament.

Cinquieme corollaire.

Pages 283 et suiv. La fibre qui s'alonge facilement, et reprend lentement son premier état, forme le troisieme tempérament.

Sixieme corollaire.

Pages 300 et suiv. La fibre qui se trouve composée de molécules très-déliées et unies par un gluten qui s'alonge difficilement, est foible, rigide, très-élastique, et d'une ténuité qui la rend susceptible d'une grande mobilité; c'est elle qui constitue le quatrieme tempérament.

Septieme corollaire.

Pages 313 et suiv. Il est très-rare que les quatre tempéraments primitifs se trouvent parfaitement caractérisés dans quelques sujets, ils sont presque toujours confondus les uns avec les autres; cependant le premier qui peut être uni avec le second, où le troisieme ne se rencontre jamais avec le quatrieme; le second qui sympathise avec le premier ou avec le quatrieme, ne s'unit jamais avec le troisieme; le troisieme peut se rencontrer souvent avec le premier, rarement avec le quatrieme, et jamais avec le second.

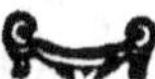

DES PARTIES FOIBLES QUI PEUVENT

SE RENCONTRER DANS L'ÉCONOMIE ANIMALE.

Premier corollaire.

Pages 317 et suiv. Il arrive assez souvent que le développement du fœtus dans la matrice, ne se fait pas d'une maniere bien réguliere sur chaque organe en particulier, parce qu'il rencontre des obstacles qui s'opposent ou contrarient son action; alors les organes qui n'ont pu acquérir la même force que les autres, restent dans un état de foiblesse qui les fait tôt ou tard succomber à l'action des autres.

Second corollaire.

Pages 319 et suiv. Un des vices originels les plus fréquents, sur-tout dans nos climats, est celui de la poitrine.

Troisieme corollaire.

Pages 324 et suiv. Le foie dont la texture glanduleuse est naturellement délicate, lorsqu'il n'a pas acquis dans son développement toute l'énergie nécessaire à ses fonctions, devient sujet à des gonflements, des engorgements qui dégénerent quelquefois en obstructions incurables.

Quatrieme corollaire.

Pages 328 et suiv. Le cœur et les gros vaisseaux doivent jouir de la force et de l'énergie nécessaires à leur action, pour pouvoir résister à l'impulsion du sang, sans quoi ils sont exposés à être dilatés; ce qui donne naissance aux anévrismes, aux polypes et aux palpitations.

Cinquieme corollaire.

Pages 332 et suiv. Le rachitisme n'a d'autre cause prédisposante qu'une foiblesse originelle dans le tempérament ; et d'autre cause prochaine, que la foiblesse et le ramollissement des os , qui les fait succomber sous le poids du corps.

Fin de la Table des matieres.

APPROBATION.

J'AI lu, par l'ordre de Monseigneur le Garde des Sceaux, un manuscrit intitulé : *L'Art de prolonger la vie et de conserver la santé.* Je n'ai trouvé dans cet ouvrage que des préceptes très-conformes aux vrais principes de la médecine, et rien qui puisse en empêcher l'impression. A Lyon, le 22 avril 1786.

Signé, BRAC, D. M.

PRIVILEGE GÉNÉRAL DU ROI.

LOUIS, PAR LA GRACE DE DIEU, ROI DE FRANCE ET DE NAVARRE : A nos amés & féaux Conseillers, les Gens tenant nos Cours de Parlement, Maîtres des Requêtes ordinaires de notre Hôtel, Grand-Conseil, Prévôt de Paris, Baillifs, Sénéchaux, leurs Lieutenants-Civils & autres nos Justiciers qu'il appartiendra : SALUT. Notre amé le sieur GRABIT, Libraire a Lyon, Nous a fait exposer qu'il desireroit faire imprimer & donner au Public : *L'Art de prolonger la vie en conservant la santé*, ou *Traité d'Hygiene*, un volume in-octavo, par M. PRESSAVIN, s'il nous plaisoit lui accorder nos Lettres de privilege pour ce nécessaires. A CES CAUSES, voulant favorablement traiter l'Exposant, nous lui avons permis & permettons par ces Presentes, de faire imprimer ledit Ouvrage autant de fois que bon lui semblera, & de le vendre, faire vendre & débiter par-tout notre Royaume pendant le temps de dix années consécutives, à compter de la date des presentes. FAISONS défenses a tous Imprimeurs, Libraires & autres personnes, de quelque qualité & condition qu'elles soient, d'en introduire d'impression etrangere dans aucun lieu de notre obéissance ; comme aussi d'imprimer ou faire imprimer, vendre, faire vendre, débiter ni contrefaire ledit Ouvrage, sous quelque prétexte que ce puisse être, sans la permission expresse & par écrit dudit Exposant, ses hoirs ou ayant cause, à peine de saisie & de confiscation des Exemplaires contrefaits, de six mille livres d'amende, qui ne pourra être moderée, pour la première fois ; de pareille amende & de décheance d'état en cas de récidive, & de tous dépens, dommages & intérêts, conformément a l'Arrêt du Conseil du 30 août 1777, concernant les contrefaçons : A la charge que ces Presentes seront enregistrees tout au long sur le Registre de la Communauté des Imprimeurs & Libraires de Paris, dans trois mois de la daté d'icelles ; que l'impreſſion dudit Ouvrage ſera faite dans notre Royaume, & non ailleurs, en beau papier & beaux caracteres, conformément aux réglements de la Librairie, à peine de déchéance du préſent privilege ; qu'avant de l'expoſer en vente, le Manuſcrit qui aura ſervi de copie à l'impreſſion dudit Ouvrage, ſera remis dans le même état où l'Approbation y aura été donnée, ès mains de notre très – cher & féal Chevalier Garde des Sceaux de France, le ſieur HUE DE MIROMÉNIL, Commandeur de nos Ordres ; qu'il en ſera enſuite remis deux Exemplaires dans notre Bibliotheque publique, un dans celle de notre Château du Louvre, un dans celle de notre très – cher & féal Chevalier Chancelier de France, le ſieur DE MAUPEOU, & un dans celle dudit ſieur HUE DE MIROMÉNIL ; le tout à peine de nullité des Préſentes : du contenu deſquelles vous mandons & enjoignons de faire jouir ledit Expoſant & ſes ayant cauſe, pleinement & paiſiblement, ſans ſouffrir qu'il leur ſoit fait aucun trouble ou empêchement. VOULONS que la copie des Préſentes, qui ſera imprimée tout au long, au commencement ou à la fin dudit Ouvrage, ſoit tenue pour duement ſignifiée ; & qu'aux Copies collationnées par l'un de nos amés & féaux Conſeillers – Secretaires, foi ſoit ajoutée comme à l'original. COMMANDONS au premier notre Huiſſier ou Sergent ſur ce requis, de faire, pour l'exécution d'icelles, tous actes requis & néceſſaires, ſans demander autre permiſſion, & nonobſtant clameur de Haro, Charte Normande, & Lettres à ce contraires : CAR tel eſt notre plaiſir. Donné à Paris, le vingt – quatrieme jour du mois de mai, l'an de grace mil ſept cent quatre-vingt-ſix, & de notre regne le treizieme.

Par le Roi en ſon Conſeil, *ſigné*, LE BEGUE.

Regiſtré ſur le Regiſtre XXII de la Chambre Royale & Syndicale des Libraires & Imprimeurs de Paris, N°. 670, Fol. 563, conformément aux diſpoſitions énoncées dans le préſent Privilege, & à la charge de remettre à ladite Chambre les neuf exemplaires preſcrits par l'Arrêt du Conſeil du 16 Avril 1785. A Paris, ce 30 Mai 1786.

FOURNIER, *Adjoint.*